DU

DIABÈTE SUCRÉ

CHEZ LA FEMME

PAR

LE DOCTEUR LECORCHÉ

MÉDECIN DES HOPITAUX

PARIS

ADRIEN DELAHAYE ET ÉMILE LECROSNIER, ÉDITEURS

PLACE DE L'ÉCOLE-DE-MÉDECINE

1886

DU

DIABÈTE SUCRÉ

CHEZ LA FEMME

BOURLOTON. — Imprimeries réunies, B.

DU

DIABÈTE SUCRÉ

CHEZ LA FEMME

PAR

LE DOCTEUR LECORCHÉ

MÉDECIN DES HOPITAUX

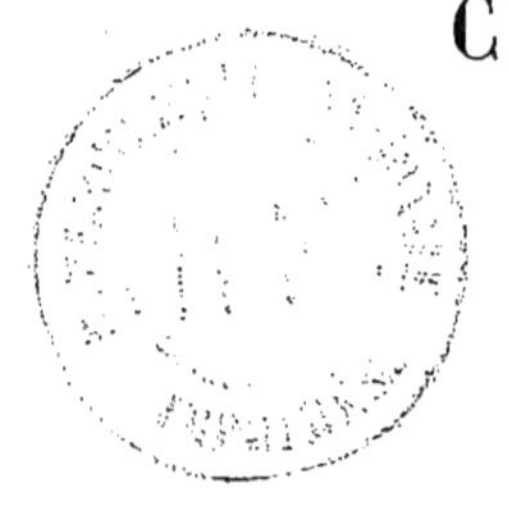

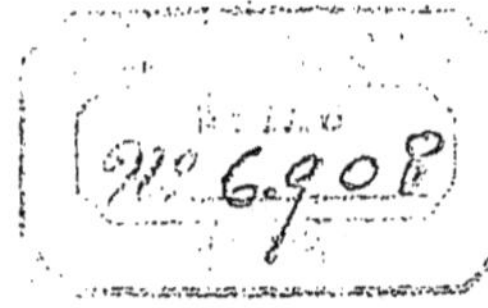

PARIS

ADRIEN DELAHAYE et ÉMILE LECROSNIER, ÉDITEURS

PLACE DE L'ÉCOLE-DE-MÉDECINE

1886

DU

DIABÈTE SUCRÉ

CHEZ LA FEMME

Bien qu'il existe peu de maladies présentant une symptomatologie aussi constante et aussi nettement définie que le diabète, on est forcé de reconnaître, surtout lorsqu'on a été à même d'en observer un certain nombre de cas, que l'âge, le sexe, certains états diathésiques, lui impriment des modifications importantes à signaler. C'est à notre instigation que Redon, un de nos élèves, a publié un travail intéressant sur le diabète chez l'enfant ; que Servantie s'est occupé du diabète syphilitique. Nous nous sommes, d'autre part, longuement étendu sur le diabète goutteux dans notre traité de la goutte. C'est le diabète chez la femme que nous nous proposons d'étudier dans ce travail.

Nous avons utilisé pour cette étude plus d'une centaine d'observations que nous avons recueillies dans ces dernières années, et à l'aide de ces faits nous avons cherché à déterminer quelles sont les modifications qu'imprime aux caractères du diabète la vie utérine, c'est-à-dire l'établissement des menstrues, l'apparition des époques et la période de la ménopause ; quelle est, d'autre part, l'influence qu'exerce le diabète sur la menstruation, sur la conception et sur le produit de la conception.

Mais ces questions si importantes ne sont pas les seules qui se soient offertes à nos investigations. Tout en donnant de chacune des manifestations de la maladie la description la plus complète, tout en recherchant quelles sont les particularités qu'elles peuvent présenter, nous avons essayé d'élucider certaines questions qui sont encore loin d'être résolues. Ainsi nous avons étudié avec soin les caractères de l'azoturie chez les diabétiques, et nous avons cherché à en préciser la signification, la valeur diagnostique et pronostique, surtout au point de vue du traitement et de l'intervention chirurgicale.

L'état de la nutrition dans le cours du diabète a aussi spécialement attiré notre attention, et l'étude que nous en avons faite nous a conduit à regarder comme tout à fait illusoire la distinction qu'on a tenté d'établir entre le diabète gras et le diabète maigre.

Nous avons ensuite cherché à donner une idée aussi complète que possible du coma diabétique, si dissemblable dans certains cas, qu'on ne peut le considérer comme une entité morbide. Nous avons enfin abordé la question relative à la nature du diabète qui, à notre avis, ne saurait être considéré comme une maladie par ralentissement de la nutrition ainsi que le veut Beneke. Cette étude pathogénique était nécessaire pour bien comprendre l'action des médicaments véritablement anti-diabétiques, de ces médicaments que nous dénommons du nom de médicaments complets.

Mais avant d'aborder et de traiter chacune de ces questions, nous avons jugé à propos de les faire précéder d'un exposé succinct des observations qui nous ont servi à faire ce travail.

OBSERVATIONS

OBS. 1. — DIABÈTE ET COLIQUES HÉPATIQUES. — Mme C..., âgée de soixante-six ans. Nombreux anthrax en 1868. Violentes coliques hépatiques en 1870, pendant le siège de Paris. C'est à cette époque que survint une soif intense accompagnée d'un grand affaiblissement et qu'on constata du sucre dans les urines. Transpiration abondante habituelle.

En 1876, bronchite avec embarras gastrique persistant. Depuis lors elle est restée très amaigrie.

Cure à Vichy quatre années de suite.

En 1876, 47 grammes de sucre avant la cure; 18 grammes après.

En 1877, successivement, 10 grammes, 13 grammes, 15 grammes, 9 grammes pendant le courant de l'année. 0 gramme après la saison à Vichy.

En 1878, 8 grammes avant Vichy; 18 grammes après.

En 1879, 28 grammes en mars; 6 grammes en août.

En 1880, 13^{gr},60 en janvier.

En 1882, 48 grammes, 37 grammes, 53 grammes. La malade, traitée par le bromure de potassium, avec 37 grammes de sucre au commencement du traitement, vit monter le sucre à 53 grammes, après la cessation du bromure. A la suite de ce traitement, affaiblissement général, fatigue extrême, étourdissements. La faiblesse est telle, qu'elle tombe presque à terre quand elle s'habille ou veut se lever. Faiblesse intellectuelle, elle ne peut suivre une idée.

Actuellement (1884) l'analyse des urines donne les résultats suivants : Quantité des urines, 1550 centimètres cubes; sucre, 44 grammes; urée, 17 grammes.

OBS. 2. — DIABÈTE INTERMITTENT A LA MÉNOPAUSE.—CATARACTE.—CONGESTION PULMONAIRE.—ANTHRAX.—Mme P..., âgée de cinquante-cinq ans.

(1885) Début du diabète au moment de la ménopause, il y a dix ans. Métrorrhagie à l'époque de son apparition. Cataracte de l'œil gauche. En 1883, congestion des poumons, avec léger bruit de souffle à la pointe. Pendant cette première congestion, 38 grammes de sucre par litre. La congestion pulmonaire disparue, on ne constate plus que des traces de sucre. En 1884, au printemps, nouvelle congestion pulmonaire. Anthrax très étendu de l'épaule gauche. Retour de la glycosurie, 45 grammes de sucre. Guérison rapide avec disparition du sucre, mais persistance de l'urée et de l'acide urique en excès.

15 juin 1883. Quantité, 2000 centimètres cubes; densité, 1025; urée, 25 grammes; sucre, 0 gramme.

19 juin 1883. Densité, 1027; urée, 18 grammes; sucre, 7 grammes.

13 mai 1884. Quantité, 2000 centimètres cubes; densité, 1032; urée, 15^{gr},20; sucre, 45 grammes.

2 juin 1884. Densité, 1025; urée, 12^{gr},8; sucre, 8 grammes.

OBS. 3. — DIABÈTE ET NODOSITÉS D'HEBERDEN. — ECZÉMA DES MAINS ET DE LA VULVE. — Mme G..., âgée de cinquante ans. Parents goutteux. Deux enfants. Embonpoint; nodosités d'Heberden. Pas de polyurie; soif peu marquée; sécheresse de la gorge de temps à autre. Perte des forces; léger amaigrissement. Dyspepsie; irritabilité nerveuse très marquée. Eczéma aux mains; puis à la vulve. Rien au cœur ni aux poumons.

14 décembre 1883. Urine, 1600 centimètres cubes; densité, 1024; sucre, 3^{gr},15; urée, 16^{gr},215.

23 mars 1884. Urine, 1800 centimètres cubes; densité, 1020; traces de sucre; urée, 21^{gr},60; acide phosphorique, 1^{gr},60; acide urique, 0^{gr},50.

OBS. 4. — FIÈVRES INTERMITTENTES. — DIABÈTE. — ECZÉMA DE LA VULVE ET DES CUISSES. — Mme B..., âgée de soixante-trois ans. Ménopause à cinquante ans. Neuf grossesses heureuses. Fièvres intermittentes tierces. Maux de tête fréquents. En décembre 1882, amaigrissement considérable; eczéma sur la face externe des grandes lèvres s'étendant aux cuisses, avec prurit, surtout nocturne, par accès. Suppression des sueurs qui jusque-là avaient été très abondantes. Appétit assez considérable. Soif vive. Se lève deux ou trois fois la nuit pour uriner. Rien du côté des yeux ni des dents. Pas de névralgies. Toux spasmodique avec étouffements. Pas de souffle au cœur mais intermittences de temps à autre et essoufflement facile. 80 grammes de sucre par litre. Arséniate de fer et bicarbonate de soude.

Eczéma peu modifié par ce traitement; mais le sucre tombe à 45 grammes.

Pendant six mois, disparition du sucre.

Densité, 1024; urée, 19^{gr},21; sucre, traces, 3000 centimètres cubes.

A la suite de contrariétés, en septembre 1884, 60 grammes de sucre par litre, avec 3 litres par jour. Traitement par opium et alcalins.

Depuis lors, vertiges, perte d'appétit et de sommeil; céphalalgie.

Disparition du sucre pendant trois mois; somnolence, peu d'appétit; l'eczéma vulvaire a disparu avec la glycosurie.

OBS. 5. — DIABÈTE HÉRÉDITAIRE.—ATROPHIE PAPILLAIRE. —Mme T..., âgée de quarante-neuf ans. Réglée à treize ans; un fils à vingt-quatre ans; une fausse couche. Ménopause il y a trois mois. En mars 1879, érysipèle. Trois mois après, céphalalgie et affaiblissement de la vue.

Un frère diabétique depuis trois ans.

Obésité; n'a pas maigri. Soif vive, bouche sèche; dents saines. Urine abondante, 3 litres en vingt-quatre heures.

Traitée par Wecker en mai 1880, qui reconnaît une atrophie très accusée du nerf optique gauche avec aspect presque sain de la papille droite. Injections de strychnine; iodure de potassium; benzoate de fer; douches.

De 30 grammes de sucre par litre, la glycosurie tombe à 1^{gr},50.

Voici une des analyses d'urine à ce moment :

Quantité, 1800 centimètres cubes; densité, 1024; col., 2; acid., 2; sucre, 1^{gr},50; urée, 21^{gr}, 5. Pas d'albumine.

La malade se plaint actuellement de courbature, de douleurs dans le dos, dans les genoux où on constate des craquements. L'appétit est bon sans être exagéré.

OBS. 6. — COLIQUES HÉPATIQUES ET DIABÈTE, GUÉRISON. — Mme V..., âgée de cinquante-trois ans. Ménopause à quarante-neuf ans. Coliques hépatiques sans jaunisse en juin 1879; très amaigrie déjà à cette époque. Attaque de choléra en 1880; reste très faible, épuisée. La glycosurie a été reconnue en 1880. Sécheresse extrême de la bouche depuis deux à trois ans; soif assez vive. Depuis longtemps, se lève la nuit pour uriner. Pas de transpiration. Epistaxis fréquentes. Pas d'appétit exagéré. Vue bonne, gencives mauvaises. Se plaint d'une grande faiblesse; ne peut marcher tant elle est anémiée; elle est tout de suite courbaturée. Le foie est augmenté de volume.

Examinée à plusieurs reprises, l'urine ne nous a pas donné de sucre depuis près de deux ans; aussi la malade peut-elle être considérée comme guérie (1884).

OBS. 7. — DIABÈTE INFANTILE. — ACTION DU BROMURE DE POTASSIUM.— ÉRUPTION DE RUPIA. — ACÉTONÉMIE. —Mlle G..., âgée de treize ans. Une grand'tante diabétique, morte par acétonémie. Assez délicate, a présenté un retard assez prononcé dans sa dentition. La dentition permanente n'a commencé qu'à sept ans. De sept à neuf ans, l'enfant a été très bien portante.

Ce n'est qu'à neuf ans que paraissent s'être montrés les premiers symptômes de son diabète.

Vers la fin de janvier 1878, la mère s'aperçut que l'enfant se levait cinq à six fois par nuit; l'examen de l'urine donna une moyenne de 15 à 20 grammes de sucre par litre.

Huit jours de bromure de potassium firent tomber le sucre à 3 ou 4 grammes par litre, mais à la suite de cette ingestion de bromure survinrent des bulles de rupia aux bras, à la figure, aux jambes, et lorsqu'on cessa le bromure, le sucre reparut à la dose de 10 grammes par litre.

Cet état persista avec des hauts et des bas pendant les années 1879, 1880.

Toutefois, on put constater une grande atteinte de la nutrition, les dents ne repoussent que lentement; il existe encore quelques dents de lait et les incisives supérieures et inférieures sont incomplètement développées.

Lorsque nous voyons l'enfant en septembre 1881, nous constatons une notable augmentation du sucre. Voici le résultat de deux analyses d'urine.

Matin :

Densité, 1036; col., 1; acid., 2; sucre, 29^{gr},32; urée, 16^{gr},65.

Soir :

Densité, 1030; col., 1; acid., 2; sucre, 54^{gr},27; urée, 15.

Pour 2400 centimètres cubes par vingt-quatre heures.

Cette enfant nous paraît d'une taille inférieure à celle de son âge; l'appétit est irrégulier; la constipation est habituelle. De temps à autre la mère nous dit avoir remarqué, surtout le matin, une odeur aigrelette de l'haleine.

Elle se plaint de douleurs hépatiques, elle ne peut supporter les cordons de son jupon. Le foie est légèrement augmenté de volume.

Nous ne constatons rien d'anormal ni au cœur ni au poumon.

Morte en 1884 avec des accidents acétonémiques.

OBS. 8. — DIABÈTE HÉRÉDITAIRE. — CATARACTE DOUBLE. — ANTHRAX DU DOS. — GANGRÈNE DU PIED. — MORT. — Mme C..., âgée de soixante et un ans. Ménopause à cinquante ans. Sept grossesses heureuses. Frère diabétique mort à soixante ans.

N'a jamais été malade.

Il y a quinze ans, survint de la soif, un appétit exagéré et l'on reconnaît l'existence du diabète; l'urine était très abondante.

En 1879, cataracte double.

En 1880, anthrax du dos.

En 1881, au commencement de mars, se manifestèrent sur le pied gauche des plaques blanches au niveau de la phalangette du troisième orteil, qui furent suivies d'une gangrène entraînant la perte de cette phalange. Cette gangrène s'étendit au deuxième et au troisième orteil du même pied.

La quantité d'urine était de 4 litres par vingt-quatre heures, avec 60 grammes de sucre par litre.

Sous l'influence du traitement, la polyurie tomba à 2 litres, et la glycosurie à 45 grammes de sucre par litre, puis à 0.

La gangrène n'en persista pas moins.

Actuellement, la chute de tout le troisième orteil est complète. Il y a en outre sphacèle de la plante du pied avec œdème remontant au-dessus de la cheville.

La sensibilité est perdue jusqu'au-dessus de la cheville.

Teinte violacée de la peau du pied qui devient blanchâtre dans la zone de l'eschare.

Odeur horrible; douleur très grande de la jambe.

Rien au cœur ni aux poumons, foie de volume normal. Diarrhée qui force à suspendre le régime, le sucre reparaît : 45 grammes par litre. Mort.

OBS. 9. — DIABÈTE SUCRÉ. — ECZÉMA. — SCIATIQUE. — NÉVRALGIES DENTAIRES. — PALPITATIONS. — ŒDÈME DES EXTRÉMITÉS INFÉRIEURES. — GANGRÈNE. — MORT. — Mme B..., âgée de quarante-cinq ans, présente depuis plusieurs années des altérations manifestes de sa santé.

Sans soif vive, sans appétit exagéré, elle vit survenir, il y a huit ans (1872), de l'eczéma aux parties génitales. On reconnut à cette époque dans l'urine la présence du sucre.

Depuis lors elle perdit ses dents, et en 1879, le Dr Ricord confirma le diagnostic précédemment porté. En 1880 elle fut atteinte de sciatique, puis de douleurs d'épaules.

Elle a notablement maigri; elle aurait perdu vingt livres de son poids.

Actuellement (1880) la malade se plaint de son extrême faiblesse; elle se plaint en outre de palpitations. Nous ne trouvons au cœur aucun bruit morbide, mais le pouls est irrégulier, intermittent et il existe un peu d'œdème des extrémités inférieures.

Elle continue à perdre ses dents qui tombent intactes, et elle accuse des douleurs dentaires qui se manifestent au moindre refroidissement.

L'analyse de l'urine permet de constater une moyenne de 30 grammes de sucre par litre. Plus tard survint de la gangrène à la base du petit orteil droit, avec 3 litres d'urine et 35 grammes de sucre par litre, qui entraîna la mort.

OBS. 10. — DIABÈTE. — MÉTRITE GRANULEUSE DU COL AVEC ULCÉRATIONS. — PHARYNGITE GRANULEUSE. — PLEURÉSIE DROITE. — Mme D..., âgée de trente-huit ans. Une fille. Malade depuis trois mois; perte des forces et amaigrissement. Soif vive. Douleurs dans les reins. Ulcération du col avec granulations intra-cervicales. Cautérisation. 40 grammes de sucre.

Accidents nerveux; pleurs faciles; craintes de mort. Bromure de potassium et albuminate de fer. Amélioration au bout de trois mois; pendant huit mois, santé paraît remise.

Au bout de ce temps, toux sèche due à une pharyngite granuleuse. Rien aux poumons. En même temps reparaissent l'amaigrissement, les douleurs de reins; granulations du col, sans ulcérations. On constate 30 grammes de sucre par litre.

Quelques temps après, pleurésie droite avec épanchement qui dure deux mois. Actuellement la santé est bonne; pas de signes de tubercules pulmonaires.

OBS. 11. — DIABÈTE ET GOUTTE ARTICULAIRE. — SCIATIQUES. — NÉVRALGIES INTERCOSTALES. — ZONA INTERCOSTAL. — ECZÉMA VULVAIRE. — COLIQUES HÉPATIQUES. — Mme A..., âgée de soixante-treize ans. Une grossesse. Née de parents goutteux; a eu elle-même un premier accès à l'orteil du pied gauche en 1878, à l'âge de soixante ans. Depuis, elle a eu d'autres manifestations de même nature à l'autre pied, aux mains; son annulaire droit est déformé.

En 1867, sciatique gauche qui dura longtemps et qui se renouvela en 1883.

En 1872 et années suivantes, crises hépatiques qui nécessitent cinq cures à Vichy. Souvent névralgies intercostales droites.

Zona en 1879 sur le tronc.

Il y a six mois, démangeaisons générales partout le corps; mais intenses surtout au niveau des parties génitales, eczéma de ces parties.

La malade a remarqué que les serviettes dont elle se servaient étaient comme imprégnées d'huile; elle pensa au diabète et fit analyser ses urines; on trouva 20 grammes de sucre avec 12^{gr},90 d'urée pour une densité de 1020. 2500 centimètres cubes d'urine.

Du reste il n'y a pas d'amaigrissement appréciable, pas de soif, pas d'appétit exagéré. La malade accuse de fréquentes crampes d'estomac.

Il existe dans la gorge des granulations qui expliquent la toux quinteuse dont elle se plaint.

Rien au cœur ni aux poumons.

OBS. 12. — DIABÈTE INTERMITTENT. — URTICAIRE. — Mme L..., âgée de cinquante-trois ans, a toujours joui d'une bonne santé, n'a jamais eu de migraines, de névralgies, de maladie de peau. Six grossesses heureuses.

Pas de diabète dans sa famille ni de goutte. Ménopause il y a dix mois peu de temps avant le début du diabète. C'est en octobre 1882 que se manifesta le diabète avec de la soif, des sueurs abondantes. On constate à cette époque 10 grammes de sucre par litre d'urine pour 3 litres d'urine, par jour.

Mise à un régime anti-diabétique, aux alcalins et à l'opium, le sucre disparut pendant trois mois; il a reparu à la suite d'émotion et d'éruption d'urticaire; l'apparition du diabète avait déjà été précédée d'une éruption d'urticaire. 25 grammes de sucre par litre pour 2 litres d'urine.

Elle a remarqué que depuis quelque temps elle avait maigri lorsque apparut le diabète; que le besoin d'uriner se faisait plus souvent sentir.

Elle ne tousse pas; ne présente aucun trouble de la vue, aucune altération des dents.

OBS. 13. — DIABÈTE. — ECZÉMA VULVAIRE. — BRONCHITE TUBERCULEUSE. — Mme M..., âgée de quarante-sept ans. Époques régulières. Trois grossesses heureuses. N'a jamais été malade; se plaignait seulement de constipation; maux de gorge légers avant chaque époque.

Il y a deux ans, bronchite intense. A la suite de cette bronchite, amaigrissement, la malade a perdu 60 livres de son poids; à ce moment la soif devint intense sans que l'appétit fut exagéré.

Eczéma des parties génitales qui se serait dissipé avec des lotions de décoction de cerfeuil; la malade a perdu ses cheveux; ses dents sont intactes; sa vue a notablement baissé.

Le soir, il existe de l'œdème des pieds avec palpitations, tendance syncopale, sans bruit cardiaque anormal.

Au début, la quantité de sucre était de 65 grammes par litre; avec le bromure, elle tomba à 24; mais la malade crut devenir idiote et ne voulut pas continuer.

En 1882 une cure à Vichy fit tomber le sucre de 60 à 40 grammes.

Actuellement la dose est moins forte; la malade urine 2 litres et demi par vingt-quatre heures. La densité est de 1030; l'urée de 8^{gr},25, le sucre de 38^{gr},2.

En 1883, saison à la Bourboule à cause de sa poitrine dont l'état me paraît inquiétant.

En décembre 1883 : Densité, 1035; urée, 10 grammes; sucre, 55 grammes; 3000 centimètres cubes d'urine.

OBS. 14. — DIABÈTE. — ECZÉMA DE LA VULVE. — TUBERCULOSE PULMONAIRE. — MORT. — Mme B..., âgée de soixante ans. Début du diabète en 1870 par de l'amaigrissement, de la soif. Pas de maladie antérieure. Deux cures à Néris.

Eczéma vulvaire en 1872.

Depuis lors de 15 à 30 grammes de sucre par litre.

A la suite d'une maladie de son mari qui lui causa une grande fatigue son état s'est aggravé.

Elle est très épuisée, sans appétit; état fébrile persistant avec 120 pulsations. Face variqueuse : rien au cœur, œdème des pieds le soir.

On trouve au sommet du poumon droit et en arrière des signes de ramollissement.

Elle rend un litre et demi d'urine par vingt-quatre heures. Densité, 1060; urée, 9 grammes; sucre, 105 grammes ;

Morte quelques mois plus tard.

OBS. 15. — DIABÈTE. — CATARACTE DOUBLE. — MORT PAR CACHEXIE. — Mme A..., âgée de soixante-cinq ans, a cessée d'être réglée sans troubles, à l'âge de quarante-cinq ans.

Elle n'a jamais eu de maladie. Pas de diabète dans la famille.

Il y a quatorze ans que son diabète a été constaté, depuis lors le régime a été assez sévère, la malade est allée plusieurs fois à Vichy.

La soif vive du début a disparu, la polyurie n'a jamais été très considérable. Sous l'influence du régime, le sucre s'est maintenu entre 15 et 35 grammes par litre.

L'appétit n'a rien d'insolite, les digestions se font assez bien ; toutefois depuis quelque temps il survient des débâcles intestinales allant jusqu'à tendance à la syncope.

Pleurésie il y a dix ans.

Cataracte double ayant débuté par l'œil gauche.

Rien au cœur ni aux poumons.

En 1884, la malade meurt d'épuisement sans symptômes spéciaux.

OBS. 16. — DIABÈTE. — CATARACTE DOUBLE. — BRONCHITES RÉPÉTÉES. — Mme M..., âgée de soixante-cinq ans.

Pas d'accident à la ménopause.

Une grossesse heureuse.

Bronchites autrefois fréquentes qui ont cessé depuis l'apparition du diabète.

Diabétique depuis quatre ans, la polyurie qui était considérable (6 litres) a sous l'influence du régime carné presque disparu ; la malade ne rend plus que 2 litres par vingt-quatre heures, avec 15 à 20 grammes de sucre par litre.

La soif vive a disparu ; l'amaigrissement est à peu près nul,

La malade se plaint toutefois de lassitude extrême ; de douleurs localisées à l'occiput, aux articulations des pieds, de maux de reins.

La vue a baissé depuis un an par le fait d'une cataracte double, mais d'abord gauche.

OBS. 17. — ÉPILEPSIE DANS L'ENFANCE. — DIABÈTE. — ECZÉMA DES PARTIES GÉNITALES. — CATARRHE GASTRO-INTESTINAL. — Mme D..., âgée de quarante ans, a cessé d'être réglée à trente ans. N'a vu qu'une fois depuis dix ans. Réglée à quinze ans. Deux grossesses.

Frère épileptique ; aurait été elle-même épileptique dans son enfance. Maladies nerveuses dans la famille.

Soif vive surtout lors d'écart de régime. Appétit peu considérable. Troubles gastro-intestinaux fréquents ; la nuit elle s'éveille avec des vomissements et de la diarrhée qui dure deux à trois jours. Langue saburrale.

Sa faiblesse est extrême ; elle a les jambes comme coupées au-dessus des genoux. Vue très affaiblie ; ne peut lire sans lorgnon.

Elle a notablement maigri dans ces derniers temps. Elle a perdu 20 kilogrammes de son poids.

Elle accuse de fréquentes poussées d'eczéma aux parties génitales, ce qui l'empêchait d'avoir des rapports.

Rien au cœur, ni au foie, ni à la poitrine.

L'urine est peu abondante. 1500 centimètres cubes par vingt-quatre heures.

Matin :

Urée, 12^{gr},81 ; sucre, 33^{gr},84.

Soir :

Urée, 12^{gr},81 ; sucre, 46 grammes.

OBS. 18. — DIABÈTE HÉRÉDITAIRE. — HÉMORRHAGIE CÉRÉBRALE. — ÉRYSIPÈLE DE LA FACE. — MORT. — Mme F..., âgé de soixante et onze ans. Famille de goutteux. Son fils est goutteux et diabétique. Attaques d'hystérie dans sa jeunesse.

A l'âge de soixante ans, à l'époque de la ménopause, symptômes de diabète. 2 à 3 litres d'urine par vingt-quatre heures avec 28 grammes de sucre par litre. Elle fut mise au régime et le sucre tomba, sans jamais disparaître, à 10 grammes, 6 grammes, 4 grammes. En 1861, hémorrhagie cérébrale survenue en se promenant, sans perte de connaissance, avec hémiplégie gauche. Elle n'a jamais recouvré l'usage complet des membres du côté paralysé ; l'intelligence était restée intacte.

En 1882, érysipèle de la face, à la suite d'une piqûre d'épingle à la tête. Mort en quarante-huit heures dans l'adynamie ; le sucre avait disparu.

OBS. 19. — DIABÈTE ET NÉPHRITE PARENCHYMATEUSE. — MORT. — Mme B..., âgée de cinquante ans. Diabétique depuis quatorze ans, au moment où cessaient ses règles, à l'âge de trente-six ans. Les premiers symptômes furent assez marqués, soif vive, appétit exagéré. Elle fit trois saisons à Vichy, et le sucre tomba de 40 grammes à 10 ou 12 grammes par litre. Il se maintint à ce chiffre. Actuellement encore, l'urine ne contient que 12 grammes de sucre par litre, avec 3 litres et demi par jour.

Elle ne se préoccupait plus guère de son diabète, lorsqu'en 1879, survinrent de nouveaux symptômes : troubles de la vue et œdème des extrémités inférieures. L'œdème, d'abord léger et passager, devient peu à peu plus marqué et permanent. En 1881, il est très étendu. Le foie est gros, le cœur hypertrophié, sans bruit morbide. Albuminurie abondante. Si l'urine ne contient que 12 grammes de sucre par litre, elle renferme 8 grammes d'albumine; quantité des urines 2500 centimètres cubes par vingt-quatre heures. L'embonpoint a disparu. Mort en 1883.

OBS. 20. — DIABÈTE GOUTTEUX. — NODOSITÉS DE HEBERDEN. — NÉVRALGIES FACIALES. — MÉTRORRHAGIES. — PHARYNGITE GRANULEUSE. — TROUBLES NERVEUX. — Mme A..., âgée de quarante-neuf ans. Six enfants. Pas de goutteux dans sa famille. Nodosités aux pieds et aux mains. En 1876, violents chagrins, à la suite desquels apparut une soif soif vive, puis une fatigue insolite. Mais ce ne fut qu'en 1878, qu'on constata le sucre dans les urines. Deux années de suite (1878-1879), elle accompagna son mari à Contrexeville, et la glycosurie disparut. Au commencement de 1880, il n'y avait pas trace de sucre dans l'urine.

En septembre 1880, à la suite de nouveaux chagrins, la polydipsie reparut, avec polyurie abondante, besoins fréquents d'uriner; elle se levait quatre à cinq fois la nuit. 3 à 4 litres par vingt-quatre heures. Amaigrissement : de 179 livres, son poids tombe à 160. Suppression des sueurs. Affaiblissement de la vue. Névralgies dentaires. A chaque époque, métrorrhagie; écoulement blanchâtre ou sanguinolent dans l'intervalle. Appétit bon sans être exagéré. Pharyngite persistante avec sécheresse de la gorge, passant souvent à l'état aigu. Foie gros. Constipation. Rien au cœur ni aux poumons.

Analyse des urines en septembre 1880 : 2 à 3 litres. Densité, 1035; sucre, 55 grammes par litre.

Sous l'influence des opiacés et des alcalins, la glycosurie diminue et l'état général s'améliore.

En avril 1881 : Quantité, 2500 à 3000 centimètres cubes; densité 1019; acid., 2 et demi; urée, 6^{gr}, 50; sucre, 29 à 32 grammes.

Cependant la malade se plaint de vertiges, de poussées congestives à la tête. Il lui semble que sa mémoire est moins sûre, que sa démarche est vacillante.

OBS. 21. — DIABÈTE. — RAMOLLISSEMENT CÉRÉBRAL. — MORT. — Mme F..., âgée de soixante ans. Une grossesse heureuse. Pas d'hémorrhagie à la ménopause; dans son jeune âge a été fréquemment saignée.

Glycosurie constatée en 1876. On fut amené à soupçonner le diabète par la lenteur que mit à guérir une écorchure qu'elle s'était faite à la jambe. A cette époque on trouva que l'urine renfermait 40 grammes de sucre par litre, la quantité d'urine rendue ne dépassait pas 2 litres; la soif était alors assez vive.

Traitement énergique, pain de gluten. Alcalins. Saison à Vichy en 1879.

Actuellement, en 1880, la quantité de sucre est peu considérable, 18 grammes par litre pour 2 litres environ d'urine par vingt-quatre heures. Les dents sont bonnes; la vue est conservée.

Il n'y a rien au cœur ni aux poumons; c'est à peine si le bord du foie dépasse les fausses côtes; mais la malade se plaint de douleurs de tête persistantes.

La figure est assez colorée, il existe un peu d'eczéma à la base du nez.

En octobre 1879, il s'est produit une attaque apoplectique avec perte de connaissance momentanée, sans paralysie. La malade a eu depuis lors plusieurs attaques de ce genre et son état intellectuel a notablement baissé.

A la suite d'une de ses attaques, mort dans le coma.

OBS. 22.—DIABÈTE. — GOUTTE ARTICULAIRE. — COLIQUES NÉPHRÉTIQUES. — ALBUMINURIE INTERMITTENTE. — Mme C..., âgée de cinquante-trois ans, a cessé de voir à cinquante ans. Glycosurie constatée il y a cinq ans, sucre à la dose de 40 grammes puis de 15 grammes par litre, avec albuminurie intermittente, 3000 centimètres cubes d'urine par vingt-quatre heures. Elle avait présenté longtemps de nombreuses manifestations goutteuses, des coliques néphrétiques fréquentes, ses urines ont toujours laissé déposer de grandes quantités de sable.

Il y a trente ans qu'elle ressentait des douleurs au talon, aux pieds puis elle eut de fréquentes attaques douloureuses aux pieds et aux mains avec rougeur cutanée, durant chaque fois quelques jours seulement et venant sans cause appréciable.

OBS. 23. — DIABÈTE GOUTTEUX. — COLIQUES NÉPHRÉTIQUES. — GLYCOSURIE ET ALBUMINURIE INTERMITTENTES. — Mme D..., âgée de cinquante-trois ans, a cessé d'être réglée il y a deux ans. Son grand-père était très goutteux. Depuis quatre ans, palpitations, attaques de gastralgie, de migraine, douleurs aux pieds, aux mains.

En février 1882, première attaque de colique néphrétique avec rejet de graviers. Depuis lors, nombreuses attaques moins intenses. En mars et juillet 1883 il n'y en eut pas moins de huit à dix.

L'examen de ses urines a permis de constater d'une façon intermittente la présence du sucre et de l'albumine.

Ses digestions sont assez mauvaises; s'accompagnent de palpitations, d'engourdissement et de tympanisme.

OBS. 24. — DIABÈTE. — ECZÉMA VULVAIRE. — VERTIGES. — TUBERCULOSE PULMONAIRE. — HÉMOPTYSIES. — Mme V..., âgée de quarante-six ans. Arthrite du genou à la suite d'une fièvre typhoïde en 1874. Opérée pour ankylose il y a trois ans. En 1878, eczéma de la vulve pendant deux à trois mois; l'eczéma reparaît à plusieurs reprises. Depuis cette époque l'éruption revient chaque fois qu'elle mange du poisson. On reconnaît le diabète en 1880; 55 grammes de sucre par litre. A ce moment, somnolence continue. Affaiblissement de la vue depuis quatre ans. Amaigrissement depuis quelque temps; faiblesse extrême, elle est toujours en nage. Ses dents se carient sans souffrance. Appétit capricieux. Soif vive. Selles régulières. Tousse fréquemment. Vertiges. Rien au cœur.

5000 centimètres cubes d'urine par vingt-quatre heures. Densité, 1023; urée, 6gr,70; sucre, 45gr,60.

En mai 1885, hémoptysies abondantes; signes de ramollissement aux deux sommets.

OBS. 25. — DIABÈTE. — ECZÉMA CUTANÉ. — BRONCHITE AVEC ŒDÈME DES JAMBES. — Mme P..., âgée de quarante-cinq ans. Ménopause à trente-cinq ans. Diabète découvert par hasard à cette époque. 60 grammes de sucre par litre; 3 à 4 litres d'urine par jour. Le sucre tombe à 5 grammes par litre à la suite d'une cure à la Bourboule. En 1878, douleurs articulaires. En 1882, écoulement vaginal. En 1883, bronchite avec œdème des jambes. Il y a huit jours eczéma des avant-bras et des doigts. Rien au cœur ni aux poumons.

En mai 1885, furoncle à la tempe gauche, malade très amaigrie. Analyse des urines :

Quantité, 3000 centimètres cubes; densité, 1026; urée, 10gr,50; sucre, 30gr,37 par litre.

OBS. 26. — DIABÈTE. — GROSSESSE. — ACCOUCHEMENT A HUIT MOIS. — MORT DE L'ENFANT AU BOUT DE DEUX JOURS. — TUBERCULOSE PULMONAIRE. — MORT. — Mme B..., âgée de trente et un ans, a déjà eu trois enfants et une fausse couche.

Pas de diabète dans la famille.

Une sœur morte phthisique.

N'a jamais eu de migraine, ni d'eczéma.

En février 1880, on constate l'existence d'une soif insolite et la présence du sucre dans l'urine.

En avril, devient grosse et accouche à huit mois d'un enfant qui meurt au bout de deux jours.

La soif persiste après l'accouchement. La malade constate en outre qu'elle a maigri de 22 livres, comparativement à son état antérieur à la grossesse.

Elle ne se remet que difficilement. A la fin de décembre, on constate 57 grammes de sucre par litre. Cet état persiste et en mai 1881, l'analyse de l'urine nous donne les résultats suivants :

Quantité 3000 centimètres cubes; col., 2; neutre; urée, 8gr,30; sucre, 69gr,93; acide phosphorique, 1gr,12; albumine, 0.

Les règles ont reparu depuis l'accouchement, seulement les époques sont un peu plus longues et précédées pendant quelques jours de vives coliques.

L'appétit est considérable, la soif vive.

Cet hiver, la malade a été longtemps enrhumée et bien qu'il n'y ait. pas de localisation bien nette, tout fait craindre une complication tuberculeuse.

Morte phthisique en 1883.

OBS. 27. — DIABÈTE. — INFLUENCE DES EAUX DE LA BOURBOULE. — TUBERCULES PULMONAIRES. — Mme R..., âgée de quarante-sept ans. Réglée à quatorze ans. Ménopause à quarante-six ans.

Santé toujours délicate.

Gastralgie parfois compliquée de vomissements.

Deux grossesses heureuses.

En 1875, soif excessive, sans appétit exagéré; on reconnait l'existence du diabète qui s'était manifesté sans cause appréciable.

Au début, l'urine contenait 76 grammes de sucre par litre, la malade rendait environ 4 à 5 litres d'urine par vingt-quatre heures.

Depuis lors, notables variations dans la glycosurie, sous l'influence du régime et des alcalins.

En 1880, à son arrivée à la Bourboule, l'urine contenait 20gr,97 de sucre par litre avec une densité de 1040; à son départ, elle n'en contenait plus que 8gr,87 avec une densité de 1021. 4 litres.

En 1881, le sucre augmente de nouveau : 63 grammes par litre, la quantité d'urine rendue est de 3 à 4 litres.

Nous constatons nous-même la présence du sucre dans la proportion de 53 grammes avec 1031 de densité, puis de 63 grammes avec 1034.

La malade se plaint surtout d'une toux très fatigante.

Pharyngite granuleuse avec vascularisation de la gorge, cautérisation avec perchlorure de fer; iodure d'éthyle. Douleurs vives dans le dos surtout à droite.

Un peu de rudesse respiratoire sous la clavicule droite et au niveau de la fosse sus-épineuse du même côté. Sueurs abondantes. Appétit nul. Constipation.

OBS. 28. — RHUMATISME ARTICULAIRE AIGU. — DIABÈTE. — ŒDÈME DES JAMBES. — ALBUMINURIE. — MORT. — Mme P..., âgée de cinquante ans. Réglée à dix ans. Ménopause à quarante-neuf ans. Rhumatisme aigu généralisé à quarante-cinq ans. N'a jamais eu d'enfants, une fausse couche.

Tracas d'affaires. Grande frayeur par déraillement de chemin de fer en 1877.

Depuis cette époque, appétit exagéré, soif excessive. Amaigrissement, de 98 kilogrammes : le poids de son corps tombe à 68 grammes.

Affaiblissement de la vue sans cataracte; chute et altération des dents.

En 1878, on constate dans ses urines la présence du sucre : 45 grammes par litre pour 3 litres d'urine.

En 1878, bronchite tenace. Cure à Vichy, puis l'année suivante au Mont-Dore. Sous l'influence de ces cures, le chiffre du sucre tombe à 15 grammes, 10 grammes, puis remonte au bout d'un certain temps.

En 1880, la faiblesse s'accentue, le sucre persiste à la dose de 30 à 35 grammes; 3 litres d'urine.

La malade se plaint de palpitations, et lorsque nous la voyons, en avril 1881, nous constatons la présence d'un œdème assez prononcé des extrémités inférieures. Il n'y a rien au cœur, rien aux poumons; le foie est peu volumineux. Catarrhe de l'estomac avec mucosités dans la gorge.

La malade se lève deux à trois fois la nuit pour uriner.

Quantité, 1600; col., 5; densité, 1028; acidité, 1; urée, 7^{gr},80; sucre, 2 grammes; albumine, 3^{gr},75.

OBS. 29. — DIABÈTE. — GROSSESSE. — ACCOUCHEMENT A TERME. — ENFANT NÉ VIABLE AVEC HYDROCÉPHALIE ET HYDROCÈLE DOUBLE.—Mme C..., âgée de trente-cinq ans. Glycosurie constatée au cinquième mois de la grossesse, à la suite de violences; sucre en quantité notable. Après trois semaines de traitement par l'arséniate de fer, le bromure de potassium et le sulfate de quinine, on ne constate plus que des traces de sucre.

Perte des eaux à partir du huitième mois. Accouchement à terme d'un enfant énorme, hydrocéphale, et présentant une double hydrocèle. L'enfant a vécu. Accouchée au forceps; perte de sang assez abondante. La malade nourrit pendant huit mois; abcès du sein. Le sucre qui avait à peu près complètement disparu au moment de l'accouchement, reparaît vers le quatrième mois et persiste encore actuellement. La malade a maigri beaucoup et est profondément affaiblie.

Urine, 3 litres; densité, 1037; urée, 12 grammes; sucre, 55 grammes.

OBS. 30. — DIABÈTE. — ANTHRAX. — CARIE DENTAIRE. — Mme L..., âgée de quarante-neuf ans.

Ni goutte, ni diabète dans la famille.

Il y a six à sept ans, chagrins très vifs.

Quatre grossesses heureuses.

Il y a cinq ans, en 1877, soif intense, faiblesse excessive. Elle ne pouvait plus marcher. C'est alors qu'on examina ses urines et qu'on constata la présence du sucre : 60 grammes par litre, avec 4000 centimètres cubes.

De cette époque date son amaigrissement. Sept à huit anthrax.

En 1878, cure à Vichy, le chiffre du sucre tombe à zéro; les forces reviennent.

En 1879, 4 à 8 grammes de sucre avec 2 litres d'urine.

En 1880, le chiffre s'élève à 26 grammes par litre pour 1545 centimètres cubes d'urine par vingt-quatre heures.

En mars 1882 il est de 47^{gr},70 par litre avec 2 litres et demi par vingt-quatre heures.

Les forces baissent de nouveau, la vue se trouble, les dents se carient et tombent, l'appétit est assez régulier en général ; de temps à autre cependant il est nul. La malade accuse de fréquentes douleurs de reins, des douleurs dans les doigts, dans les genoux.

Rien au cœur ni aux poumons bien que la malade ait toussé une partie d'octobre et de novembre.

14 décembre. — Urine du matin :

Densité, 1026; urée, 20^{gr},85; sucre, 4^{gr},65.

Urine du soir :

Densité, 1032; urée, 22^{gr},05; sucre, 6^{gr},15; 2500 centimètres cubes d'urine par vingt-quatre heures.

OBS. 31. — MIGRAINES. — DIABÈTE. — TROUBLES DE LA VUE. — GINGIVITE ET PÉRIOSTITE ALVÉOLO-DENTAIRE. — Mme M..., âgée de quarante-sept ans.

Réglée à douze ans. Une seule grossesse. N'a jamais été malade, ne souffre que de migraines.

Ménopause en 1881 à l'âge de quarante-six ans. Avant de voir cesser ses règles elle a eu sept à huit pertes, à un mois, deux mois, trois mois de distance.

Vers la fin de 1880 elle a perdu de son embonpoint : de 186 livres elle est tombée à 166; en même temps survenait de la polydipsie, puis des besoins d'uriner la nuit.

En juillet, sa vue s'affaiblit, elle voit les objets comme recouverts d'un brouillard.

Ses dents sont intactes, mais depuis quelques semaines est survenue une périostite alvéolo-dentaire avec gingivite.

Ses urines sont toujours abondantes; elle en rend environ 2 litres et demi par nuit.

La soif est toujours vive; l'appétit à peu près normal; les selles sont régulières.

Ses migraines sont moins fréquentes depuis que sont survenus ces différents troubles.

Rien aux poumons; rien au cœur, bien que depuis un an la malade accuse des palpitations.

Le foie est volumineux.

L'analyse de l'urine donne :

Densité, 1030; col., 2; urée, 13 grammes; sucre, 47 grammes par litre; albumine, 0; 4 litres par vingt-quatre heures.

OBS. 32.—DIABÈTE.—TUBERCULOSE PULMONAIRE.—MORT.—Mme T..., âgée de cinquante-sept ans. Une fausse couche. Ménopause à cinquante-deux ans; très nerveuse; amaigrissement depuis dix-huit mois; augmentation de l'urine, soif ardente, perte des forces. Sécheresse de la gorge, toux, depuis cinq à six jours; diarrhée.

Région hépatique sensible, foie volumineux.

Craquements au sommet gauche en arrière.

45 grammes de sucre par litre d'urine, 3 litres par vingt-quatre heures.

Morte phthisique un an après, en 1882.

OBS. 33.—BRONCHITES RÉPÉTÉES. — DIABÈTE. — ECZÉMA VULVAIRE. — CHUTE DES DENTS SANS CARIE. — Mme E..., âgée de soixante-six ans. Ménopause il y a dix-huit ans. Trois grossesses heureuses.

Bronchites fréquentes qui depuis longtemps n'ont pas reparu.

En 1878, perte des forces et amaigrissement à la suite du chagrin que lui a causé la mort d'une fille. Toutefois, depuis huit ans, elle était tourmentée par la soif.

Examen de l'urine fait en 1879; 114 grammes de sucre par litre avec 3 litres d'urine.

A cette époque, eczéma des parties génitales.

Sous l'influence d'un régime sévère (pain de gluten) et des alcalins, l'état général de la malade s'améliora et le chiffre du sucre tomba à 30 et 40 grammes par litre. Actuellement (octobre 1881) l'urine ne contient plus que 7^{gr},15 de sucre par litre et la quantité d'urine rendue est de 1500 centimètres cubes par vingt-quatre heures.

La vue a baissé depuis huit mois, les dents sont presque toutes tombées sans carie, la malade les arrachait sans douleur.

Les digestions sont assez bonnes; constipation. La malade se plaint d'avoir des glaires dans la gorge.

La langue est légèrement saburrale, l'appétit peu prononcé.

La malade se plaint de lourdeurs de tête.

La peau est sèche ; rien à la poitrine et au cœur ; le foie dépasse les côtes de trois travers de doigt.

Analyse : 29 septembre. Densité, 1035 ; urée, 12^{gr},80 ; sucre, 56 grammes ; 2500 centimètres cubes d'urine.

OBS. 34. — DIABÈTE. — MÉTRITE FONGUEUSE HÉMORRHAGIQUE. — BRONCHITE UNILATÉRALE. — INSUFFISANCE MITRALE. — MORT. — Mme K.., âgée de quarante-six ans.

En 1878 traitée pour une métrite interne fongueuse qui depuis plusieurs années avait donné lieu à des métrorrhagies abondantes ; les métrorrhagies cessèrent à la suite de la dilatation du col.

A la suite du traitement, la malade fut prise d'une bronchite unilatérale à forme spéciale, dit son médecin, qui prit l'éveil et soupçonna l'existence du diabète.

La malade urinait alors en effet environ 2 litres et demi par vingt-quatre heures avec 20 à 25 grammes de sucre par litre.

Le régime supprima le sucre et les métrorrhagies.

La santé se maintint assez satisfaisante jusqu'au printemps de l'année 1882.

La malade pour obtenir une guérison radicale alla à Vichy contre l'avis de son médecin. Elle en revint épuisée, exténuée, n'ayant plus de jambes.

Elle prit quelques douches froides, fut mise à l'usage du fer.

Son état ne s'améliora pas d'une façon sensible.

Elle se plaignait d'essoufflement au moindre effort ; elle ne pouvait plus marcher longtemps.

Bientôt survint de l'œdème qui remonte jusqu'à mi-jambe même dans la position horizontale.

Le sucre toutefois depuis Vichy avait presque disparu de l'urine. Il n'y en eut pendant quelque temps que de minimes proportions, un gramme par litre. La polyurie était assez légère (2400 centimètres cubes) ; pas de polydipsie.

La malade fut mise à l'usage de la digitale ; elle mange environ 60 à 100 grammes de pain de son. On lui permet quelques fruits et quelques légumes. Elle boit une bouteille de vin par jour.

Malgré ce régime tout à fait rationnel, l'état de Mme K... s'aggrava ; la polyurie augmenta et, quand nous la vîmes en janvier 1883, l'urine contenait 60 grammes de sucre par litre ; 3500 centimètres cubes. Elle est très anémiée ; le foie est gros ; il y a de l'œdème des jambes. On constate au cœur un bruit de souffle au premier temps et à la pointe.

Mort quelques mois après.

OBS. 35. — DIABÈTE. — ÉCZÉMA DE LA VULVE. — CATARRHE BRONCHIQUE. — ŒDÈME DES JAMBES. — Mme L... Diabète reconnu il y a trois ans. Catarrhe bronchique avec expectoration abondante ; œdème des jambes habituel le soir. Appétit bon. Eczéma des parties génitales, il y a trois ans, qui reparut en 1881.

Mars 1879 : Densité, 1031 ; traces de sucre ; urée, 22 grammes ; acide urique, 1 gr, 84 ; acide phosphorique, 2 gr, 24. Pas d'albumine.

Avril 1880 : Densité, 1030 ; sucre, 5 grammes.

Mai 1881 : Quantité, 2 litres ; densité, 1018 ; sucre, 50 centigrammes ; urée, 13 gr,85 ; acide urique, 1 gr,20.

Janvier 1882 : Densité, 1031 ; sucre, 36 gr,40 ; urée, 15 grammes.

État persiste le même en 1885 avec des oscillations de la glycosurie.

OBS. 36. — DIABÈTE. — PRURIT VULVAIRE. — CATARACTE COMMENÇANTE. — Mme M..., âgée de soixante-six ans. Grand-père goutteux. Deux enfants bien portants. On a reconnu le diabète en 1874 à la soif vive qu'accusait la malade avec dégoût de la viande. Depuis lors amaigrissement. 3 litres d'urine par jour. Au début, régime sévère ; pain de gluten. Deux cures à Neunahr. Pas de troubles gastro-intestinaux. Le foie déborde de trois travers de doigt le rebord costal. Rien au cœur. Il y a six ans tendance à la gingivite avec saignement des gencives. Actuellement rien d'appréciable aux dents et aux gencives. Ouïe dure depuis le début du diabète.

En 1884, Galezowsky a constaté de l'opacité périphérique du cristallin sans lésion de l'œil. Depuis longtemps prurit vulvaire, très fatigant, surtout marqué la nuit, sans éruption.

OBS. 37. — DIABÈTE GOUTTEUX. — COLIQUES NÉPHRÉTIQUES. — NÉPHRITE INTERSTITIELLE. — MORT PAR ACÉTONÉMIE. — Mme U..., âgée de quarante-cinq ans ; réglée à quatorze ans, elle voit encore régulièrement. Sa dernière grossesse date de quatre ans. Assez forte en apparence. Parents goutteux.

Cette dame a eu pour la première fois des coliques néphrétiques il y a quinze ans. Depuis lors elle n'a pas eu moins de douze attaques. L'une de ces attaques dura douze jours sans rémission.

A la suite de ces attaques, il y eut presque toujours émission d'urine anglante et sortie de graviers.

Elle présenta même des symptômes de pyélite légère et l'on put penser à l'existence de calculs dans les bassinets.

Sa dernière grossesse fut prise pour une tumeur abdominale et soignée comme telle. C'est alors que les urines devinrent albumineuses.

Depuis lors, c'est-à-dire depuis quatre ans, le catarrhe et l'albuminurie persistèrent, ainsi que le constatent de nombreuses analyses faites tant en France qu'à l'étranger.

Depuis lors aussi, la malade se plaignait de malaises multiples, de fatigues inexplicables, de palpitations, de troubles passagers de la vue, de polyurie. Il n'y eut jamais d'œdème. Depuis cinq à six mois soif intense.

Il y a deux ans, la malade fut prise d'une dyspnée qui dura quatre jours avec état comateux ou demi-comateux pendant huit jours. Tout porte à croire qu'il survint alors une attaque d'urémie liée à la néphrite interstitielle dont cette malade était manifestement atteinte.

En novembre 1878, nouvelle attaque de dyspnée, avec douleur thoracique, à la suite d'un refroidissement ; c'est alors que nous eûmes l'occasion de voir la malade : œdème léger des extrémités inférieures. Pas de lésion pulmonaire appréciable ; cœur volumineux. Pouls dur, battant quatre-vingts fois par minute. Insomnie. Polyurie : la malade urine sept litres par vingt-quatre heures ; l'examen de l'urine permet de constater pour la première fois qu'il existe dix grammes de sucre par litre. Il est probable que ce diabète date déjà de quelques mois et que son apparition a coïncidé avec la soif excessive dont a commencé à se plaindre la malade.

L'urée est en assez grande proportion ainsi que l'attestent les analyses que nous reproduisons plus loin.

L'air expiré a une odeur manifeste d'acétone ; l'urine présente la réaction caractéristique de cette substance. Tout porte à croire que, s'il a existé chez cette malade, il y a deux ans, une attaque d'urémie, nous nous trouvons actuellement en présence d'une attaque d'acétonémie ; du reste le sucre diminua au fur et à mesure que s'accentuèrent les troubles nerveux.

Cet état qui s'était manifesté vers la fin de novembre persista avec des alternatives d'amélioration et d'aggravation jusqu'au 14 décembre. C'est alors que se montrèrent des accidents plus sérieux qui entraînèrent la mort de la malade le 17 de ce mois.

Le 14 décembre, la faiblesse de la malade devient extrême. Il y a de la somnolence dont on ne la tire parfois qu'assez difficilement. La sensibilité persiste. Il survient de temps à autre quelques mouvements convulsifs cloniques du bras et de la main gauche.

La dyspnée est extrême, caractéristique. La malade accuse une douleur au niveau de la partie droite du thorax.

Les convulsions cloniques dont la malade a conscience intéressent surtout le pouce et les deux premiers doigts de chaque main. Elle peut toutefois imprimer à ses mains des mouvements volontaires. Pouls, 96 pulsations.

Le 17, l'état comateux s'accentue et devient persistant. Les mouvements cloniques s'étendent aux deux bras. Il existe quelques contractions de la face. La muqueuse des yeux se congestionne. L'urine donne les réactions de l'acétone et l'air expiré a l'odeur aigrelette.

L'état comateux devient plus complet vers trois ou quatre heures. La température est à 39°; la malade meurt dans la nuit.

Voir plus loin les analyses d'urine.

OBS. 38. — DIABÈTE HÉRÉDITAIRE GOUTTEUX. — GLYCOSURIE INTERMITTENTE. — CRISES GASTRALGIQUES. — VARIOLOÏDE INTERCURRENTE. — Mme D... âgée de trente-huit ans, très bien réglée; n'a jamais eu d'enfants.

Mère morte diabétique; grand'mère goutteuse.

A seize ans, elle eut une attaque de goutte, depuis lors il en survint plusieurs autres. Elle n'en a pas eu depuis quelques années.

L'attaque fut toujours limitée aux pieds et chaque attaque qui durait deux à trois mois, la rendait impotente pendant douze à quinze jours.

Il y a cinq ou six mois, la soif devint excessive et elle commença à maigrir. Ses règles depuis lors devinrent plus fréquentes. Elles se montrent tous les quinze jours.

Il y a deux mois qu'on constata dans ses urines la présence du sucre. La migraine à laquelle elle était souvent sujette ne s'est pas montrée depuis cinq à six mois.

Actuellement (22 mars 1879), tous les symptômes ont persisté malgré le régime anti-diabétique auquel elle a été soumise. La soif est toujours vive, l'amaigrissement assez prononcé. La vue a baissé sans qu'on constate de lésions des cristallins.

Ses dents tombent sans gingivite, sans carie, du reste la malade nous dit que depuis deux ans, elle a remarqué que ses dents s'ébranlaient ce qui nous porterait à assigner au diabète une date plus ancienne que celle qu'elle indique.

La malade se plaint de courbature qu'elle localise surtout à la partie inférieure et antérieure des cuisses et qui se montre surtout au sortir du lit. Elle se sent incapable de tout travail. L'appétit est assez bon, mais la malade accuse des pesanteurs d'estomac, les selles sont régulières; le sommeil est normal.

La quantité d'urine rendue dans les vingt-quatre heures est d'environ 2 litres; elle est en ce moment de 1000 centimètres cubes pour la nuit, de 950 centimètres cubes pour le jour.

Voici les résultats que donne l'analyse de cette urine :

Urine du matin :

Densité, 1023; urée, 16^{gr},65; sucre, 11^{gr},10.

Urine du soir :

Densité, 1030; urée, 11^{gr},52; sucre, 50^{gr},50.

La malade est soumise à l'usage des alcalins à la dose de 6 grammes de bicarbonate de soude par jour; on diminue la quantité des fécules et assez rapidement on modifie la constitution des urines.

22 mars. — Urine du matin :

Densité, 1018 ; urée, 16 ,93, sucre, 0 ; albumine, 0.

Urine du soir :

Densité, 1027 ; urée, 18^{gr},91, sucre, 3^{gr}, 50, albumine, 0 ; 2000 centimètres cubes.

16 avril. — Urine du matin :

Urée, 18^{gr}, 91 ; sucre, 0, albumine, 0.

Urine du soir :

Urée, 6^{gr}30 ; sucre, 6^{gr},60, albumine, 0.

16 mai. — Urine du matin :

Densité, 1019 ; urée, 16^{gr},65 ; sucre, 0, albumine, 0.

Urine du soir :

Densité, 1016 ; urée, 19^{gr},11 ; sucre, 0, albumine, 0.

La quantité d'urine émise reste toujours à 2 litres par vingt-quatre heures.

Pendant ce laps de temps nous pûmes, malgré la disparition du sucre, constater certains troubles digestifs : de la diarrhée, des besoins fréquents de manger sans grand appétit réel.

La malade se plaignait en outre fréquemment de douleurs articulaires et musculaires. Vers la fin d'avril, son diabète disparut et elle fut mise à l'usage du fer.

Elle fut alors atteinte d'une varioloïde qui ne présenta rien d'anormal et qui ne provoqua pas la réapparition du sucre.

Tout l'été se passa sans traces de sucre dans l'urine, bien que la malade eut repris à peu près l'alimentation de tout le monde. On ne constata qu'une fois dans l'urine la présence de quelques traces de sucre.

En septembre, elle fut prise de douleurs gastralgiques atroces qui durèrent cinq à six heures et qui nécessitèrent l'application d'un vésicatoire à l'épigastre ; l'aimaigrissement s'était arrêté, la malade avait même regagné un kilogramme de son poids.

La crise commençait par une sensibilité épigastrique qui se changeait en véritable rage de douleurs s'étendant au ventre, aux reins et tout le dos en se compliquant de vomissements.

En même temps que se manifestèrent ces douleurs reparut le sucre.

Dans d'autres cas, l'apparition du sucre était annoncée par des manifestations douloureuses ayant d'autres sièges, par de véritables crises de névralgie de l'ovaire, par de la sciatique, par des douleurs à l'anus.

OBS. 39. — DIABÈTE. — DOULEURS ARTICULAIRES. — SCIATIQUE DOUBLE. — ECZÉMA DES DOIGTS. — PRURIT VULVAIRE. — ALBUMINURIE PASSAGÈRE. — Mme B..., âgée de quarante-neuf ans, a été réglée à treize ans. Jusqu'en 1877 les époques ont été régulières ; depuis lors, elles le sont moins.

Parfois elles manquent et sont remplacées par des pertes en blanc.

Mme B... a eu treize enfants. Elle est actuellement forte mais a notablement maigri.

Il y a vingt-cinq ans que se manifesta chez elle de l'eczéma des doigts qui a reparu à plusieurs reprises, au retour d'une cure à la Bourboule. Autrefois migraine fréquente, deux fois le mois, s'accompagnant de vomissements; douleurs dans les articulations des membres ; sciatique double.

Née à la Martinique, elle vint en France en 1871 et à la suite de grands chagrins commença à présenter les premiers symptômes de sa maladie.

En août 1878, elle se vit maigrir, se plaignit d'avoir la bouche pateuse, une soif exagérée sans appétit considérable. On examina ses urines et l'on constata la présence du sucre.

Traitement par le bicarbonate de soude.

Août : Densité, 1033 ; urée, 13^{gr},05 ; sucre, 25^{gr},80 par litre.

La quantité d'urine rendue était alors de 2240 centimètres cubes par vingt-quatre heures.

Septembre : Densité, 1025 ; urée, 20^{gr},46 ; sucre, 9^{gr},85 ; urine, 1400 centimètres cubes.

Octobre : Densité, 1027 ; urée, 17^{gr},95 ; sucre, 18^{gr},90 ; urine, 1200 centimètres cubes.

L'urine est muqueuse, légèrement purulente, il y a manifestement un peu de cystite ; la malade se plaint du reste de douleur en urinant. C'est alors que nous vîmes la malade pour la première fois. Les symptômes se trouvent légèrement amendés.

La soif était moins vive, mais l'amaigrissement était toujours le même. Il existait alors de la gingivite qui remontait à un an.

La peau est sèche. Nous lui conseillons de continuer le régime alcalin auquel elle s'était déjà soumise, l'engageant à ne manger des fécules que modérément. Le sucre persista dans ses urines sans augmenter toutefois.

Novembre : Urée, 19^{gr},20 ; sucre, 13^{gr},50 ; urine rendue 1500 centimètres cubes par vingt-quatre heures.

Décembre : Densité, 1032 ; urée, 23^{gr},25 ; sucre, 25^{gr},07.

Albuminurie légère, liée à une néphrite superficielle, puisqu'on trouve dans l'urine des cylindres granuleux.

Janvier : Urée, 18 grammes ; sucre, 13^{gr},50.

L'albumine est moins abondante, mais on trouve toujours dans l'urine des cylindres et des dépôts uratiques.

La quantité d'urine rendue est d'environ 2 litres, un litre la nuit, un litre le jour.

Février : La malade s'est plainte d'une douleur assez vive de la tête avec bourdonnements limités à l'oreille gauche. Otite superficielle et externe qui dure quelques jours et fait beaucoup souffrir la malade.

Retour des douleurs rhumatismales, de la sciatique. Douleurs vives des genoux. Crampes d'estomac par le fait sans doute d'un régime un peu trop sévère. Insomnie causée par une démangeaison intolérable de la vulve ; le prurit qui la porte au coït ne s'accompagne d'aucune rougeur.

Urine du matin :

Densité, 1028 ; acid., 2 grammes ; urée, 20^{gr},50 ; sucre, 4^{gr},44 ; albumine 0.

Urine du soir :

Densité, 1025 ; acid., 1^{gr},50 ; urée, 17^{gr},934 ; sucre, traces ; albumine, 0.

On se départit un peu de la sévérité du régime, c'est-à-dire qu'on permet à la malade de manger un peu plus de fécule, le sucre reparaît en plus grande quantité.

5 mars. — Urine du matin :

Densité, 1025 ; acid., 1^{gr},50 ; color., 2 ; urée, 19^{gr},215 ; sucre, 11^{gr},10 ; acide phosphorique, 1^{gr},20 ; albumine, 0.

Urine du soir :

Densité, 1025 ; acid., 1 ; col., 3 ; urée, 17^{gr},934 ; sucre, 11^{gr},10 ; acide phosphorique, 1 gramme ; albumine, 0.

7 avril. — Urine du matin :

Densité, 1025 ; acid., 1^{gr},50 ; col., 3 ; urée, 16^{gr},39 ; sucre, 8^{gr},88 ; albumine 0.

Urine du soir :

Densité, 1030 ; col., 2 ; urée, 22^{gr},698 ; sucre, 11^{gr},105 ; albumine 0.

21 avril. — Urine du matin :

Densité, 1027 ; acid., 0^{gr},50 ; col., 4 ; urée, 19^{gr},215 ; sucre, 26^{gr},64 ; acide phosphorique, 1 gramme ; albumine, 0.

Urine du soir :

Densité, 1022 ; acid., 1 ; color., 3 ; urée, 19^{gr},215 ; sucre, 11^{gr},10 ; acide phosphorique, 1 ; albumine, 0.

Les douleurs qui avaient persisté en avril et en mai s'amendent en juin avec la diminution du sucre et les règles qui ne s'étaient pas montrées depuis quatre mois reparaissent sans hémorrhagie.

24 mai. — Urine du matin :

Densité, 1020 ; acid., 1^{gr},50 ; col., 3 ; urée, 20^{gr},777 ; sucre, traces ; albumine, 0.

Urine du soir :

Densité, 1022 ; acid., 1^{gr},50 ; col., 4 ; urée, 19^{gr},215 ; sucre, 0 ; albumine, 0.

OBS. 40. — DIABÈTE HÉRÉDITAIRE GOUTTEUX. — FIBROME UTÉRIN. —

CHUTE DES DENTS. — TROUBLES NÉVROPATHIQUES. — Mme L..., âgée de cinquante-huit ans.

Une grossesse heureuse, une fausse couche.

Père goutteux.

Embonpoint assez notable, a maigri il y a six ans, époque de l'apparition de son diabète (1875).

Elle avait été soignée antérieurement pour des accidents goutteux
par Andral, puis pour des névralgies par Trousseau.

A l'âge de trente-deux ans elle aurait eu du sucre pendant un certain
temps dans ses urines à la suite de sa couche. En 1872, Veil de Berne,
reconnaît chez elle l'existence d'un fibrome utérin.

En 1875, on constata dans ses urines une proportion de sucre variant
de 30 à 35 grammes par litre pour vingt-quatre heures. Faiblesse
extrême, on conseille le fer et le quinquina. Stokvis la met au gluten;
puis au régime le plus sévère, lui défendant même l'usage du pain de
gluten.

Au mois de septembre, la malade se rend à Carlsbad; Seegen après
la cure l'envoie à Ragatz pour sa faiblesse musculaire. L'année suivante, après Carlsbad, elle se rend à Gastein (1878). En 1889, elle prend
les eaux de Ragatz et va à Saint-Moritz dans l'Engadine.

En 1880, quand nous voyons la malade, nous constatons que son diabète persiste.

Elle a perdu ses dents.

Son appétit est peu considérable.

Elle est sujette à de pénibles insomnies. Son cerveau travaille, dit-
elle.

Elle a des palpitations, sans lésion cardiaque; des bourdonnements
d'oreille.

Ses digestions sont pénibles, ne se font qu'au bout de six à sept heures;
elle a comme une plaque de fer à l'épigastre. Elle souffre de fréquentes
névralgies faciales.

Un rien la fatigue.

OBS. 41. — DIABÈTE. — TROUBLES DYSPEPTIQUES. — MENACE DE GAN-
GRÈNE DE LA JAMBE. — Mme G..., âgée de soixante-deux ans. Bonne
santé habituelle; vie sédentaire.

Début du diabète il y a quatre ans, perte de courage et d'appétit;
soif vive, besoins fréquents d'uriner le jour et la nuit.

A l'examen de l'urine, grande quantité de sucre.

Trois saisons à Vichy qui ont amené chaque année une rémission
notable des symptômes et une diminution du sucre de l'urine. L'appétit
sous l'influence de ces eaux devient meilleur; les jambes acquièrent plus
de force; le teint reprend son coloris.

Mais cette amélioration ne dure pas. Au bout de quelques mois l'appétit disparaît. La malade se plaint alors d'une lassitude de ses jambes et de tout son corps. Il survient un dégoût absolu pour tout ce qui est viande; l'amaigrissement est rapide ; les urines sont abondantes et contiennent beaucoup de sucre.

Ces troubles se sont surtout accusés après la dernière cure, c'est-à-dire en 1879.

En outre, il s'est manifesté un engorgement violacé du pied droit et de la partie inférieure de la jambe droite, engorgement qui fait redouter l'apparition de la gangrène.

Cet engorgement, nous écrit le médecin, a diminué sous l'influence du repos, de l'élévation du pied, à la suite de lotions faites avec du gros vin et par le fait de l'usage à l'intérieur de teinture de noix vomique et d'extrait de quinquina.

L'appétit se serait relevé avec le colombo, le quassia. Toutefois le dégoût pour la viande persiste; la malade va chaque jour s'amaigrissant. Les urines contiennent toujours beaucoup de sucre.

Depuis quelque temps, troubles de la vue sans lésion.

Affaiblissement intellectuel manifeste, tendance à pleurer.

Analyse : 3000 centimètres cubes d'urine par vingt-quatre heures. Densité, 1028; urée, 16^{gr},39; sucre, 28^{gr},86 par litre.

OBS. 42. — DIABÈTE. — ARTHRITE SUPPURÉE D'UN DOIGT. — ÉRYSIPÈLE PHLEGMONEUX DE L'AVANT-BRAS. — Mme L..., âgée de soixante six ans, entrée à la maison Dubois en 1880. Réglée à dix-sept ans, a cessé de l'être à cinquante-six ans.

La ménopause s'est établie rapidement et sans accident.

Mère de six enfants, elle a eu son dernier enfant à trente-sept ans.

Jusqu'à l'âge de cinquante-six ans, santé excellente, sauf une attaque de rhumatisme articulaire. Vers l'âge de trente-cinq ans, peu de temps après, éruption d'urticaire avec fièvre, éruption qui ne s'est pas renouvelée.

Dès l'époque où cessèrent ses règles, elle commença à maigrir, cet amaigrissement progressa sans qu'on ait pensé au diabète qui paraît avoir commencé à ce moment.

Il y a quatre ans, survinrent des douleurs de reins qui firent penser à l'examen des urines. C'est alors qu'on constata l'existence du diabète.

On la soumit à un régime approprié et au bout de six mois le diabète avait disparu. Elle se serait depuis lors assez bien portée.

Il y a quelques mois la glycosurie reparut; puis survint une arthrite suppurée du quatrième doigt de la main droite. La malade est très amaigrie, et l'on constate dans l'urine la présence d'une assez grande proportion de sucre, 49 grammes par litre avec trois litres par vingt-quatre heures.

Régime approprié. Au bout de quelques jours on se décide à la résection de l'articulation de la première avec la deuxième phalange. Pansement à l'iodoforme.

Au bout de quatre à cinq jours, érysipèle phlegmoneux de l'avant-bras et du bras; ouverture d'une collection purulente au niveau du coude. Guérison rapide.

Bientôt après se prennent les articulations des doigts médius et annulaire, on ouvre ces abcès et l'ont fait des pansements phéniqués. La suppuration se prolonge, mais tout porte à croire que la malade pourra conserver ses doigts.

La malade sort incomplètement guérie, mais ayant résisté à des opérations multiples.

OBS. 43. — LITHIASE BILIAIRE. — ABCÈS DU FOIE. — DIABÈTE SUCRÉ. — Mme B..., âgée de soixante et un ans (Maison Dubois).

Antécédents. — Bonne santé antérieure. Réglée à quatorze ans. Ménopause à cinquante-deux ans.

Parents morts très âgés ; pas de maladies nerveuses chez les ascendants ni les collatéraux. Pas de rhumatisme, pas de goutte. Fièvre typhoïde à quinze ans. Jamais de furoncles ni d'anthrax.

A l'âge de vingt ans, première manifestation de la lithiase biliaire. Coliques hépatiques. En dehors des accès, bonne santé. Accès assez fréquents.

Mariée à vingt-cinq ans, six grossesses arrivées à terme, quatre enfants encore vivants, la mort des deux autres fut l'occasion de chagrins très vifs. Renseignements vagues sur la cause de la mort de ces deux enfants.

Jusqu'à il y a un an, plusieurs coliques, mais la santé ne semblait pas altérée. Cependant il est à noter qu'il y a deux ans, la malade, pendant un voyage à Paris, s'était trouvée vivement incommodée d'envies fréquentes d'uriner. Il n'y avait pas à cette époque de soif bien vive.

Débuts. — C'est vers le mois de mai 1881, que débutèrent les premiers accidents. La malade avait ressenti quelque temps auparavant des douleurs vives dans la région hypochondriaque droite. Elle avait un peu de fièvre le soir. Elle toussait un peu. Un médecin consulté trouva le foie gros et douloureux, l'examen de la poitrine fit penser à une pleurésie.

Peu de temps après, la malade toujours souffrante fut prise un matin de suffocation et elle rendit par la bouche une quantité assez considérable de pus fétide, l'idée d'une pleurésie persista.

Cependant une tuméfaction survint au niveau de l'épigastre, cette tumeur était fluctuante et s'ouvrit bientôt à l'extérieur. Une quantité assez considérable de pus s'écoula. Les selles examinées vers cette époque contenaient de nombreux calculs. Il est plus rationnel d'admettre qu'à cette époque il s'était, sous l'influence de la lithiase biliaire, formé des abcès du foie, abcès qui s'étaient ouverts dans les bronches et dont un vint s'ouvrir au niveau de la paroi abdominale.

L'état général de la malade à cette époque était assez mauvais, l'appétit avait disparu, la bouche était sèche, la soif assez vive, il y avait de la fièvre le soir, la malade avait beaucoup maigri.

Les urines examinées à ce moment étaient normales (?).

Le traitement consista en révulsifs sur la poitrine et en vin créosoté. Sous l'influence de la créosote l'expectoration purulente perdit de sa fétidité et finit bientôt par se tarir. Mais de nouveaux abcès survinrent du côté de la paroi abdominale, toujours dans la région hépatique. Une tuméfaction considérable se formait et puis s'ouvrait à l'extérieur pour livrer passage à du pus. Plusieurs abcès ainsi en sept ou huit mois. Un a persisté jusqu'à aujourd'hui.

Il y a deux mois, accidents nerveux consistant en irascibilité très grande, accès de fureur.

Les abcès semblant interminables, la malade entre à la maison de santé (sept. 1882).

État actuel. — Femme d'apparence assez robuste quoique amaigrie. Elle se plaint tout d'abord de son côté droit. On trouve, en effet, à ce niveau plusieurs cicatrices, puis à deux travers de doigt au-dessous des fausses côtes droites un orifice. En pressant sur la région on fait couler par cet orifice un peu de pus séreux.

Cette pression est un peu douloureuse. Si on percute le foie, on trouve que la matité descend plus bas que d'habitude, à deux travers de doigt environ au-dessous des fausses côtes, elle remonte jusqu'à la ligne mamelonnaire.

Les fonctions hépatiques semblent s'accomplir, il n'y a pas et il n'y a jamais *eu d'ictère.*

La *poitrine* malade autrefois n'a plus rien maintenant, à peine un peu de submatité en arrière et à droite ; auscultation, rien d'anormal.

La malade ne tousse plus.

Cœur normal. *Artères* un peu athéromateuses. Pouls petit. Tube digestif. Appétit nul ou à peu près, dégoût profond pour la viande. Digestion difficile. Bouche sèche, soif vive. Constipation.

Système nerveux. Sensibilité très développée. Caractère irascible.

Sécrétion urinaire. — Polyurie, 3 litres en vingt-quatre heures.

Urines claires, pâles, ne donnant pas de sédiments.

Analyse : Quantité, 3000 centimètres cubes ; densité, 1021 ; urée, 5 grammes ; sucre, 31 grammes.

État général. — Faiblesse très grande, sommeil mauvais. Pas de fièvre.

Traitement. — Bicarbonate de soude deux grammes par jour. Extrait thébaïque 0^{gr},10 en deux pilules, eau d'Orezza, vin de quinquina.

13 septembre : Même état général. Une tuméfaction considérable s'est produite au niveau de l'abcès ancien dont l'orifice s'est oblitéré. On fait mettre un cataplasme, l'orifice s'ouvre de nouveau et il sort une grande quantité de pus.

27 septembre : Mieux relatif. L'état général s'est amélioré, la soif est moins vive, l'appétit meilleur, l'abcès coule toujours un peu, la malade se refuse du reste à toute intervention chirurgicale.

Analyse des urines : Quantité, 2500 centimètres cubes; densité, 1022; urée, 5 grammes; sucre, 30 grammes; albumine, 0.

Même traitement.

29 septembre : État général un peu meilleur, la malade marche un peu, mange un peu mieux. Toutefois l'abcès ne se ferme pas, quoiqu'il coule peu, le diabète n'a pas varié.

Analyse : Quantité, 3000 centimètres cubes; densité, 1025; urée, 7 grammes; sucre, 30 grammes.

La malade quitte l'hôpital pour retourner chez elle à la campagne.

OBS. 44 — CORPS FIRREUX DE LA MATRICE. — ARRÊT DES RÈGLES. — TROUBLES NÉVROPATHIQUES. — DIABÈTE CONSÉCUTIF. — ANTHRAX. — PURPURA. — MORT. — Mme X..., cinquante-trois ans, réglée à quatorze ans, encore menstruée. Toutefois ses époques commencent à montrer quelques irrégularités; des suppressions de temps à autre, pas d'hémorrhagie.

Pas d'antécédents morbides spéciaux, fille bien portante.

Les premiers malaises qu'elle ressentit sont des troubles nerveux qui paraissent avoir été provoqués par la tumeur qui existe sur le côté droit de la matrice et qui occupe une partie de ce côté du bassin.

Il y a cinq ans, sensation de pulsation au bas des reins, en marchant ou en allant en voiture. Il lui suffisait pour faire taire ces sensations pénibles de s'arrêter et de se renverser en arrière. Parfois cette sensation se manifestait sans marcher, au sortir du lit. Parfois elle reparaissait à plusieurs reprises dans la journée, quinze à vingt fois. Il y avait aussi des interruptions de deux à trois mois.

Depuis deux ans, les troubles de sensibilité sont plus fréquents et apparaissent sous forme de crises spontanées ou provoquées, le matin de préférence.

Au début il y a battement dans les reins, puis le corps se raidit, et les jambes s'agitent, la malade ne peut avaler et cela parfois longtemps, la crise passée. Les bras paraissent étrangers à ces troubles; elle s'accroche aux objets environnants pour diminuer l'intensité de sa crise.

Le pouls est alors très fréquent (140); la crise passée, il tombe assez rapidement. Les crises durent quelques minutes; il y en a chaque jour, deux à trois le matin. Elles sont accompagnées de douleurs très vives à l'anus, dans les jambes, la malade n'ose se remuer de peur de les provoquer.

Les nuits qui précèdent les crises sont d'ordinaires moins bonnes; il y a des démangeaisons à l'anus. Jamais de perte de connaissance.

Quand la malade est en état de crise la moindre pression sur la tumeur en provoque les attaques.

Elles paraissent arriver par périodes de sept à huit jours suivies de rémission.

L'apparition des règles en diminue l'intensité, et fait en même temps baisser le chiffre du sucre sinon immédiatement du moins au bout de quelque temps.

Outres ces crises, troubles nerveux divers, vertige objectif, peur des espaces, la malade ne peut traverser une rue sans être accompagnée.

Ces crises se terminent par une dépression nerveuse assez marquée.

Ces différents troubles névropathiques sont en rapport avec la tumeur et manifestement commandés par elle. Cette tumeur siégeant dans le côté droit du bassin dépend de l'utérus, dont elle suit tous les mouvements. Elle a pris dans ces derniers temps un volume assez considérable et comprime très probablement le plexus lombo-sacré venant faire saillie en avant sous forme de cône tronqué. Le médecin ordinaire de la malade a diagnostiqué un corps fibreux utérin quelques mois avant son entrée à l'hôpital. A son arrivée à la maison Dubois, la tumeur et les crises nerveuses constituaient tout l'état morbide de la malade. Depuis se sont manifestés les symptômes d'un diabète nettement caractérisé par une soif excessive, par de la polyurie, la malade rend environ 4 litres d'urine en vingt-quatre heures; par des troubles digestifs, un besoin insolite de manger; parfois par des défaillances la nuit, de la tendance à la constipation, un peu d'affaiblissement de la vue. Puis sont survenues quelques complications, telles qu'un anthrax au niveau du genou, qui, fort douloureux, a été ouvert sans accident; quelques taches purpuriques aux jambes.

La malade est assez anémiée; la numération des globules du sang donne en moyenne 3 266 250 globules rouges et 1475 globules blancs.

L'analyse des urines souvent répétée nous a permis de constater d'assez grandes proportions de sucre. Voici du reste l'une de ces analyses du 28 août 1878, peu de jours avant son départ :

Densité, 1032; acidité, 2; sucre, 51^{gr},05; urée, 17; acide urique, 0^{gr},31.

Morte d'épuisement avec tous les symptômes du diabète quelques mois après son départ.

OBS. 45. — DIABÈTE SUCRÉ. — AZOTURIE. — TROUBLES NERVEUX. —

INSOMNIE. — CÉPHALALGIE. — Mme A..., âgée de cinquante-deux ans. Elle a eu trois enfants.

Ses règles, qui ont apparu à seize ans, se sont toujours montrées à époque fixe durant cinq jours; depuis que sa santé laisse à désirer, elles durent six à huit jours. Depuis trois mois elles ont cessé.

Mme A... n'a jamais eu de maladie, parfois un peu d'état bilieux. D'une constitution très nerveuse, elle a pour la première fois, il y trois ans, présenté les premiers symptômes du diabète, à la suite de chagrins à la mort de son mari. Depuis lors elle a maigri.

Actuellement (17 février 1879) les troubles persistent. La malade se plaint d'insomnie, de céphalalgie à la nuque, de soif vive, la quantité d'urine rendue dans les vingt-quatre heures est d'environ 3 litres; l'appétit est exagéré. Nous avons soumis cette malade aux alcalins, aux ferrugineux, à quelques sédatifs comme le bromure, et bien que le chiffre de l'urée soit resté élevé et que l'urine ait continué à renfermer du sucre, la santé s'est notablement améliorée. Voici du reste quelques-unes des analyses que nous avons faites des urines de cette malade à deux époques différentes de sa maladie.

17 février. — Urine du matin :

Densité, 1028; acidité, 2; col., 2; urée, 26^{gr},90; sucre, 15^{gr},54; acide phosphorique, 0^{gr},60; albumine, 0.

Urine du soir :

Densité, 1028; acidité, 1^{gr},50; col., 2; urée, 15^{gr},37; sucre, 33^{gr},30; acide phosphorique, 0^{gr},60; albumine, 0

19 mars. — Urine du matin :

Densité, 1025, acidité, 2; col., 4; urée, 23^{gr},95; sucre, 0; acide phosphorique, 1.

Urine du soir :

Densité, 1026; acidité 2^{gr},50; col., 3; urée, 16^{gr},39; sucre, 8^{gr},88; acide phosphorique, 1; albumine, 0; sédiments uratiques.

La quantité d'urine rendue a toujours été en moyenne de 3 à 4 litres par vingt-quatre heures.

OBS. 46. — DIABÈTE SUCRÉ. — DISPARITION DU SUCRE APRES EXPULSION D'UN TÆNIA. — Mme M..., existence très agitée. Les symptômes du diabète (polydipsie, polyurie, polyphagie, et amaigrissement) se seraient manifestés en 1877. La malade avait à ce moment remarqué que son urine donnait au linge une consistance analogue à celle que lui donne l'empois.

L'analyse de l'urine donna 50 grammes de sucre par litre. La malade en rendait en moyenne 3000 à 3500 centimètres cubes par vingt-quatre heures.

Elle était alors atteinte de tænia; l'expulsion du ver paraît l'avoir guérie momentanément de son diabète; le sucre disparut de l'urine.

En 1879, à la suite de chagrins, réapparition des symptômes diabétiques et de la glycosurie.

Lorsque nous la vîmes en octobre, la malade se plaignait d'une faiblesse extrême; l'amaigrissement était assez prononcé. La quantité
d'urine était de 3 litres par vingt-quatre heures et chaque litre contenait 40 grammes de sucre.

OBS. 47. — DIABÈTE HÉRÉDITAIRE. — ALIÉNATION MENTALE. — CA-
TARRHE BRONCHIQUE. — ANTHRAX VULVAIRE. — MORT PAR ACÉTONÉ-
MIE. — Mme H..., âgée de cinquante-cinq ans a cessé de voir à quarante
et un ans.

Constitution vigoureuse, fièvre cérébrale dans l'enfance, monomanie
qui a duré plusieurs années, existence très agitée.

Nombreux cas de diabète dans la famille, aliénation de plusieurs de
ses membres.

En 1872, bronchite grave et longtemps persistante. Dès cette époque
soif vive.

En 1877, à la suite d'excès de sucre, de miel, soif plus intense, sans
autres symptômes diabétiques. Parfois, cependant, défaillances d'estomac.
Parfois obligée de manger la nuit. De plus, sensation de faiblesse, une
moitié de son corps lui paraissait forte et l'autre faible.

68 grammes de sucre par litre, 3 litres et demi à 4 litres par jour
(régime, alcalins, arsenic et opiacés. Amélioration : 35 grammes par
litre.

De temps à autre, augmentation du sucre par écart de régime (cure de
raisin), coïncidant toujours avec des signes d'exaltation; amaigrissement,
défaillances. Vers février 1877, bronchite; anthrax vulvaire, (arsenic, alcalins).

En 1878, pas d'accidents, sucre persiste.

En 1879, l'état général reste généralement bon, bien que le sucre se
maintienne à un chiffre élevé. La malade étant rebelle à toute médication
suivie.

En mars (15) : urine mixte, 4 litres environ par vingt-quatre heures.

Densité, 1030; acidité, 1; col., 3; sucre, $62^{gr},6$; urée, $10^{gr},24$; acide
phosphorique, $0^{gr},40$.

En mars (29) : Densité, 1020; acide; col., 3; sucre, $53^{gr},73$; urée, $96^{gr},2$.

En mai : Densité, 1031; acide; col., 2; sucre, $66^{gr},40$; urée, $7^{gr},66$;
acide phosphorique, $0^{gr},60$.

La malade meurt en 1884 avec des accidents acétonémiques; odeur
d'acétone, réaction spécifique de l'urine.

Elle fut prise de dyspnée dans la nuit du dimanche au lundi avec douleur vive d'un des côtés de la poitrine (le droit); le lundi, au jour, elle se
sentait mieux. Toutefois elle ne put conserver ses aliments, eut des vo-

missements. Le lundi soir, vers minuit, nouvelle crise de dyspnée. État aggravé le mardi; mort dans la nuit du mardi au mercredi.

OBS. 48. — DIABÈTE. — MÉTRORRHAGIES. — PRURIT VULVAIRE. — AGGRAVATION DU DIABÈTE A LA SUITE DE CHAGRINS. — Mme D..., cinquante-deux ans. Pas d'antécédents morbides dans sa famille.

Réglée à dix-sept ans, enfant à vingt-cinq ans ans. Depuis un an, menstruation plus abondante, allant parfois jusqu'à la métrorrhagie.

Diabétique depuis quatre ans; soif vive; miction la nuit; amaigrissement léger; faiblesse extrême; lassitude; troubles légers de la vue. Parfois gastralgie, tendance à la constipation. Prurit vulvaire.

Polyurie nulle, 1500 centimètres cubes d'urine par vingt-quatre heures, 100 grammes de sucre par litre.

Sous l'influence du régime, des alcalins et des arsénicaux, le sucre tombe rapidement à 15 grammes par litre.

En 1878, maladie grave et mort de son mari. Tous les troubles qui s'étaient atténués reparaissent de nouveau avec plus d'intensité, en même temps que le sucre est éliminé en plus grande quantité ainsi que le démontrent plusieurs analyses faites en septembre.

17 septembre. — 3000 centimètres cubes d'urine par vingt-quatre heures, pendant menstruation.

Densité, 1037; jaune; peu acide; sucre, 77^{gr},70; urée, 12^{gr},810.

18 septembre. — 3000 centimètres cubes après menstruation.

Densité, 1031; très acide; jaune; sucre, 48^{gr},84; urée, 12^{gr},810.

23 septembre. — A la suite d'un traitement alcalin et d'une diminution des fécules. 2000 centimètres cubes.

Densité, 1032; acide; jaune; sucre, 48^{gr},84; urée, 15^{gr},37; acide urique, 0^{gr},275.

OBS. 49. — DIABÈTE. — TROUBLES NERVEUX. — CONVULSIONS TONIQUES DES MEMBRES. — Mme C..., âgée de quatre-vingts ans; pas d'antécédent de famille; enfants bien portants.

En 1877, diabète reconnu, sans symptômes bien marqués. Léger amaigrissement.

Deux litres d'urine par vingt-quatre heures, 50 grammes de sucre par litre.

Pas de lésion organique appréciable, si ce n'est toutefois une certaine opacité des cristallins.

Sous l'influence des alcalins, diminution du sucre.

En 1878, retour du sucre à la dose de 45 grammes par litre, et en même temps apparition de troubles nerveux portant surtout sur la motilité.

Convulsions toniques des bras et des jambes, durant chaque fois trente secondes et s'accompagnant de douleurs. Ces convulsions qui se renouvellent au nombre de quinze à vingt fois par jour, sont provoquées par le moindre mouvement, par le moindre contact.

L'intelligence est du reste intacte, la sensibilité parfaite. Il n'y a pas trace de paralysie.

Au bout de quelques jours, ces symptômes disparurent avec le traitement alcalin.

OBS. 50. — ABÈTE. — ECZÉMA DE LA TÊTE ET DE LA VULVE. — Mme J..., âgée de soixante-trois ans. Diabétique depuis l'âge de cinquante ans, à l'époque de la cessation des règles.

Au début, soif vive, miction fréquente, la nuit surtout.

Embonpoint considérable, a diminué.

Depuis treize ans : hiver à Nice, été à Vichy. La malade ne peut plus supporter ni le régime au gluten, ni l'alcool, que lui avait conseillé Bouchardat.

Pas de troubles de la vue, pas d'altération des dents. Dans ces dernières années, eczéma de la tête, puis de la vulve.

Sensibilité nerveuse très développée.

A son retour de Vichy, au moment où je la vis, elle rendait 4 litres d'urine par vingt-quatre heures et 12^{gr},61 de sucre par litre.

La densité était de 1035 ; il n'y avait pas d'albumine.

Au microscope, on constate dans le sédiment des cristaux d'acide urique ; les mucosités sont abondantes.

L'eczéma a en partie disparu.

OBS. 51. — DIABÈTE. — TROUBLES MENSTRUELS. — MÉTRORRHAGIES. — TROUBLES NERVEUX MULTIPLES. — Mme H..., âgée de trente-cinq ans, malade depuis déjà plusieurs années lorsque nous la vîmes en 1877.

Sa santé jusque-là a toujours été assez bonne.

Pas de maladies constitutionnelles chez les ascendants ; sa fille, âgée de treize ans, est atteinte d'une chorée chronique et a toujours été d'un caractère bizarre.

Réglée assez difficilement à quatorze ans, Mme H... n'a jamais vu depuis cesser ses époques, qui toutefois depuis la naissance de sa fille durent peu, avancent ou retardent de quelques jours.

En 1870, elle commença à maigrir et bientôt se manifestèrent des symptômes d'anémie assez prononcés.

Ces troubles s'accentuèrent les années suivantes et s'accompagnèrent de symptômes nerveux variés et multiples. Elle était souvent prise de syncopes avec palpitations, de refroidissement des extrémités. Elle avait toujours conscience de son état et versait souvent des larmes qui la soulageaient.

Très sensible à la moindre émotion, elle ne pouvait rester seule; elle était alors prise d'effroi, elle avait une tendance irrésistible à se jeter par les fenêtres. Aussi n'osait-elle voyager seule en chemin de fer. C'est surtout vers les cinq ou six heures que ces troubles nerveux avaient de la tendance à s'accuser.

Elle fut soumise à différents traitements sans résultat et ce ne fut qu'en 1877, que, soupçonnant l'existence du diabète, on eut l'idée d'examiner ses urines. On constata qu'elles contenaient 75 grammes de sucre par litre, l'émission donnant lieu dans les vingt-quatre heures à 3 litres environ. Elle fut alors soumise à un traitement spécifique consistant en pain de gluten, suppression des féculents — acide salicylique, créosote, teinture d'iode.

Des analyses successives faites le 28 avril, le 31 mai, le 8 août démontrent, que sous l'influence de ce régime, l'élimination du sucre était tombée à 61^{gr},80, 66^{gr},82, 45^{gr},22, l'urine contenant de notables proportions d'acide urique sous forme de sédiment.

En 1877, bien que le sucre ait baissé dans les urines, l'état général reste mauvais.

Émaciation considérable. La malade se plaint d'avoir la bouche pâteuse, avec une sensation sucrée à l'arrière-gorge.

Digestions pénibles, laborieuses s'accompagnant chaque fois d'un état congestif de la face et des yeux qui cesse deux à trois heures après le repas; flatulence; diarrhée facile à provoquer. La quantité de l'urine est de 2 litres et demi à 3 litres par vingt-quatre heures.

Nous n'hésitons plus, en présence de ces symptômes de catarrhe gastro-intestinal, à modifier le régime de la malade. Nous permettons de petites quantités de pain et de fécule. En même temps nous conseillons successivement les alcalins, le bromure, l'arsenic.

Sous l'influence de ce régime on voit s'atténuer les troubles digestifs, reparaître l'embonpoint. Le poids de la malade monte de 123 à 148 livres. Les crises nerveuses diminuent d'intensité et deviennent moins fréquentes.

L'élimination du sucre n'est plus que de 13^{gr},50 par litre et celui de l'urée de 14 grammes.

Dans le courant de l'année 1878, Mme H... fut soumise à divers traitements alcalins, ferrugineux, pour combattre l'aggravation de la maladie et réparer ses forces. Malgré le traitement le mieux approprié, l'élimination du sucre, qui s'était abaissée vers la fin de 1877, s'éleva notablement, ainsi qu'on en peut juger par quelques analyses que nous prenons au hasard. 3000 centimètres cubes d'urine par vingt-quatre heures.

20 mars. — Urée, 14^{gr},095; sucre, 58^{gr},50; albumine 0; densité, 1042; acide urique, 0^{gr},375; acide phosphorique, 1^{gr},60.

10 octobre. — Urée, 15^{gr},372; sucre, 97^{gr},87; albumine, 0; densité, 1046.

Cette dernière analyse fut faite sur une urine qui présentait manifestement la réaction de l'acétone et rendue à la suite d'imprudence de régime. La malade s'était mise inconsciemment à faire une cure de raisin.

État général moins bon, amaigrissement plus prononcé.

Vers la fin de l'année, à la suite de fatigues, de marches forcées, troubles gastro-intestinaux inquiétants, diarrhée, vomissements. A la suite de ces troubles qui durèrent quelques jours, réapparition des accidents nerveux surtout prononcés lorsqu'il y a retard dans la menstruation. Ces accidents qui consistent en sensation de serrement à la nuque avec gonflement du pourtour de l'œil droit, cris, gémissements et larmes, se montrent d'ordinaire vers les cinq heures du soir. La malade a de nouveau la peur des espaces.

En décembre, nouvelles analyses qui permettent de constater que si l'élimination du sucre est toujours élevée elle baisse un peu après les règles.

Avant les règles, on trouve :

Densité, 1045; sucre, 91 grammes; urée, 11^{gr},50.

Après les règles, densité, 1040; sucre, 70^{gr},40; urée, 11^{gr},529.

La quantité d'urine rendue est toujours restée d'environ deux litres, un litre pour le jour et un litre pour la nuit. Dépôt d'acide urique visible au microscope.

Appétit à peu près nul; digestions laborieuses. La malade a une répugnance prononcée pour la viande.

Amélioration légère, diminution de tous ces symptômes à l'apparition des époques qui étaient en retard de quinze jours.

En 1879, les époques menstruelles, jusque-là assez difficiles, peu abondantes, donnent lieu à de véritables métrorrhagies, avancent de dix à quinze jours; parfois même reparaissent après quelques jours d'interruption; et cependant l'élimination du sucre reste toujours aussi considérable malgré le traitement hygiénique et pharmaceutique le plus sévère, ainsi qu'on peut en juger d'après les quelques analyses suivantes :

17 février, matin : Densité, 1048; acidité, 1^{gr},50; col., 4; sucre, 77^{gr},70; urée, 19^{gr},215; acide phosphorique, 1 gramme; albumine, 0.

Soir : Densité, 1045; acidité, 1 gramme; col., 3; sucre, 75 grammes; urée, 16^{gr},653; acide phosphorique, 0^{gr},80; albumine, 0; sédiments d'acide urique.

14 mai : Urine mixte; densité, 1048; acidité, 2^{gr},50; sucre, 80 grammes; urée, 12^{gr},810; acide phosphorique, 1^{gr},20.

1er août, matin : Densité, 1037; sucre, 79^{gr},92; urée, 7^{gr},685.

Soir : Densité, 1042; sucre, 99^{gr},90; urée, 6^{gr},405.

Cette augmentation dans les quantités de sucre éliminé et par conséquent cette aggravation du diabète expliquent, à notre avis, l'abondance des règles et les métrorrhagies.

État général de la malade beaucoup plus mauvais. Ainsi, le 14 mai, nous constatons qu'il existe de temps à autre une diarrhée abondante, qu'un rien provoque une indigestion, que l'amaigrissement est considérable, que le foie est volumineux.

La soif n'est toutefois pas très considérable et la quantité d'urine reste de 2 litres.

Les troubles nerveux, qui s'étaient en partie dissipés, ont reparu plus intenses et se montrent surtout la nuit. Vers les onze heures, la malade se réveille en sursaut et disant qu'elle va être malade. Aussitôt elle est prise d'un spasme du pharynx avec déviation de la tête à droite et à gauche et besoin de déglutition. Les extrémités se refroidissent. Au bout d'un quart d'heure tout est fini. C'est d'ordinaire avec l'émission de gaz que cesse la crise.

OBS. 52. — DIABÈTE. — AMÉNORRHÉE. — ANÉMIE. — Mlle M..., âgée de vingt et un ans. Mère morte d'un cancer du foie. Pas de maladie grave antérieure. Ictère à huit ans. Coryzas fréquents durant un jour, qui nécessitent pendant longtemps l'usage de la liqueur de Fowler qui la soulagea.

Plus tard eczéma aux jambes.

Au moment de l'établissement de la menstruation, à l'âge de dix-sept ans, chlorose avec gastralgie.

A la fin de décembre 1879, coryza violent, soif très vive; urines claires et abondantes. L'analyse donna 65 grammes de sucre par litre avec une densité de 1054.

29 décembre. — Nouvelle analyse : Densité, 1042, sucre, 58 grammes, 3000 centimètres cubes.

Un professeur de Liège la mit au régime antidiabétique, au salicylate de soude, à la dose de 6 grammes par jour, à l'usage du vin ferrugineux, à l'eau de Carlsbad.

En mai 1880, le sucre avait totalement disparu. Les règles étaient revenues. L'amaigrissement persistait cependant. Le salicylate fut peu à peu supprimé, l'on continua la liqueur de Fowler.

En septembre, suppression nouvelle des règles.

En décembre, vers Noël, on constate à nouveau dans l'urine des traces de sucre.

L'analyse faite en janvier en révéla de 35 à 40 grammes par litre, 3000 centimètres cubes.

Reprise du salicylate de 7 à 8 grammes par jour, continuation de la liqueur de Fowler et du vin ferrugineux.

En mars 1881, on constate la persistance du sucre, on ajoute aux médicaments pris par la malade la glycérine.

Persistance du sucre, haleine aigrelette, soif peu prononcée; appétit peu exagéré; quantité d'urine émise : 2000 centimètres cubes par vingt-quatre heures; la malade se lève une fois la nuit. Sommeil assez bon.

Le 20 mars, l'analyse de l'urine donne les résultats suivants :

Densité, 1033; sucre, 59^{gr},60; urée, 10^{gr},20; acide phosphorique, 0^{gr},70.

Pas d'albumine.

La malade est pâle, amaigrie, le foie est petit; l'haleine est aigrelette. Nous ne constatons rien au cœur ni au poumon.

Les règles n'ont pas reparu depuis le mois de septembre 1880.

OBS. 53. — DIABÈTE HÉRÉDITAIRE. — BRONCHITES. — ECZÉMA VULVAIRE AVEC VAGINITE. — ULCÈRE DE LA JAMBE. — ANTHRAX. — VERTIGES. — FRACTURE DU PÉRONÉ. — MORT PAR CACHEXIE. — Mme C..., âgée de soixante-sept ans, a cessé d'être réglée à cinquante ans.

Constitution vigoureuse. Santé toujours bonne.

Mère atteinte d'arthrite déformante et morte d'affection cérébrale. Frère mort à soixante ans d'une gangrène diabétique (Nélaton).

Embonpoint qui n'a présenté d'oscillations que dans ces derniers temps.

En 1874, diabète reconnu, 40 grammes de sucre par litre; 3 litres par jour.

Bronchite avec congestion persistante des deux bases. Eczéma vulvaire avec écoulement et vaginite. Ulcère persistant à la partie antérieure, moyenne et interne de la jambe gauche.

Soif assez vive. Sécheresse de bouche.

Sous l'influence d'un traitement alcalin et des opiacés, le sucre tombe à 15 grammes par litre et l'urine à 2 litres:

En 1875-1876, l'état se maintient bon, les analyses souvent répétées ne donnent pas une élimination plus considérable du sucre, régime doux.

En 1877, anthrax au genou gauche, incision faite sans accidents. 25 grammes de sucre par litre. Régime alcalin. Diminution du sucre.

En 1878 (janvier), vertige objectif; lorsqu'elle veut marcher, elle est obligée de chercher un appui. Vertige subjectif. Ce vertige qui s'accompagne de douleur frontale et occipitale se manifeste lorsqu'elle est couchée sur le dos. Il cesse lorsqu'elle se couche sur le côté. Il lui semble qu'elle tombe dans un trou.

Symptômes diabétiques ne se sont cependant que médiocrement augmentés. La quantité de sucre éliminé ne dépasse pas 20 grammes; la quantité d'urine est de 2700 centimètres cubes.

Amélioration par le traitement alcalin.

1879 (1C avril). — Chute, entorse du pied gauche avec arrachement de l'extrémité du péroné.

12 avril. — Œdème du pied. Rougeur. Ecchymose au niveau de la fracture.

8 mai. — Guérison sans accident. Sous l'influence du régime plus sévère, des alcalins qu'on lui donne, et bien que la malade ne prenne pas d'exercice, le sucre a disparu de l'urine.

12 mai. — La malade peut marcher. La fracture s'est assez régulièrement consolidée. Toutefois l'ecchymose a persisté longtemps, ainsi que la rougeur et l'œdème. De temps à autre il y a un peu de fièvre avec sécheresse de la peau. Douleurs rhumatismales persistantes à l'épaule droite.

13 mai. — Perte d'appétit. Sécheresse de la bouche. L'analyse toutefois ne dénote pas la présence du sucre.

La malade est somnolente et tousse un peu, la peau chaude, la température est à 38° dans l'aisselle.

A l'auscultation, râles sous-crépitants aux deux bases, surtout à droite.

14 mai. — Nuit assez bonne. La malade s'est levée deux fois. 2 litres en vingt-quatre heures.

Température est à 37°,6.

Les râles ont disparu presque à gauche, mais persistent à droite plus étendus.

16 mai. — Appétit revenu, plus de fièvre, congestion pulmonaire disparait.

Depuis, la guérison du diabète s'est maintenue. Malgré les abus de régime qu'a pu faire la malade pendant son séjour à la campagne, à son retour en octobre, il n'y a pas traces de sucre, les douleurs d'épaule persistent.

13 avril. — Urine du soir :

Densité, 1016; col., 3; acidité, 1^{gr},50; urée, 5^{gr},124; sucre, 15^{gr},54; albumine, 0.

Urine du matin :

Densité, 1016; col., 3; acidité, 1^{gr},50; urée, 5^{gr},124; sucre, 11^{gr},10; albumine, 0.

23 avril. — Urine du matin :

Densité, 1018; acidité, 0^{gr},75; acide phosphorique, 1^{gr},20; urée, 15^{gr},372; sucre, 0.

Urine du soir :

Densité, 1012; acidité, 0^{gr},75; acide phosphorique, 0^{gr},80; urée, 7^{gr},686; sucre, 0.

14 mai. — Urine du matin :

Acidité, 1 gramme; densité, 1023; col., 3; urée, 12^{gr},810; sucre, 0.
Urine du soir :
Acidité, 1 gramme; densité, 1020; col., 3; urée, 11^{gr},529; sucre, 0.,
27 mai. — Densité, 1018; col., 2; acidité, 2 grammes; urée, 8^{gr},927;
sucre, 4^{gr},44. (Urine mixte).
27 septembre. — Urine du matin :
Densité, 1015; col., 2; acidité, 0^{gr},50; urée, 11^{gr},349; albumine
0; sucre 0.
Urine du soir :
Densité, 1018; col., 3; acidité, 1^{gr},75; urée, 10^{gr},088; albumine, 0;
sucre, traces.
Vers la fin de l'existence traces d'albumine.
18 septembre 1879. — A la suite de rhumatisme de l'épaule après six
mois, souffrance disparue, faiblesse du bras droit, écriture changée,
fourmillement, picotement comme le picotement de l'électricité ; son
pouce ne peut se maintenir. Main amaigrie.
Peu d'urine. Bon appétit. Pas de vertige.
En 1880, 1882, 1883, l'état de la malade présente des oscillations
diverses. Parfois le sucre disparaît de l'urine.
En 1884, cet état s'aggrave, la glycosurie est persistante et la malade
meurt au commencement de 1884, avec asthénie générale, retour du
sucre, œdème des extrémités inférieures.

OBS. 54. — DIABÈTE. — GINGIVITE. — ECZÉMA VULVAIRE. — Mme
B..., âgée de soixante-douze ans, réglée à douze ans, a cessé de l'être
à cinquante-cinq ans. N'a eu qu'un fils; toujours très bien portante, ne
connaît pas de maladie héréditaire dans sa famille. Son fils est, dit-elle,
très nerveux.
Il y a deux ans, en août 1877, elle a commencé à être très altérée, la
miction est devenue très abondante aussi bien le jour que la nuit. L'an
dernier, eczéma de la vulve.
Depuis quelque temps, gencives fongueuses, dents douloureuses.
Elle est devenue très nerveuse, le moindre bruit l'agite. Elle a quelque
peu maigri.
Elle se plaint d'avoir des tiraillements d'estomac qu'elle est obligée
de satisfaire par des aliments en dehors des repas.
Elle ne tousse pas; palpitations en marchant un peu vite. Rien au
cœur, pas d'œdème.
Son état s'est toutefois notablement amélioré par le fait d'un régime
alcalin auquel elle s'est soumise, depuis trois mois, avec suppression
des fécules. Aussi l'analyse de l'urine ne nous a plus permis de constater la présence du sucre dont le chiffre atteignait 40 grammes par
litre.

Densité, 1018; acidité, 1,50 ; urée, 23^{gr},959; sucre, 0; albumine, 0; acide phoshorique, 1 gramme.

L'urine rendue dans les vingt-quatre heures ne dépasse pas deux litres.

OBS. 55. — SŒUR DIABÉTIQUE. — VERTIGES. — TROUBLES INTELLECTUELS. — PRURIT GÉNITAL. — GASTRALGIE. — NÉVRALGIE FACIALE GAUCHE. — GINGIVITE. — Mme D..., âgée de soixante-cinq ans.

Bonne santé habituelle. Pas de maladie antérieure. Sœur diabétique.

Une grossesse, accouchement au huitième mois.

Vers l'âge de quarante et un ans, embonpoint.

En 1877, à l'âge de soixante-trois ans, prurit génital, gastralgie. Insomnies continuelles. Soif vive. C'est alors qu'on fit une analyse d'urine :

Densité, 1039; sucre, 57^{gr},60 par litre; urée, 6^{gr},55; quantité, 2.

En 1879, étourdissement, chute grave. Vomissement douze heures, depuis lors, surdité de l'oreille gauche.

Tendance aux vertiges; vertiges objectifs et subjectifs. Névralgie faciale gauche. Gingivite. Constipation. Pas de polyurie, la quantité d'urine rendue n'a jamais dépassé 1500 à 2000 centimètres cubes par vingt-quatre heures.

A cette époque, nouvelle analyse.

7 janvier. — Densité, 1021; sucre, 9^{gr},60; urée, 11^{gr},30.

Les malaises persistent.

10 avril. — Densité, 1033; sucre, 40 grammes; urée, 9.

La malade est soumise aux alcalins et à l'usage de l'extrait thébaïque.

15 mai. — Densité, 1020; sucre, 0; urée, 14^{gr},09.

OBS. 56. — DIABÈTE A LA SUITE DE CHAGRINS. — GUÉRISON. — AZOTURIE CONSÉCUTIVE. — Mme D...; âgée de soixante-dix ans, a eu sept enfants, a cessé d'être réglée à quarante ans. Pas de diabète dans sa famille.

Elle n'a jamais eu de maladie sérieuse. Tendance à l'eczéma; quelques manifestations goutteuses, douleurs et tuméfactions à la main, au pied, au talon.

A la suite de violents chagrins, en 1872, elle a été prise de diabète. 27 grammes de sucre par litre et 2 litres et demi par jour.

Amaigrissement assez considérable, elle avait perdu 20 livres de son poids.

A la suite d'un régime très sévère, consistant en œufs, bouillon, avec privation de féculents, le diabète cessa, mais reparut l'année suivante, à la suite d'un écart de régime.

Elle s'est remise au régime antidiabétique, qu'elle a continué jusqu'à présent, juin 1879, et le sucre n'a pas reparu. Elle a consolidé son traitement par les eaux sulfureuses de Gourniquel (Suisse).

La vue et l'ouïe qui s'étaient affaiblies se sont améliorées.

Bien que la glycosurie continue à faire défaut, la malade a cru remarquer parfois sur son linge des taches comme sucrées, ce qui lui fait croire qu'elle a un diabète intermittent.

L'embonpoint n'a pas baissé; les forces ont même repris; la malade avait à la nuque une douleur persistante. Sa démarche est parfois difficile, son sommeil est mauvais.

Les dents sont intactes; les digestions bonnes. L'appétit n'est pas exagéré.

Sécheresse de la langue, de la gorge, spasme de la gorge. Pas de salivation. Ce malaise n'est pas continu, mais revient de temps à autre, la nuit surtout.

La quantité d'urine rendue est d'environ 3 litres par vingt-quatre heures.

Le sommeil est léger. Elle s'éveille de bonne heure, vers cinq heures, pour uriner quatre à cinq fois de suite ; la nuit se passe d'ordinaire sans miction.

L'analyse des urines montre que le sucre n'a pas reparu, mais que l'urée est en excès, et nous sommes en droit de nous demander si nous n'avons pas affaire chez cette dame à une azoturie qui, de temps à autre et d'une façon souvent périodique (printemps et automne), se complique, sans cause connue, de glycosurie, comme nous pouvons ne voir dans ce cas, qu'une azoturie conséquence assez fréquente d'un diabète guéri. Voici du reste l'analyse que nous avons faite des urines de cette dame.

Densité, 1017; col., 2; urée, 18^{gr},21. Traces de sucre. Pas d'albumine. 3000 centimètres cubes d'urine.

OBS. 57. — SŒURS ET MÈRE DIABÉTIQUES. — MÉTRORRHAGIES, ÉPISTAXIS. — FOIE VOLUMINEUX. — ANTHRAX. — ABCÈS DE LA CUISSE ET DE LA VULVE. — TROUBLES GASTRIQUES. — TUBERCULOSE PULMONAIRE. — HÉMOPTYSIES ABONDANTES. — MORT. — Mme S..., âgée de cinquante-trois ans ; deux sœurs diabétiques, mortes l'une à la suite de piqûres de morphine, l'autre d'épuisement. Diabétique elle-même depuis plusieurs années.

Plusieurs aliénés dans la famille.

En août 1877, anthrax, eczéma de la vulve, abcès. Règles abondantes chaque mois, une fois le mois. État général bon, forces conservées. Appétit. Soif peu considérable ; 2 litres environ par vingt-quatre heures, foie volumineux, cinq à six travers de doigt. Tendance à la moiteur.

En avril 1878, épistaxis. Phlyctène à la face interne de la cuisse gauche, sortie de sérosité sanguinolente, pas d'inflammation au pourtour de la phlyctène. Deux anthrax consécutifs.

En mai, troubles gastro-intestinaux avec sensibilité hépatique et augmentation légère du volume du foie; attaque de diarrhée bilieuse; (quinze selles dans la nuit) avec vomissements. Depuis quelques années, épistaxis fréquentes.

En août, fréquentes émotions, retard d'époque. Augmentation du diabète, l'analyse, faite avant, pendant et après cette époque, permet de constater une diminution du sucre pendant les époques, une augmentation à leur cessation. Persistance des époques un mois; affaiblissement de la malade.

En septembre, retour à la santé. Pas de soif, pas de polyurie, démangeaisons très vives à la vulve, la nuit surtout; induration d'une des lèvres.

En novembre, quinze jours de retard. Examen de l'urine. L'analyse faite en novembre permet comme en août de constater l'influence de la menstruation sur l'élimination du sucre, qui augmente.

Voici du reste des analyses faites en septembre et janvier, immédiatement avant l'époque menstruelle, qui permettent de constater une légère élévation du sucre sur le chiffre du sucre éliminé pendant l'époque intermédiaire.

25 septembre, avant époque menstruelle :

Densité, 1038; sucre, 48^{gr},44; urée, 14^{gr},91. Dépôts uratiques.

Peu de temps après :

Densité, 1035; acide; sucre, 13^{gr},32; urée, 16^{gr},65: acide phosphorique, 0^{gr},60.

En janvier, persistance des règles pendant presque tout le mois.

En mars 1879, réapparition des époques qui ne se sont point montrées en février et qui, comme en janvier, sont d'une abondance inquiétante. La malade est prise d'une petite toux sèche et fatigante, avec douleur au côté gauche. Râles à la base des deux poumons surtout à gauche, submatité de ce côté. Frisson et fièvre tous les jours. Insomnie, perte d'appétit. État nerveux déplorable.

Le 5 avril, les troubles menstruels décident la malade à se faire examiner par un spécialiste qui ne constate que l'existence de granulations du col.

Depuis cinq jours, les symptômes de congestion se sont accentués du côté gauche. Douleurs plus localisées et sous le sein; à l'auscultation, expiration soufflante et prolongée. Toux sèche et fatigante, surtout de sept à dix heures du soir.

Pouls à 90 en moyenne, 80 le matin. Accès de fièvre de dix à onze heures du matin avec frisson, et élévation de température.

Appétit. Sommeil assez bon ; tendance aux syncopes; a comme envie de se laisser mourir. Elle se sent, dit-elle, comme dévissée. Quinine, 0^{gr},50. Teinture d'iode. Vésicatoire.

7 avril. — Persistance du souffle. État fébrile continue avec poussée intermittente.

18 avril. — Retour à la santé, disparition de la douleur, du souffle. Mais il reste un état fébrile caractérisé par des accès avec frisson ; chaleur 38° ; sueur, élévation du pouls (96), se montrant vers six heures et demie du soir. Phénomènes nerveux très marqués, pleurs. La température qui est de 37° à l'aisselle en dehors des accès, s'élève pendant les accès à 38°, 38°, 7.

En juin, après un retard de près de un mois, époque menstruelle qui ne dure pas plus de huit jours ; mais comme l'écoulement existe toujours, on décide la malade à se faire examiner et l'on constate qu'il n'y a du côté de la matrice rien d'anormal. Le col est à peine un plus volumineux qu'il ne devrait être.

A la suite de cette époque, la malade se plaint d'un bourdonnement de l'oreille gauche. Elle entend moins nettement de ce côté. En même temps se manifeste une tendance vertigineuse. On ne peut douter de l'existence, chez notre malade, d'une congestion de l'oreille profonde, qu'un spécialiste des plus distingués n'hésite pas à attribuer au diabète, le sucre a du reste augmenté.

Densité, 1036 ; col., 4 ; acidité, 1 ; sucre, 71^{gr},34 ; urée, 11^{gr},529.

Pendant tout l'été, bien que l'état congestif de l'oreille ait persisté, la malade vivant au grand air, à la mer, son état s'améliora.

En septembre, l'urine contient moins de sucre ; pas de menstrues depuis cinq mois, 2 litres d'urine, densité, 1018 ; col., 2 ; sucre, 22^{gr},76 ; urée, 12^{gr},63.

En décembre, bronchite généralisée avec douleurs pleurodyniques ; congestion marquée des bases, surtout de la base gauche. A l'auscultation on constate l'existence de râles fins aux deux bases. La toux est fréquente, parfois quinteuse, peu d'expectoration.

Pendant plusieurs jours la fièvre est continue avec exacerbation le soir ; la température monte à 38°, 5 ; 30°, 7 sous l'aisselle (opiacés, vésicatoires).

Au bout de dix à douze jours, alors que diminue la bronchite, apparition des règles qui ne s'étaient pas montrées depuis trois mois. Écoulement menstruel abondant qui nécessite le repos au lit et provoque des névralgies faciales très douloureuses (mouches de Milan, quinine, alcool).

Bientôt se manifestent des signes d'induration pulmonaire au sommet du poumon gauche, avec hémoptysies abondantes ; puis se produit du ramollissement. Cet état persiste trois ans, en s'aggravant ; la tuberculose envahit le poumon droit, le diabète persiste et la malade épuisée meurt subitement, le 2 octobre 1883.

OBS. 58. — DIABÈTE. — TUBERCULOSE PULMONAIRE. — CATARACTE. — NÉPHRITE PARENCHYMATEUSE. — URÉMIE ULTIME. — Mme P..., (année 1878) âgée de cinquante-huit ans, a cessé d'être réglée à quarante-six ans en 1866.

Dès cette année se manifestèrent les premiers symptômes du diabète. Elle a eu trois enfants qui sont très bien portants. Ni goutte, ni rhumatisme, ni maladies nerveuses dans sa famille. Embonpoint, naguère très considérable, aujourd'hui disparu.

Au début, symptômes diabétiques très nets. La soif surtout était considérable. C'est le symptôme qui le premier attira l'attention. Depuis lors les symptômes persistèrent plus ou moins intenses, l'embonpoint disparut; puis il survint une complication du côté des poumons et des yeux, et en ces derniers temps du côté des reins. Le traitement fut du reste à peu près nul, et le sucre persista, ainsi que le démontrent les analyses.

Ce ne fut que dans le cours de 1878 que se montra l'albumine et que se manifestèrent les symptômes de la néphrite parenchymateuse. C'est alors que apparut l'œdème de la face et des pieds, qui bientôt se généralisa.

Octobre 1867. — Densité, 1043; acide; au microscope : cristaux d'acide urique; ni pus ni mucus. Pas d'albumine. Sucre, 85^{gr},12 par litre.

19 novembre 1874. — Densité, 1040; sucre, 58 grammes par litre; matières azotées, 27 grammes; sels minéraux, 4 grammes.

1er janvier 1875. — Densité, 1023; acide; sucre, 27^{gr},50; urée, 16 grammes; acide urique, 0^{gr},30.

21 septembre 1876. — Densité, 1038; peu acide; pas d'albumine; sucre, 57 grammes.

10 octobre 1876. — Densité, 1024; acide; sucre, 24 grammes, ni albumine, ni excès d'urée.

28 septembre 1877. — Densité, 1025; légèrement acide; au microscope nombreuses cellules formant un sédiment de 1/12 de la hauteur. Pas d'albumine; sucre 40^{gr},35; urée, 10 grammes.

14 janvier 1878. — Densité, 1035; acide; dépôt sédimenteux, albumine dans la proportion de 1^{gr},60; sucre, 49 grammes; pas d'excès d'urée.

5 novembre 1878. — Densité, 1022; acide; dépôt sédimenteux, cristaux d'acide urique, albumine 1^{gr},20 par litre; sucre, 7^{gr},70.

23 novembre 1878. — Densité, 1020; acide; globules purulents; albumine 5^{gr},80; sucre, 0.

Appelé en consultation, nous constatons qu'il existe (27 novembre 1878) une cataracte double qui a commencé par l'œil gauche. Il y a de plus un léger strabisme. Les poumons sont tous deux intéressés. Dans le poumon gauche, les lésions sont considérables, cavernes et cavernules du sommet à la base. A droite, on ne constate que des râles de congestion. Il y a eu de temps à autre quelques hémoptysies. Dyspnée qui n'est pas en rapport avec les accidents pulmonaires, qui parfois est très intense, alors que diminue la congestion, et qui a tout à fait le caractère nerveux. Elle paraît être de provenance urémique et semble liée à l'affection rénale.

Depuis que le diabète s'est compliqué de néphrite parenchymateuse, la malade a souvent été prise de cette dyspnée et fréquemment de céphalalgie avec vomissements ; l'œdème s'est généralisé.

La fièvre est assez fréquente le soir ; on constate une élévation de température de 1° a 1°,5.

Rien au foie, rien au cœur. Colique néphrétique antérieure ?

L'analyse que nous avons faite à deux reprises différentes, en novembre et en décembre, nous permet de constater dans l'urine la présence du sucre et de l'albumine.

27 novembre 1878. — Acide; densité, 1025; albumine, $8^{gr},96$, par litre; sucre, 5 grammes; urée $9_{gr},90$.

14 octobre 1878. — Acide; densité, 1023; trouble avec dépôt (Pus et tubuli, albumine, $9^{gr},30$ par litre; sucre, $7^{gr},90$; urée, $16^{gr},20$; acide phosphorique, $1^{gr},55$,.

La polyurie qui avait été assez intense et en rapport avec la soif (4 litres par vingt-quatre heures) a diminué alors que s'est déclarée la néphrite parenchymateuse. L'urine tomba au-dessous d'un litre. Elle est actuellement plus considérable et s'élève à 2 litres et demi par jour.

Mort en janvier 1879 avec des accidents urémiques.

OBS. 59. — DIABÈTE. — NÉVRALGIE FACIALE AVEC CÉPHALÉE. — RÉTI-NITE. — NÉPHRITE PARENCHYMATEUSE. — MORT. — Mme A..., âgée de quarante-huit ans. Frère rhumatisant. Deux enfants. Ménopause il y a huit ou neuf ans. Pas de maladies antérieure au diabète qui fut reconnu il y a deux ans. 4700 centimètres cubes d'urine par jour, 40 grammes de sucre par litre.

Il y a un an, vers Pâques 1878, névralgie du trijumeau gauche avec douleur à la nuque ; en même temps, céphalée qui dura quinze jours environ.

A cette époque l'examen ophthalmoscopique montra dans le fond de l'œil des taches sanguines et graisseuses, disséminées.

En janvier 1879, amaigrissement considérable; palpitations ; faiblesse très marquée. Œdème généralisé. La glycosurie est minime mais on constate dans l'urine de fortes proportions d'albumine.

Quantité, 3 litres; densité, 1011; alcalines; urée, 8 grammes; sucre $2^{gr},25$; albumine, $3^{gr},25$; acide phosphorique, $0^{gr},80$. Ni pus ni sang au microscope.

OBS. 60. — DIABÈTE ET COLIQUES HÉPATIQUES. — PRURIT VULVAIRE. — ANTHRAX. — MORT. — Mme S..., âgée de cinquante ans. Réglée à onze ans et demi. Cessation des règles en 1870; retour au bout de quelques mois, puis ménopause définitive en 1871. En 1868, eczéma au cou et au bras. En 1867, Mme S... pesait 195 livres; elle a notablement maigri depuis, bien qu'elle conserve un embonpoint considérable. Émotions vives au moment de la guerre de 1870.

En 1875, troubles gastro-intestinaux. Diarrhée, quinze à vingt selles par jour. Ictère léger. Tuméfaction et sensibilité de l'hypochondre droit. Appétit capricieux.

La diarrhée bilieuse a duré trois mois et s'est guérie sans traitement.

A la suite de ces troubles : polyurie, grande soif, puis démangeaisons aux parties génitales, diabète alors reconnu (60 grammes de sucre par litre).

En 1876 (février), deux anthrax volumineux dans le dos, qui mirent un mois à se guérir.

Démangeaisons persistent ainsi que le sucre dans les urines. Soif toujours vive. Ictère persistant. Fièvre tierce.

(Juin). Hypochondre droit plus douloureux, toujours tuméfié. Coliques hépatiques qui se montrèrent tous les deux ou trois jours, dans l'après-midi, deux heures après le repas.

Soif toujours vive avec polyurie. Urine rouge foncé.

Le professeur Potain constate l'augmentation de volume du foie et conseille l'eau de Vittel, puis l'eau de Vals.

(Octobre). Teinte ictérique a disparu, polyurie a diminué, mais les démangeaisons persistent aux parties génitales.

Troubles de la vue (amblyopie). Dents déchaussées, gencives rouges saignant facilement, amaigrissement, affaiblissement.

En 1877 (mars), à la suite d'un refroidissement, retour des coliques hépatiques, tous les jours ou tous les deux jours de deux à quatre heures. Ictère.

Au bout d'un mois, retour des mêmes coliques tous les cinq à six jours. 50 grammes de sucre par litre.

Cure à Vichy. Au retour, 2 grammes seulement de sucre par litre.

La soif cesse ainsi que les démangeaisons, l'ictère a disparu. Sommeil, retour des forces.

(Octobre). Retour de la jaunisse à la suite d'une peur, coliques hépatiques, nouvelle augmentation du sucre (40 grammes par litre).

En 1878, cure nouvelle à Vichy.

Mais cette fois, le sucre persiste dans l'urine, qui en contient 40 grammes par litre au retour de la malade.

L'examen de la malade, qui vient passer quelque temps à la maison Dubois, en septembre, permet de constater que le foie descend de cinq travers de doigt, qu'il est douloureux à la pression, qu'il existe de la douleur spontanée dans l'épaule droite. Surface du foie lisse; rate peu volumineuse.

Vertige subjectif. En s'asseyant, il lui semble qu'elle va tomber. Pendant son séjour, la malade fut prise de coliques hépatiques et nous eûmes l'occasion de faire des analyses de l'urine pendant les attaques douloureuses et en dehors de ces attaques.

20 septembre. — 4 litres en vingt-quatre heures. Densité, 1026; rouge jaune; acide; sucre, 51^{gr},06; urée, 6^{gr},40 par litre.

22 septembre. — Colique hépatique; urine de la crise, 2 litres. Densité, 1020; brun rouge; acide; sucre, 13^{gr},32; urée, 15^{gr},372.

23 septembre. — Urine du lendemain, 3 litres et demi. Densité, 1027; brun rouge; acide; sucre, 53^{gr},28; urée, 8^{gr},96; albumine, 0 gramme; acide urique, 0^{gr}, 52.

27 septembre. — 4 litres et demi. Densité, 1026; jaune; acide; sucre, 51^{gr},65; urée, 5^{gr},405.

28 septembre. — Colique hépatique nouvelle. Urine au moment de la crise : 1250 centimètres cubes. Densité, 1026; brun rouge; peu acide; sucre, 44^{gr},40; urée, 6^{gr},405.

29 septembre. — Urine après la crise, 2000 centimètres cubes. Densité, 1027; brun rouge; acide; sucre, 49^{gr},95; urée, 6^{gr},405.

30 septembre. — Urine le lendemain de la crise. Densité, 1027; jaune; acide; sucre, 65^{gr},49; urée, 6^{gr},405.

Pendant l'hiver 1878 à 1879, l'état de la malade a laissé beaucoup à désirer, il y a eu de la bronchite avec teinte ictérique. Trois attaques de coliques hépatiques au lieu de cinq à six qui s'étaient produites l'année précédente, le foie est resté volumineux, sensible.

L'analyse de l'urine a donné en moyenne 1030 centimètres cubes (urine du jour); coloration ictérique; sucre, 35 grammes; urée, 6^{gr},305.

22 septembre 1879. — Cure heureuse à Vittel. Teinte ictérique a disparu; plus de douleurs hépatiques. Forces plus considérables.

OBS. 61. — DIABÈTE ET COLIQUES HÉPATIQUES. — ECZÉMA VULVAIRE. — RÉTINITE HÉMORRHAGIQUE. — Mme B..., soixante et un ans, a cessé d'être réglée à cinquante-trois ans.

Forte, robuste, pas de maladie diathésique dans sa famille. Colique hépatique en 1868.

Diabétique depuis trois ans. Eczéma vulvaire au début.

En 1876, 3 litres d'urine par jour, 90 grammes de sucre par litre; Perte de forces.

En 1877, 1 litre et demi par jour; sucre, 50^{gr},75 par litre.

Un litre et demi par nuit.

Cure à Vichy. Pendant la cure, seconde colique hépatique avec jaunisse, diarrhée bilieuse.

En 1878 (mai), 1 litre et demi d'urine par jour ; sucre, 52gr,65 par litre ; urée, 11gr,28 ; matières azotées, 14 grammes ; densité, 1032.

Pituite le matin avec granulations du pharynx. Affaiblissement marqué. La malade se lève deux fois la nuit pour uriner ; troubles visuels dus à une rétinite hémorrhagique avec exsudat des deux yeux.

Céphalalgie frontale fréquente ; sciatique ; sommeil assez bon. Peu d'appétit.

Foie toujours volumineux et sensible à la pression ; nodosités d'Heberden ; pas de gravelle urinaire.

En juillet, troubles visuels persistent, parfois cependant, un peu d'amélioration suivant le temps.

Douleur des doigts de pied la nuit.

Peu d'appétit ; bouche pâteuse ; nausées, pituite le matin ; tendance à la constipation.

Céphalalgie frontale persistante ; sensation de boule remontant à la gorge ; marche difficile.

Sommeil assez bon ; deux mictions la nuit. Foie toujours volumineux et sensible.

En septembre, céphalalgie oculaire comme si on tortillait ses yeux, dit-elle ; troubles visuels persistants.

Jambes enflées depuis six semaines ; l'enflure, qui n'était que passagère au début, est devenue persistante. Douleurs dans les pieds, les jambes ; peu de solidité dans la marche.

Dyspepsie flatulente ; pituite du matin persiste ; selles rares ; peu d'appétit.

L'eczéma qui, au début, avait envahi la vulve, s'est montré à la face, aux mains.

Foie toujours volumineux ; sensibilité de l'hypochondre droit.

Malgré le traitement alcalin auquel on a soumis la malade, en alternant avec le traitement ferrugineux, l'état, loin de s'améliorer, s'est aggravé, ainsi que l'atteste l'analyse de l'urine, dont la quantité est de 3 litres par jour ; 1 litre et demi la nuit ; urine neutre opalescente ; densité, 1032 ; col., 1 ; sucre, 65gr,38 par litre ; urée, 6gr,45.

OBS. 62. — CATARRHE BRONCHIQUE. — DIABÈTE CONSÉCUTIF. — GUÉRISON. — Mme B..., âgée de quarante-cinq ans. Menstruation irrégulière, puis cessation en 1873, coïncidant avec apparition de catarrhe pulmonaire tenace qui nécessite, de 1873 à 1876, l'usage des arsenicaux puis plusieurs cures à Cauterets.

En 1877, aggravation du catarrhe qui depuis n'a jamais cessé complètement. C'est alors que la malade constate la perte des forces, l'amaigrissement.

L'analyse des urines donne 30 grammes de sucre par litre ; 12 grammes d'urée par litre. Peu de polyurie (2 litres et demi par vingt-quatre heures.

Cure à la Bourboule. A la suite de cette cure, le sucre tombe à 4 grammes par litre.

Pendant l'hiver de 1877-1878, aggravation du catarrhe pulmonaire; pleurésie gauche. Augmentation de volume du foie qui est douloureux. Le sucre a quelque peu augmenté, 15 à 20 grammes par litre. Symptômes du diabète reparaissent.

Une nouvelle cure à la Bourboule, en 1878, fait de nouveau tomber le sucre à $0^{gr},55$ (jour), $1^{gr},11$ (nuit).

En 1879, retour de la bronchite, qui toutefois ne ramène pas le diabète. C'est à peine, si dans quelques analyses que nous avons faites des urines de cette dame, dans le cours de l'année 1879, on trouve des traces de sucre.

19 mars. — Densité, 1015; acidité, 1; urée, $16^{gr},393$; ni sucre ni albumine.

30 avril. — Densité, 1023; acidité, 2; urée, $16^{gr},650$; sucre, $6^{gr},60$; acide urique, $0^{gr},40$; acide phosphorique, 1 gramme.

10 septembre. — Densité, 1022; acidité, 2; urée, $17^{gr},654$. Traces de sucre.

21 septembre. — Urine du soir : densité, 1025; col., 3; acidité, $1^{gr},50$; urée, $15^{gr},14$. Traces de sucre.

Urine du matin : densité, 1025; col., 3; acidité, $1^{gr},50$; urée, $16^{gr},39$; sucre, 0 gramme.

La quantité d'urine rendue n'a jamais dépassé 1600 à 1800 centimètres cubes par vingt-quatre heures, et la réapparition du sucre a coïncidé avec une recrudescence de la bronchite en avril.

OBS. 63. — DIABÈTE HÉRÉDITAIRE. — DIX ENFANTS. — PARÉSIE DU ĈOTÉ GAUCHE. — MORT PAR HÉMORRHAGIE CÉRÉBRALE. — Mme B..., âgée de soixante-cinq ans. Réglée de bonne heure; toujours régulièrement. Elle a eu dix enfants, dont trois couches doubles. A trente-six ans, elle a eu son dernier enfant et ses règles ont cessé brusquement sans causer de trouble.

Embonpoint toujours très prononcé; abus d'aliments féculents. Jamais de maladie sérieuse. Frère goutteux et diabétique, fils goutteux et diabétique. Le diabète chez son fils s'est montré de bonne heure, et a été précédé d'un embonpoint qui l'a exempté du service militaire. Le diabète chez ce jeune homme a revêtu le caractère de la forme aiguë.

Le diabète de Mme B... remonte à sept ans. La quantité d'urine rendue n'a jamais été très considérable. Elle ne dépasse pas 1 litre trois quarts. Il s'est manifesté à la suite de très grands chagrins.

En 1878, il ne semble pas s'être aggravé par le fait d'une petite vérôle qu'elle avait gagnée en soignant un petit enfant et dont elle fut très malade.

Le diabète était caractérisé par de la sécheresse de la bouche, de la soif, de la perte des forces et un peu d'amaigrissement, par des besoins fréquents d'uriner, par une quantité de sucre variant de 25 grammes à 45 grammes par litre. Cinq cures consécutives à Vichy.

Les cures de Vichy ont toujours fait baisser les proportions de sucre; mais la dernière cure, celle de 1878, a été suivie de troubles cérébraux : lenteur de la parole et de l'intelligence et parésie de tout le côté gauche du tronc.

Sous l'influence d'un traitement arsenical et ferrugineux et d'un régime tonique avec exercice modéré, ces troubles se sont dissipés et le sucre que renferme toujours l'urine était, en juin 1879, peu considérable. A cette date l'urine dont la densité était de 1030 ne renfermait que 10gr,45 de sucre par litre et la quantité d'urine rendue n'excédait pas 2 litres.

Morte par hémorrhagie cérébrale.

OBS. 64. — DIABÈTE HÉRÉDITAIRE. — GROSSESSE NORMALE. — ENFANT MORT A VINGT ET UN MOIS HYDROCÉPHALE. — ULCÉRATION DU COL UTÉRIN. — TUBERCULOSE PULMONAIRE. — MORT. — Mme D..., âgée de trente-cinq ans. Une tante âgée de soixante ans diabétique. N'a jamais fait de maladie sérieuse. Embonpoint considérable qui commença à disparaître il y a trois ans, en 1876; en même temps, soif exagérée et polyurie; toutefois le diabète ne fut pas reconnu à cette époque. Quelque temps après l'apparition de ces symptômes, Mme D..., qui avait déjà eu cinq enfants, devint grosse pour la sixième fois. La grossesse fut normale et l'accouchement régulier, mais plus lent que les précédents.

Les suites de couches furent longues, et dans la convalescence se produisit une ulcération du col, qui, par sa persistance, attira l'attention du médecin et lui fit soupçonner l'existence d'un état général entretenant cet ulcère. Les règles ne se sont pas de nouveau normalement montrées.

L'analyse de l'urine faite alors décéla la présence du sucre.

L'enfant, qui présenta également une soif exagérée, mourut à l'âge de vingt et un mois des suites d'une hydrocéphalie. On ne put toutefois constater dans son urine la présence du sucre. Actuellement la malade est pâle, très amaigrie. Elle ne présente aucun trouble visuel. L'appétit est bon sans être exagéré. L'examen de la poitrine ne nous permet de constater aucune lésion du cœur ou des poumons. Elle urine plus la nuit que le jour, 5 litres environ par vingt-quatre heures.

Il paraît exister un état fébrile qui se produit vers les quatre heures, et qui dure une partie de la nuit. Langue saburrale le matin. Sa faiblesse est extrême. Ses dents déchaussées lui font abandonner le pain de gluten.

15 juin. — Densité, 1040; col., 2; acidité, 1; urée, 5^{gr},124; sucre, 93 grammes; acide phosphorique, 0^{gr},60. Pas d'albumine.

Signes de tuberculose pulmonaire en 1880. Morte phthisique en 1881.

OBS. 65. — DIABÈTE HÉRÉDITAIRE. — AMÉNORRHÉE. — Mlle D..., âgée de vingt ans (année 1879). Pâle, blonde. Père diabétique. Le diabète chez le père ne s'est manifesté qu'après celui de la fille, il y a quelques mois seulement.

Cette malade, vers 1876, commença à maigrir, devint très nerveuse. Elle fut alors soignée pour un état chloroanémique. Mais la soif devint tellement vive, la polyurie si considérable, la malade ne pouvant sortir une heure sans besoin de miction, qu'on soupçonna le diabète.

La quantité de sucre rendu parait alors avoir été considérable. Soumise au traitement de Dongkins, cette malade aurait vu le sucre disparaître à peu près complètement, mais il a reparu de nouveau, et il existe encore actuellement, ainsi que l'attestent deux analyses faites en avril et en mai 1879.

Toutefois la malade a repris quelque embonpoint, mais les règles, qui ont cessé en 1877, n'ont pas reparu.

Elle est assez vigoureuse et n'éprouve aucune sensation de fatigue; la soif n'est pas très vive; la polyurie n'est pas actuellement très prononcée. La malade peut rester une partie de la nuit sans se lever pour uriner. La quantité d'urine est d'environ 4 litres par vingt-quatre heures.

L'appétit n'a rien d'exagéré. Il n'existe aucune manifestation du côté du tube digestif. Les gencives cependant se sont légèrement atrophiées et selon l'expression de la malade elles se retirent.

26 avril. — Densité, 1036; sucre, 59^{gr},95; urée, 10^{gr},12; acide urique, 0^{gr},15; acide phosphorique, 2 grammes.

Alcalins et arsenicaux.

28 mai. — Densité, 1030; sucre, 37^{gr},22; urée, 8^{gr},50; acide urique, 0^{gr},12; acide phosphorique, 1^{gr},25; chlorures, 4^{gr},95.

Nous avons conseillé à la malade et à son père une cure à la Bourboule.

Globules rouges 2.150000; blancs 1800.

OBS. 66. — DIABÈTE CHEZ UNE FILLETTE DE QUINZE ANS. — HEUREUSE INFLUENCE MOMENTANÉE DU RÉGIME CARNÉ. — MORT PAR PHTHISIE. — HÉMOPTYSIES ABONDANTES. — D..., jeune fille de onze ans, très bien portante jusqu'à neuf ans et demi. Pas d'antécédents héréditaires.

Vers dix ans, affaiblissement, amaigrissement pendant un an et demi, avec toux, fièvre le soir sans lésion pulmonaire appréciable. On pensa à de l'intoxication paludéenne. Traitement à Enghien; à la suite de ce traitement, hémoptysie.

En ce moment, enfant très pâle, amaigrie, avec œdème léger de la face et un peu de gonflement du ventre. Rate et foie, surtout foie, hypertrophiés.

Appétit exagéré; constipation habituelle. Pouls à 120. En différents points de la poitrine respiration obscure, sonorité diminuée..

On constata que la densité de l'urine était 1070 avec une grande quantité de sucre et l'urine émise de 1500 centimètres cubes par vingt-quatre heures.

Pas de mictions la nuit. Avec le régime carné, avec addition d'acide lactique, des amandes vertes et sèches, amélioration, retour des forces. En deux mois reprise de 4 kilogrammes. Densité de l'urine tombée à 1020.

Au bout de cinq mois, en décembre, nouvelles hémoptysies violentes, difficiles à arrêter. — Avec l'usage des féculents retour du sucre, augmentation de densité.

En mars, lorsque nous la vîmes, nous pûmes constater au sommet des poumons, surtout à gauche, les signes évidents de ramollissement. Peu de temps après la malade meurt phthisique.

OBS. 67. — DIABÈTE SUCRÉ. — TUBERCULOSE PULMONAIRE. — HÉMOPTYSIES — ENDOCARDITE. — MORT PAR HÉMOPTYSIE FOUDROYANTE. — Mme M..., soixante-cinq ans, a présenté en 1872 les premiers symptômes du diabète: soif vive, polyurie, etc... L'urine renfermait alors 50 grammes de sucre par litre. La quantité en était de 5 litres par jour. Au bout de quelques mois d'un régime approprié (gluten, suppression des féculents), la quantité d'urine rendue n'est plus que de 2 litres et demi; le sucre diminue.

Pendant sept ans, la glycosurie aurait cessé; les symptômes diabétiques auraient disparu; mais chaque hiver, depuis 1872, grande tendance à s'enrhumer.

En 1879, quand nous vîmes la malade en mars, le sucre avait reparu. Le chiffre était de 55 grammes par litre; l'urine de 3 litres par jour. Du reste, pas ou peu de symptômes diabétiques.

Vers la fin de mars, hémoptysie qui dura quarante-huit heures. Submatité au-dessous de la clavicule gauche, puis ultérieurement, à ce niveau, souffle, craquements, gargouillements qui paraissent se passer dans un espace assez restreint. Intégrité à peu près parfaite de toutes les autres parties des poumons. Rien au cœur.

C'est pendant que s'accentuent ces accidents thoraciques, en mai, que nous constatons, pour la première fois, un bruit de souffle au premier temps et à la pointe, sans œdème des extrémités.

L'état général laisse beaucoup à désirer. La fièvre, bien que peu élevée, est à peu près constante ; la température est de 38°, 38°,6 ; l'appétit est peu intense et cependant le sucre se maintient dans l'urine à un chiffre élevé, ainsi que le démontrent les analyses faites par nous à plusieurs reprises en avril, mai juin.

La quantité d'urine émise n'a jamais été considérable. Elle oscillait chaque jour entre 2 litres et demi et 3 litres.

13 avril. Urine du soir :

Densité, 1035 ; col., 2 ; acidité, 1,50 ; urée, 7gr,68 ; sucre, 66gr,60.

Urine du matin :

Densité, 1030 ; col., 3 ; acidité, 2 ; urée, 10gr,24 ; sucre, 37gr,74.

Le 28. Urine du soir :

Densité, 1026 ; col., 3 ; urée, 8gr,82 ; sucre, 59gr,94.

Urine du matin :

Densité, 1015 ; col., 2 acidité, 0gr,50 ; urée, 8gr,82 ; sucre, 14gr,10.

7 mai. Urine du soir :

Densité, 1030 ; col., 3 ; acidité, 1 ; urée, 11gr,52 ; sucre, 39gr,96.

Urine du matin :

Densité, 1020 ; col., 2 ; acidité, 0,50 ; urée, 11gr,52 ; sucre, 17gr,76.

Le 30. Urine du soir :

Densité, 1030 ; col., 2 ; acidité, 2 ; urée, 10gr,24 ; sucre, 44 grammes.

Urine du matin :

Densité, 1023 ; col., 2 ; acidité, 2 ; urée, 16gr,52 ; sucre, 26gr,64.

15 juin. Urine du soir :

Densité, 1027 ; col., 1 ; acidité, 1,50 ; urée, 6gr,40 ; sucre, 44 grammes.

Urine du matin :

Densité, 1025 ; col., 2 ; acidité, 1 ; urée, 11gr,52 ; sucre, 24gr,42.

Le 27. Urine du soir ;

Densité, 1030 ; col., 3 ; acidité, 0,10 ; urée, 10gr,24 ; sucre, 48gr,84.

Urine du matin :

Densité, 1027 ; col., 4 ; acidité, 1 ; urée, 15gr,37 ; sucre, 31gr,08.

En juillet, départ pour Enghien. Amélioration notable de l'état géné ral de la malade. Persistance des signes thoraciques et du souffle cardiaque.

Le 10 septembre, l'urine contient toujours de notables proportions de sucre. La quantité en est toujours environ de 2 litres et demi à 3 litres par vingt-quatre heures.

En mai (26) 1880, nous constatons, au-dessous de la clavicule gauche, les signes manifestes d'une excavation, et en arrière et à droite, au sommet du poumon, des craquements. De temps à autre surviennent des crachements de sang peu abondants.

Le souffle, qui existait au premier temps et à la pointe, est devenu plus intense ; le pouls présente des irrégularités et des intermittences ;

pas de bruit vasculaire au cou. Il y a de l'œdème assez prononcé des pieds, œdème qui remonte jusqu'aux genoux.

Le sucre persiste dans les urines, mais dans de plus faibles proportions. Il n'est guère en moyenne que de 20 grammes par vingt-quatre heures avec 2 litres d'urine.

L'état général est mauvais; la malade sort un peu cependant. C'est dans l'une de ces sorties qu'elle tombe dans la rue et meurt subitement en rendant des flots de sang par la bouche.

OBS. 68. — DIABÈTE SUCRÉ. — ŒDÈME DES EXTRÉMITÉS INFÉRIEURES. — ASCITE. — ŒDÈME PULMONAIRE. — ULCÈRES DES JAMBES. — ENDOCARDITE. — HÉPATITE. — MORT. — Mme D..., cinquante-cinq ans. Diabète datant de trois ans quand nous la vîmes en 1880.

Perte d'embonpoint sous l'influence du diabète.

Il y a un an qu'elle vit survenir de l'œdème des extrémités inférieures, œdème qui envahit rapidement les jambes, les cuisses, le ventre et qui se compliqua d'ulcères aux jambes et aux pieds.

Au moment de notre examen, en décembre 1880, nous constatons une teinte légèrement subictérique de la face, avec injection et coloration des pommettes des joues.

Il existe des râles localisés au sommet des poumons, surtout au sommet du poumon droit.

Le foie est volumineux, sensible à la pression; tous les symptômes d'une hépatite légère. Il y a du catarrhe gastro-intestinal et parfois des vomissements, de la constipation.

Les symptômes du diabète : soif, appétit exagéré, très prononcés au début, ont complètement disparu.

Le sucre qui, à un moment donné, au début, était de 45 grammes par litre avec 5 litres d'urine par jour, est tombé à 20 grammes par litre, avec 3 litres d'urine.

Voici du reste l'analyse que nous fîmes en décembre.

Densité, 1025; col., 3; acidité 2; urée, 16 grammes par litre; sucre, 20 grammes; pas d'albumine.

Nous constatons chez cette malade l'existence d'un bruit de souffle très prononcé au premier temps, à la pointe et à la partie moyenne du cœur. Le pouls est petit, irrégulier. Il n'y a pas de bruit carotidien.

Cet état persiste; seulement l'épanchement péritonéal s'accentue et nécessite, en avril, une ponction abdominale qui donne issue à la sortie de 8 litres d'un liquide séreux, renfermant du pigment biliaire et mélangé vers la fin d'une sérosité sanglante.

Nous n'avons pas revu la malade qui a succombé quelque temps après, à la campagne, avec tous les symptômes d'une asystolie cardiaque. La dyspnée était extrême et la malade ne pouvait dormir qu'à l'aide de piqûres de morphine.

OBS. 69. — DIABÈTE SUCRÉ. — KYSTE DE L'OVAIRE. — ŒDÈME DES EXTRÉMITÉS INFÉRIEURES. — ENDOCARDITE. — MORT. — Mme X..., âgée de cinquante et un ans, entrée en 1878 à la Maison municipale de santé, a cessé d'être réglée il y a deux ans. A la ménopause, hémoptysie.

Embonpoint disparu depuis cinq à six ans. Symptômes diabétiques manifestes il y a cinq ans; soif vive, appétit exagéré.

Depuis lors, troubles amblyopiques (étincelles, diminution de l'acuité visuelle); stomatite, perte des dents.

Depuis dix mois, développement exagéré du ventre, dû à un kyste de l'ovaire dont on constate l'existence à son entrée à la Maison Dubois (Service de M. Crûveilhier).

Actuellement l'appétit est assez bon sans être exagéré.

Souffle cardiaque au premier temps et à la pointe. Œdème des extrémités inférieures.

La malade rend 3 litres d'urine par jour, et chaque litre contient 45 grammes de sucre.

En avril, ponction du kyste de l'ovaire, issue d'un liquide séreux qui ne renferme pas trace de sucre. On constate à ce moment que le foie a son volume normal. L'œdème des extrémités inférieures persiste aussi bien que le souffle cardiaque.

En mars, mai, juin, juillet nouvelles ponctions.

La ponction en juin fut suivie d'une injection iodée qui fit momentanément disparaître le sucre des urines.

La cinquième ponction donna issue à un liquide sanguinolent et fut bientôt suivie de mort. Pas d'autopsie.

OBS. 70. — DIABÈTE SUCRÉ. — MÉTRORRHAGIES. — ENDOCARDITE. — DILATATION ATHÉROMATEUSE DE L'AORTE. — Mme G..., âgée de cinquante ans, fait remonter à trois ans, le début de son diabète.

Ses règles auraient cessé il y trois ans en 1878. Métrorrhagies en 1878, en 1881.

Embonpoint, autrefois considérable, a notablement baissé. Elle a, dit-elle, diminué de moitié.

Au début du diabète se manifestèrent une soif excessive, une faim considérable.

La polyurie, d'abord prononcée, a disparu. La quantité d'urine rendue dans les vingt-quatre heures, n'est actuellement que de 1400 centimètres cubes.

L'appétit est peu considérable.

La malade a toujours été très nerveuse et, depuis le début de sa maladie, aurait présenté chaque jour un acccès de fièvre qui n'a pas cédé au sulfate de quinine.

Elle se plaint d'une faiblesse extrême, de palpitations et de douleurs thoraciques très vives, siégeant au niveau du sternum et la partie latérale droite du thorax.

A l'auscultation, on ne trouve dans la poitrine que quelques râles muqueux disséminés. Mais on constate un bruit de souffle intense au premier temps et à la pointe du cœur. On en trouve un second à la base du cœur se prolongeant sur le trajet de l'aorte qui donne à la percussion une matité plus considérable qu'à l'état normal.

L'urine est assez fortement colorée, très sédimenteuse. La quantité est actuellement peu considérable (1400 centimètres cubes par vingt-quatre heures) : c'est une urine cardiaque.

Urine du soir :

Densité, 1039; col., 7; acidité, 2; urée, 13 grammes; sucre 63^{gr},16.

Urine du matin :

Densité, 1037; col., 3; acidité, 2; urée, 19^{gr},21; sucre, 52 grammes.

OBS. 71. — DIABÈTE SUCRÉ. — ŒDÈME DES EXTRÉMITÉS INFÉRIEURES. — ENDOCARDITE. — Mme S..., âgée de soixante et un an, autrefois très forte, est encore puissante, bien qu'amaigrie.

Elle a eu dix enfants et quatre fausses couches; à cinquante et un ans survint la ménopause.

Il y a quatre ans (1877), la malade commença à ressentir de la faiblesse. C'est alors que se manifesta de l'amaigrissement et qu'on constata 25 grammes par litre de sucre dans l'urine. Quantité d'urine assez peu considérable, 2 litres et demi par vingt-quatre heures.

Les symptômes du diabète n'ont jamais été très marqués; la glycosurie persista toutefois depuis lors avec des oscillations d'intensité; le chiffre du sucre ne dépassant pas 30 à 35 grammes par litre.

En 1880, œdème des jambes, palpitations. On constate actuellement chez cette dame, avec cet œdème, des intermittences et des irrégularités du pouls, un bruit de souffle cardiaque manifestement systolique, siégeant à la pointe.

Le foie est volumineux, nodulaire. C'est à se demander si le diabète, chez cette dame, ne s'est pas compliqué d'une affection cancéreuse de cet organe.

Depuis son arrivée à Paris qui remonte à quelques mois, le sucre qui était, lors de sa venue, de 28 grammes par litre, a disparu en partie, sous l'influence du régime antidiabétique et des alcalins.

On constate de l'œdème à la base des deux poumons. Il n'y a pas d'albumine dans l'urine.

OBS. 72. — DIABÈTE SUCRÉ. — BRONCHITES MULTIPLES. — ŒDÈME DES EXTRÉMITÉS INFÉRIEURES. — ENDOCARDITE. — Mme L..., âgée de soixante-dix-huit ans, diabétique depuis plusieurs années, présente tous les symptômes d'une affection cardiaque avec asystolie, lorsqu'elle est soumise à notre examen.

La présence du sucre dans l'urine aurait précédé les premiers symptômes de l'affection cardiaque.

En 1876, palpitations; catarrhe bronchique avec expectoration séreuse; dyspnée intense; œdème des extrémités inférieures.

En 1877, retour du catarrhe et de l'œdème des pieds.

En 1878, quand nous la vîmes, l'œdème était considérable, la dyspnée intense.

On trouvait à l'auscultation des râles nombreux, surtout à la base; le cœur présentait un bruit de souffle intense au premier temps et à la pointe.

OBS. 73. — DIABÈTE SUCRÉ. — GROSSESSE. — BRONCHITES FRÉQUENTES. — ŒDÈME DES EXTRÉMITÉS INFÉRIEURES. — PALPITATIONS. — Mme S..., est âgée de vingt-sept ans, son dernier enfant a six ans. C'est depuis ses couches qu'elle est devenue diabétique, et, particularité intéressante, son enfant aurait été également diabétique.

Cette dame, fille de goutteux, a toujours été très nerveuse. Sa mère est morte albuminurique.

Elle se plaint de troubles de la vue, de douleurs à la nuque, d'insomnie, de palpitations. Nous ne trouvons rien au cœur; mais il existe de l'œdème des extrémités inférieures et le pouls est intermittent, petit et inégal.

Elle s'enrhume facilement, rien d'anormal à l'examen des poumons.

L'appétit est assez bon, sans être exagéré. La soif est vive et la malade rend environ 3 litres d'urine par vingt-quatre heures. L'urine présente les caractères suivants :

Densité, 1035; urée, 13^{gr},20; sucre, 41^{gr},65; acide urique, 0^{gr},60; acide phosphorique, 1^{gr},98.

La malade, il y a quatre ans, est devenue enceinte et a mené sa grossesse à bonne fin.

OBS. 74. — DIABÈTE DATANT DE DIX ANS. — ANTHRAX MULTIPLES. — CIRRHOSE HÉPATIQUE. — MORT PAR ACÉTONÉMIE. — Mme L..., âgée de cinquante-quatre ans; très grosse mangeuse; diabétique depuis dix ans; anthrax multiples; soif vive; appétit exagéré.

En juillet 1881, diarrhée avec flatulence, perte d'appétit précédée de constipation.

Autrefois 6 litres d'urine contenant chacun 40 à 60 grammes de sucre; actuellement 3 litres.

Albuminurie légère, œdème des pieds.

Il y a quinze jours, bronchite légère, depuis lors l'état du tube digestif s'est encore aggravé : anorexie complète, diarrhée persistante.

Respiration lente, profonde; accès de dyspnée, asphyxie, cyanose des extrémités.

Odeur d'acétone très prononcée.

Insomnie, sensibilité conservée; motilité intacte, mais affaiblie.

Foie, d'abord volumineux, a diminué de volume, rate hypertrophiée.

En septembre, œdème des extrémités inférieures, ascite, hyperplasie du tissu cutané des jambes, du ventre, varicosités lymphatiques, exulcérations eczémateuses des jambes.

L'amaigrissement de la malade est des plus marqués.

Sucre en partie disparu, de temps à autre, poussées de glycosurie (24 à 28 grammes par litre). Pas d'odeur acétonémique. Peu d'urine (600 à 1000 centimètres cubes par vingt-quatre heures).

Ponction abdominale sans résultat, le trocart ne peut pénétrer dans l'abdomen vu l'épaisseur des parois. Des piqûres faites aux jambes pour soulager la malade donnent une sérosité *sucrée.*

En octobre, dans la nuit du 2 au 3, douleur thoracique gauche, gêne respiratoire des plus marquées, *pétechies généralisées*, la malade tombe dans un état comateux avec subdelirium; retour de l'odeur acétonique; peu de sucre; coma s'accentue. Mort le 7 avec vomissements verdâtres.

OBS. 75. — ACÉTONÉMIE. — Mme W..., âgée de cinquante-quatre ans, diabétique depuis longtemps, ne suivant aucun régime.

Bronchite depuis quelques jours; fièvre 38°; haleine mauvaise; odeur spéciale et tellement pénétrante que le concierge en avait fait la remarque à l'entrée de la malade dans la loge.

Elle avait également depuis quelques jours des troubles digestifs : constipation, vomissements. Légères épistaxis.

Sa sœur, arrivée de province le 22 février 1883, lui avait trouvé moins d'entrain. Elle répondait à peine.

Le 23, survinrent des accidents comateux pour lesquels nous fûmes appelé; ces accidents s'étaient manifestés la nuit. Elle répond à peine aux questions qu'on lui adresse. Elle se plaint de sécheresse de la gorge, de constriction des mâchoires. La langue est sèche; l'urine rare.

Extrémités refroidies; température axillaire 35°,5; pouls 120; pupilles dilatées; respiration profonde, accélérée, stertoreuse.

L'air expiré a une forte odeur d'acétone qu'on sent en entrant dans la chambre. Le coma va s'accentuant et la malade meurt dans la soirée.

Le foie était volumineux, le rein congestionné. L'urine renfermait des traces d'albumine.

OBS. 76. — DIABÈTE SUCRÉ. — ECZÉMA. — ANTHRAX MULTIPLES. — ENDOCARDITE. — CATARRHE GASTRO-INTESTINAL. — HÉPATITE. — MORT. — Mme O..., âgée de quarante-deux ans, tout en ayant perdu de son embonpoint, est encore actuellement très forte.

La malade a toujours été bien réglée et n'a eu qu'un enfant.

En septembre 1878, elle fut prise d'une soif excessive, d'un appétit exagéré et en même temps elle vit survenir des poussées eczémateuses au cou et aux parties génitales.

Les mictions urinaires étaient fréquentes et obligeaient la malade à se lever quatre à cinq fois par nuit. La quantité d'urine émise oscillait entre 3 à 4 litres par vingt-quatre heures. C'est alors qu'on constata la présence du sucre.

Persistance des accidents et en décembre analyse d'urine faite par nous.

Urine du matin :

Sucre, 50^{gr},34 par litre; urée, 12^{gr},30.

Urine du soir :

Sucre, 43^{gr},40; urée, 7^{gr},50.

Anthrax sur les grandes lèvres; névralgie du côté droit de la joue; gencives en apparence saines; pas de périostitealvéolo-dentaire; diminution de l'acuité visuelle. Légers troubles gastro-intestinaux. Rien au cœur.

Sous l'influence d'un traitement arsenical et alcalin d'une diminution des féculents, l'état s'améliore. Recrudescence en juin à la suite d'imprudence de régime et de fatigue; ainsi que le démontre l'analyse de l'urine (5 juin 1879).

Urine du matin :

Densité, 1035; acidité, 2; col., 2; urée, 7^{gr},68; sucre, 37^{gr},74.

Urine du soir :

Densité, 1030; acidité, 2; col., 2; urée, 14 grammes; sucre, 42 grammes.

C'est à ce moment que nous constatons pour la première fois un bruit de souffle systolique à la pointe du cœur.

En 1880, on voit s'accentuer les troubles liés à l'affection cardiaque. De temps à autre l'œdème devient plus intense; il existe d'une façon presque persistante du catarrhe gastro-intestinal. La glycosurie a cependant baissé; la quantité de sucre ne dépasse guère en moyenne 25 à 30 grammes par litre, avec 2 litres d'urine par vingt-quatre heures. Vers la fin de l'année, ces troubles se compliquent d'une teinte subictérique de la peau, des conjonctives. La malade accuse une douleur assez vive au niveau de l'hypochondre droit. Le foie est manifestement augmenté de volume. Le sucre a presque entièrement disparu de l'urine qui est rare

(1000 centimètres cubes par jour), fortement chargée en pigment biliaire, très riche en dépots uratiques. Il y a de la fièvre. La malade meurt au commencement de 1882, avec tous les symptômes d'une hépatite. L'analyse de ses urines faite peu de temps avant la mort nous a donné les résultats suivants :

Urine du matin :

Densité, 1012; col., 4; acidité, 2; urée, 13 grammes; sucre, 0.

Urine du soir :

Densité, 1011; col, 5; acidité, 2; urée, 11^{gr},90; sucre, 0.

L'urine renferme beaucoup de pigment biliaire et des traces d'albumine.

Le sédiment très abondant renferme des globules de sang, des leucocytes et des corpuscules de mucus, peu de cristaux de phosphates, de rares cristaux d'acide urique.

On y trouve en outre des cellules plates pavimenteuses. Il n'y a pas de cylindres.

OBS. 77. — DIABÈTE SUCRÉ. — ANTHRAX. — ECZÉMA. — ATHÉROME DES ARTÈRES. — ŒDÈME DES EXTRÉMITÉS INFÉRIEURES. — ENDOCARDITE. — MORT PAR ÉPUISEMENT. — CACHEXIE. — Mme G..., âgée de soixante-quatre ans, a eu six enfants, deux fausses couches. Ses règles ont cessé à cinquante-quatre ans.

Le diabète paraît s'être manifesté en 1870, mais n'a été reconnu qu'en 1878, à la suite d'un anthrax qui se manifesta à l'épaule droite. La soif devint plus vive à ce moment. La malade émettait 3 litres d'urine par vingt-quatre heures. On constata 45 grammes de sucre [par litre d'urine.

L'embonpoint, autrefois considérable, a notablement diminué.

Lorsqu'elle se présenta à nous, en 1879, il y avait des troubles amaurotiques, du déchaussement des gencives, de l'ébranlement des dents, de l'œdème des extrémités inférieures.

Le foie était volumineux.

Pas de bruit de souffle cardiaque, mais des irrégularités et des intermittences avec palpitations.

L'artère radiale était dure, résistante, manifestement athéromateuses.

La malade se plaignait d'éruptions eczémateuses qui se manifestaient de temps à autre, sous les seins ou aux parties génitales, et qui depuis six ans s'étaient reproduites à plusieurs reprises.

L'analyse de l'urine nous donna les résultats suivants :

Densité, 1043; col., 1^{gr},50; urée, 9 grammes; sucre, 72^{gr},2.

La quantité d'urine émise était d'environ 4 litres par vingt-quatre heures.

OBS. 78. — DIABÈTE HÉRÉDITAIRE. — DÉBUT A LA SUITE DE CHAGRINS ET DE FATIGUES. — FURONCLES. — GINGIVITE. — HYPERESTHÉSIE CUTANÉE. — PARÉSIE AVEC TREMBLEMENT DU BRAS DROIT. — BRONCHITE CHRONIQUE. — ACÉTONÉMIE. — Mme B..., âgée de cinquante ans. Ménopause à quarante-quatre ans. Entrée à la maison Dubois à plusieurs reprises.

Frère diabétique.

Une grossesse heureuse, trois fausses couches.

Chagrins, fatigues en 1877, consécutivement diabète, 60 grammes de sucre par litre.

Furoncles bras droit, joue gauche; bulles aux doigts de pied. A cette époque, elle perdit même ses ongles.

En 1879, grand amaigrissement, 7 litres d'urine par vingt-quatre heures, 3 la nuit.

Mictions deux à trois fois la nuit.

Courbature, générale. Vue faible. Dents noires, déracinées, branlantes. Gencives saignantes. Hyperesthésie cutanée de la tête. Douleurs rhumatismales bras droit. Vertiges. Pas de lésion cardiaque. Poumons paraissant intacts. Foie volumineux. 16 centimètres de hauteur au niveau de la ligne mammaire.

Urine du jour :

Densité, 1037; sucre, 73^{gr},26; urée, 12^{gr},61; acide phosphorique 0^{gr},80.

Urine de la nuit :

Densité, 1032; sucre, 59^{gr},94; urée, 11^{gr},70; acide phosphorique, 0^{gr},40.

Alcalins, opiacés, régime sévère, gluten.

En avril. Diarrhée, suppression du gluten. Au sommet du poumon gauche, respiration soufflante, submatité; sous la clavicule, à ce niveau, craquement.

Syncopes nombreuses, tremblement du bras droit, qui l'empêche d'écrire.

Urine du jour :
Densité, 1026; urée, 16^{gr},39; sucre, 15^{gr},54.
Urine de la nuit :
Densité, 1025; urée, 16^{gr},39; sucre, 13 grammes.
Quantité, 3000 centimètres cubes par vingt-quatre heures.
Globules rouges 4 422 000.

Anesthésie cutanée des doigts dont nous donnons plus loin le tableau.

Mort de la malade, en 1884, avec des accidents acétonémiques, après avoir présenté des oscillations diabétiques qui l'ont à maintes reprises amenée à la maison Dubois.

OBS. 79. — DIABÈTE. — LICHEN. — TROUBLES NERVEUX VARIÉS. —

PARÉSIE DU MEMBRE SUPÉRIEUR DROIT. — ANESTHÉSIE CUTANÉE (maison Dubois). — Mme C..., cinquante-cinq ans. Vigoureuse, forte. Ménopause à quarante-cinq ans.

Pas d'antécédents morbides dans la famille.

En 1874, manifestations lichenoïdes à la nuque et à la face dorsale des mains. Troubles gastro-intestinaux (vomissements, diarrhée). C'est alors qu'on constate la présence du sucre dans l'urine, 50 grammes par litre. La malade toutefois croit que dès 1870 elle était diabétique; elle buvait beaucoup.

Cure à Vichy en 1874. Plus de lichen au retour. Plus de sucre.

En 1875, 1876, 1877, traces, état assez bon.

En 1878, réapparition du sucre en plus grande abondance, c'est alors que nous la vîmes. Soif, sécheresse de la bouche; anesthésie cutanée; gastralgie, nausées, parfois vomissements. 35 grammes de sucre par litre. Peu de polyurie.

Faiblesse extrême; amaigrissement considérable.

Faiblesse de la vue.

Sensibilité cutanée très émoussée.

Fourmillements dans les pieds. Vertiges. Vertige objectif et subjectif. Lorsqu'elle marche, elle est obligée de s'appuyer contre un mur. D'autres fois au repos, elle se sent comme entraînée.

Toux fréquente, liée à des granulations pharyngées. Pas de lésion pulmonaire.

Lichen à nouveau sur le dos des mains. Globules rouges 2 788 875; blancs 4729.

Sucre éliminé 38^{gr},30 par litre.

Cure à Vichy. Au retour :

1700 centimètres cubes par vingt-quatre heures; sucre, 2^{gr},22 par litre.

En 1879, aggravation nouvelle. Vomissements, Otite. Parésie du membre supérieur droit.

3000 centimètres cubes; sucre, 32 grammes par litre.

Foie volumineux. Cure malheureuse à Vichy contre mon gré. Sucre a peu diminué.

OBS. 80. — DIABÈTE GOUTTEUX. — NÉPHRITE PARENCHYMATEUSE. — Mme M... âgée de soixante-sept ans. Attaque de goutte aux deux orteils à l'âge de quarante ans; plus tard attaques aux mains. Déformation consécutive des pieds. Diabète depuis vingt ans, 10 grammes de sucre par litre; 3 à 4 litres d'urine par vingt-quatre heures.

Albuminurie depuis deux ans.

Actuellement, œdème des jambes; catarrhe bronchique; irrégularités du pouls et du cœur.

OBS. 81. — DIABÈTE GOUTTEUX. — CATARACTE DOUBLE. — ACIDE
PHOSPHORIQUE EN EXCÈS. — Mme X..., âgée de soixante ans. Ménopause
à quarante-deux ans. Attaque de goutte aux orteils en 1868. Cure à Vichy.
Pas d'autres manifestations articulaires depuis cette époque.

En 1876, amaigrissement, polydipsie; on constate du sucre dans les
urines (7 grammes par litre); 3 litres par vingt-quatre heures; amélioration l'hiver, séjour en Italie.

En 1877, réapparition de la polydipsie; eczéma de la vulve; troubles
visuels, cataracte double ayant débuté par l'œil gauche.

Urines, 3000 centimètres cubes; sucre, 47^{gr},50; urée, 24^{gr},50; acide
phosphorique, 2^{gr},25.

Trois mois après, à la suite d'un traitement par l'opium et les alcalins :
Urines, 2000 centimètres cubes; sucre, 13^{gr},33; urée, 19^{gr},66; acide
urique, 0^{gr},36; densité, 1025.

OBS. 82. — DIABÈTE HÉRÉDITAIRE. — GINGIVITE. — ANTHRAX.
— ECZÉMA VULVAIRE. — CATARRHE GASTRIQUE AVEC DILATATION. —
Mme M..., âgée de soixante-cinq ans. Ménopause à cinquante-cinq ans.
D'après elle, la diabète remonterait à quinze ans et aurait apparu avant
la ménopause sans provoquer de troubles. La malade l'attribue à un
tænia qu'elle a rendu en 1877; c'est seulement à cette époque que le
sucre a été constaté dans l'urine. Un neveu et deux nièces diabétiques.

En 1877, ébranlement et chute des dents.

En 1878, anthrax du cuir chevelu. Elle maigrit de 20 livres.

En 1881, névralgie du trijumeau.

En 1883, eczéma vulvaire, s'étendant aux cuisses et à l'abdomen, qui
ne cède qu'à des lotions ammoniacales.

Cette même année, troubles gastriques qui persistent encore actuellement, gastralgie, ballonnement, vomissements fréquents. Nous constatons
une dilatation de l'estomac avec catarrhe muqueux et tympanisme abdominal. On ne peut délimiter le bord inférieur du foie.

Insomnie habituelle; mictions fréquentes, quatre environ par nuit.
Sensation de chaleur extrême, surtout la nuit, qui l'oblige à se découvrir. La vue a baissé; la malade ne peut supporter une lumière vive qui
provoque aussitôt une douleur à la nuque.

3 à 4 litres d'urine par vingt-quatre heures; densité, 1036; chaque
litre renferme en moyenne : sucre, 30 grammes; urée, 19^{gr},21; acide
urique, 0^{gr},40.

OBS. 83. — DIABÈTE. — MARI DIABÉTIQUE. — GROSSESSE NOR-
MALE. — Mme X..., âgée de quarante ans; encore réglée; diabétique
depuis cinq ans; femme d'un diabétique mort il y a deux ans d'accidents

comateux; est devenue enceinte, il y a trois ans, d'un enfant qui vint à terme et vit encore sans présenter trace de diabète.

Cette dame rend de 30 à 45 grammes de sucre par litre, et environ 3 litres d'urine par vingt-quatre heures.

Elle a maigri, mais ne présente aucune trace de déchéance, les dents sont bonnes, la vue est restée normale.

C'est pour des troubles gastriques caractérisés par des glaires le matin, le dégoût de la viande, la lenteur des digestions, que nous avons l'occasion de la voir.

OBS. 84. — DIABÈTE. — ACÉTONÉMIE GASTRO-INTESTINALE ET COMATEUSE. — MORT. — Mme S..., âgée de soixante ans. Diabétique depuis huit à dix ans; a été prise d'accidents gastro-intestinaux caractérisés par des vomissements et de la diarrhée pour lesquels nous sommes appelé.

On a été frappé depuis quelques jours, dans l'entourage de la malade, de l'odeur spéciale qu'elle exhalait.

Cette malade a vu baisser le chiffre de ses urines qui est tombé depuis quelques jours de 2500 à 1500, 1200 centimètres cubes. Le chiffre du sucre a diminué et n'est plus que de 25 à 30 grammes au lieu de 50 à 60 grammes par litre.

Quand nous vîmes la malade, nous pûmes constater l'existence de l'odeur spéciale caractéristique de l'acétone. L'urine donne du reste la réaction au perchlorure de fer de l'acétone.

La malade, tout en ayant conservé sa raison, ne se rend qu'incomplétement compte de son état. Elle est somnolente. Sa mémoire est imparfaite. Les troubles gastro-intestinaux persistent.

On ne trouve rien du côté de la poitrine, ni du côté du cœur, pas d'œdème des extrémités inférieures.

Le pouls est assez fréquent : 100 à 110 pulsations par minute, la température est de 1° plus élevé qu'à l'état normal.

Cet état semi-comateux qui dure depuis vingt-quatre heures environ va s'accentuant et la malade succombe au bout de trente-six heures.

OBS. 85. — DIABÈTE DATANT DE PLUSIEURS ANNÉES. — MORT PAR PNEUMONIE. — Mme B..., âgée de quarante-cinq ans, encore bien réglée et diabétique depuis plusieurs années, est prise tout à coup d'une douleur vive localisée à la région abdominale; puis surviennent des vomissements avec un état fébrile marqué. Il n'existe pas de crachats rouillés; mais on constate à l'auscultation et à la percussion tous les signes d'une pneumonie siégeant à gauche.

La température est de 40°,4 le troisième jour, le sucre est de 35 grammes par litre avec 2 litres d'urine par vingt-quatre heures.

Le neuvième jour survient une dépression des plus marquées, la malade a, dit-elle, conscience de sa fin, la température est à 38°, 39°. Cette dépression se termine rapidement par la mort.

OBS. 86. — DIABÈTE ET TUBERCULOSE PULMONAIRE. — Mme R..., âgée de quarante-neuf ans, a cessé d'être réglée à quarante-cinq ans. Deux enfants. Assez délicate, mais d'une bonne santé habituelle. Bronchite en 1883, longue, persistante. A la suite de cette bronchite est survenu de l'amaigrissement sans soif vive, sans appétit exagéré.

En présence de cet amaigrissement, on pense au diabète, on examine les urines et on trouve du sucre.

Nous la voyons en janvier 1884 et nous constatons au sommet du poumon gauche, sous la clavicule, une respiration soufflante, de la matité sans signe de ramollissement. La toux est assez rare, l'expectoration muqueuse, à peu près nulle.

OBS. 87. — DIABÈTE. — VERTIGES. — GINGIVITE. — Mme M..., âgée de cinquante-cinq ans. Cinq enfants; grossesses normales. Ni goutteux ni diabétiques dans la famille. Pas de maladie, sauf une phlébite du bras droit il y a quinze ans. Ménopause sans accidents à cinquante-trois ans. Déjà depuis deux ans, la malade avait une soif anormale, de l'insomnie, des douleurs et des lassitudes dans les membres inférieurs, surtout au-dessus des genoux. Elle avait maigri de 40 livres (de 160 à 120).

En 1882, on pense au diabète et l'on trouve du sucre dans l'urine. A cette époque, bronchite qui a duré tout l'hiver. Depuis lors, gastralgie ; appétit toutefois assez régulier. Pas de diarrhée. Rien du côté de la peau. Vertiges dans la rue, jamais à la maison ; quand elle sort, elle est obligée de suivre les murs. Parfois brouillard devant les yeux en lisant. Dents très ébranlées.

Environ 3 litres d'urine par vingt-quatre heures.

En 1885, cet état persiste avec des alternatives plus ou moins prononcées de glycosurie.

Santé se maintient du reste assez bonne.

Voir analyses plus loin.

OBS. 88. — DIABÈTE A LA SUITE DE CHAGRINS. — GINGIVITE. — ARTHRITE DU GENOU. — GUÉRISON. — Mme C..., âgée de trentequatre ans, trois enfants. Bien réglée. Mère morte tuberculeuse, fille morte de méningite à neuf ans.

Il y a deux ans, à la suite de la perte de son enfant, elle a été prise de soif vive, de polyurie. Elle a peu maigri toutefois. On constata la présence du sucre dans l'urine; à cette époque, elle a eu, dit-elle, le scorbut et a perdu presque toutes ses dents.

Actuellement la soif est moindre; appétit mauvais; alternatives de diarrhée et de constipation; aigreurs, renvois.

Rien au cœur ni au poumon, le foie dépasse de trois travers de doigt le rebord des côtes, mais sans sensibilité exagérée. Vue faible par moment.

Il y a deux mois, douleurs dans le poignet gauche, qui ont disparu; mais elle est alitée depuis un mois pour une arthrite du genou gauche, qui a résisté à l'application de vésicatoires. Le genou est gros, tuméfié, sans qu'on constate dans l'articulation une grande quantité de liquide. On a fait sur cette jointure l'application de pointes de feu.

Le chiffre de ses urines a baissé, il n'est guère actuellement que de 2 litres par vingt-quatre heures. Il n'y a plus de sucre.

OBS. 89. — DIABÈTE. — ANTHRAX PHLEGMONEUX DE LA PAROI ABDOMINALE. — Mme de B..., âgée de soixante-cinq ans. Entre à la maison Dubois pour un vaste anthrax phlegmoneux de la paroi abdominale gauche. D'une bonne santé habituelle; a un peu maigri depuis quelque temps. Bien qu'elle n'accuse pas de soif exagérée, on examine ses urines et on constate la présence du sucre.

L'anthrax détermine des douleurs vives, mais pas de fièvre. Incision. La plaie se déterge et se cicatrise assez rapidement sans complications. La malade quitte l'hôpital au bout de six semaines. L'analyse de ses urines donne :

Quantité, 3 litres; densité, 1022; urée, 12^{gr}, 60; sucre, 6 grammes.

Nous avons eu depuis lors l'occasion de revoir cette malade dont le diabète persiste sans s'aggraver.

OBS. 90. — DIABÈTE. — ECZÉMA VULVAIRE. — HÉMIPLÉGIE DROITE. — TROUBLES CÉRÉBRAUX. — PHLÉBITE DE LA JAMBE DROITE. — Mme F..., âgée de cinquante-neuf ans, a cessé d'être réglée à quarante-neuf ans sans troubles notables; deux enfants qu'elle a allaités. Pas de maladie antérieure.

En octobre 1882, elle a été prise d'un eczéma des parties génitales qui a attiré son attention et celle de son médecin; mais depuis un an déjà sa soif était vive sans que son appétit fût exagéré.

Il n'y avait pas eu d'amaigrissement prononcé.

Analyse de l'urine :

Densité, 1025; urée, 20^{gr}, 91; sucre, 4 grammes; 2500 centimètres cubes.

En janvier 1883, sensation de faiblesse du côté droit, puis attaque de paralysie de ce côté, sans perte de connaissance, qui n'a duré que quelques

heures. Depuis lors, elle éprouve un malaise continu, elle se plaint d'étouf-
fement et cependant il n'y a rien d'appréciable ni au cœur ni dans les
poumons, bien qu'elle tousse un peu. Elle digère bien, le sommeil est
assez bon. Depuis son attaque, elle ne peut prendre de petits objets et
laisse facilement tomber les gros.

Un rien la fait pleurer, sa mémoire laisse à désirer. Elle ne retrouve
pas les noms propres. Tendance vertigineuse.

En mars, phlébite de la jambe droite sans cause appréciable.

En juillet, paresse du bras droit, diminution de la sensibilité. Elle
reste insensible à la piqûre, au froid. Elle ne sent pas l'eau chaude.

Elle accuse une douleur dans l'épaule droite qui se manifeste surtout
lorsqu'elle veut élever le bras.

Elle se plaint d'embarras de la tête et a toujours une tendance au vertige.

OBS. 91. — DIABÈTE LATENT. — MARI DIABÉTIQUE. — TROIS ENFANTS
ET DEUX FAUSSES COUCHES. — Mme D..., âgée de cinquante-sept ans. Pas
de diabète ni de goutte dans la famille; toujours bien portante. Digestions bonnes. Trois enfants; deux fausses couches. Présente sous la peau
des avant-bras et de l'abdomen de nombreuses petites tumeurs arron-
dies et indurées, dont la nature reste indéterminée.

Elle maigrissait un peu depuis quelque temps, sans soif ni appétit
exagérés, lorsque le mari, diabétique lui-même, pensa au diabète et fit
examiner les urines de sa femme, où l'on trouva du sucre.

Le 7 octobre 1884, l'analyse des urines donne :

Quantité, 3 litres; densité, 1030; col., 2, urée, 14 grammes; sucre,
33 grammes; albumine, 0.

Ménopause il y a dix ans.

Poussée nouvelle de sucre à la suite d'émotions, le chiffre du sucre éliminé monte, en mars 1885, à 71 grammes de sucre avec 3500 centimètres
cubes par vingt-quatre heures.

OBS. 92. — DIABÈTE A LA SUITE DE CHAGRINS. — AMAIGRISSEMENT
RAPIDE. — Mme T..., âgée de cinquante-deux ans ; quatre enfants ; ménopause il y a six ans. Pas de maladie antérieure. Il y a un an, grand chagrin à la suite de la mort de son gendre. Depuis trois mois, soif vive ;
elle dit que la nuit comme le jour elle n'a plus de salive dans la bouche.
Se lève la nuit pour boire et uriner ; urine 2 litres et demi en moyenne
en vingt-quatre heures. Depuis un an a maigri de 22 livres; de 2 livres
depuis quinze jours. La face est rouge, les pommettes colorées. Faiblesse
générale, elle a les jambes molles. Appétit bon. Foie gros. Pas de troubles
de la vue. Pas de palpitations. Tousse depuis huit jours, mais n'est pas
sujette à s'enrhumer.

Analyse des urines :

Quantité, 2 litres et demi; densité, 1038; urée, 12 grammes; sucre, 52 grammes. Dépôt d'urates. Pas d'albuminurie.

Soumise à l'usage des alcalins et de l'opium, Mme T..., au bout de quelques mois, ne présente plus trace de sucre.

Densité, 1026; urée, 23 grammes; sucre, 0.

OBS. 93. — DIABÈTE SUCRÉ. — CATARRHE GASTRO-INTESTINAL. — GUÉRISON DU DIABÈTE. — Mme V..., âgée de soixante-neuf ans. Grande, forte, vigoureuse, toujours bien portante. Trois enfants, pas de maladie sérieuse, pas d'antécédents héréditaires, ni goutte ni diabète.

Règles cessent à quarante-cinq ans; à cette époque cette dame prend de l'embonpoint.

A cinquante-cinq ans, sans cause appréciable, survient de l'amaigrissement coïncidant avec du catarrhe gastro-intestinal.

Soif anormale, polyurie, 2400 à 3000 centimètres cubes. Les forces ont notablement baissé et le soir il y a un peu d'œdème aux extrémités.

On examine les urines et l'on constate la présence du sucre, dans la proportion de 45 grammes par litre.

L'examen des différents organes ne permet de constater aucune lésion.

La malade est soumise à l'usage de l'eau de Pougues, puis aux ferrugineux, au quinquina; la glycosurie baisse peu à peu et l'examen de l'urine, fait au bout de quatre mois de ce régime, permet de constater la disparition du sucre.

Depuis lors les forces sont revenues; le sucre n'a pas reparu et la malade actuellement âgée de soixante-treize ans se porte bien.

OBS. 94. — DIABÈTE. — MARI DIABÉTIQUE, — GROSSESSE NORMALE. — Mme C..., âgée de quarante ans; diabétique depuis trois ans. Son mari est mort diabétique il y a quelques mois. Devenue grosse il y a quinze mois, elle a mené à terme sa grossesse; l'accouchement a eu lieu il y a six mois; l'enfant est bien portant, quoique d'apparence délicate, non diabétique. La malade se plaint de troubles digestifs; elle est amaigrie, très faible, épuisée.

L'analyse des urines donne :

Quantité, 3 litres; densité, 1038; urée, 9 grammes; sucre, 75 grammes.

OBS. 95. — DIABÈTE HÉRÉDITAIRE. — MARI DIABÉTIQUE. — QUATRE ENFANTS. — SCLÉRO-CHOROIDITE DOUBLE. — Mme D..., âgée de quarante-six ans (7 mai 1882) mère diabétique, père asthmatique.

Elle a eu quatre enfants et est encore actuellement réglée. Le diabète s'est manifesté chez elle, il y a deux ans, sans provoquer au moment de son apparition des métrorrhagies.

Avant d'être diabétique, elle était sujette à des migraines qui depuis lors ont cessé. Un de ses fils est eczémateux.

Son mari est diabétique plus fortement qu'elle.

Elle a maigri mais d'une façon peu notable, son embonpoint n'a jamais été considérable,

Le trouble qu'elle accuse le plus nettement est une grande sensation de faiblesse.

Elle a découvert son diabète, il y a deux ans, d'une façon tout accidentelle; sa soif est plus vive. Elle rend 2 litres d'urine contenant chacun 40 grammes de sucre. Elle est actuellement atteinte d'une scléro-choroïdite double.

OBS. 96. — DIABÈTE. — RECRUDESCENCE AU PRINTEMPS. — ECZÉMA VULVAIRE. — Mme de L..., âgée de cinquante-cinq ans, a cessé d'être réglée à quarante-cinq ans. Il y a quatre ou cinq ans, douleurs rhumatismales. A peu près à la même époque, en 1878, on constata dans les urines la présence du sucre à raison de 30 grammes par litre pour 3 litres d'urine par vingt-quatre heures. C'est la soif dont elle se plaignait qui porta le médecin à rechercher la glycosurie. Chaque année depuis lors il paraît y avoir eu au printemps une recrudescence de la maladie, la soif étant plus vive, l'urine plus abondante. La malade maigrissait à ce moment.

Depuis un an, ces troubles persistent sans rémission, et actuellement l'urine contient 60 grammes de sucre par litre. La malade n'a pas eu de troubles de la vue, mais elle a eu de fréquentes poussées d'eczéma vulvaire.

OBS. 97. — DIABÈTE. — TROUBLES INTELLECTUELS. — PARÉSIE DU BRAS GAUCHE. — Mme X..., âgée de cinquante-trois ans, diabétique depuis deux ans. La malade ne rendait que 2 litres d'urine par vingt-quatre heures ; l'urine ne contenait que 28 grammes de sucre par litre. Plus de menstruation. Il y a dix-huit mois, la soif devint plus vive, la polyurie plus prononcée, l'amaigrissement plus nettement accusé.

La quantité d'urine monta à 4 litres par vingt-quatre heures avec 35 grammes de sucre par litre.

C'est alors que se manifestèrent des troubles intellectuels, caractérisés par une sensiblerie anormale, la perte de la mémoire, bientôt suivis de faiblesse du bras gauche avec fourmillement dans la main.

OBS. 98. — ALIÉNATION MENTALE. — DIABÈTE. — ECZÉMA VULVAIRE ET VAGINITE. — FURONCLES. — Mme X..., âgée de cinquante-huit ans, a été aliénée. Ménopause il y a huit ans. Il y a un an environ, elle fut prise de soif intense, et de polyurie; elle urinait alors 5 litres par vingt-quatre heures; l'analyse donna à ce moment 68 grammes de sucre par litre.

A ce moment aussi se manifesta de l'eczéma des parties génitales et des cuisses, puis de la vaginite, des furoncles au niveau des sourcils et du menton.

Sous l'influence d'un régime sévère (pain de seigle, suppression des féculents, alcalins), cet état s'améliora assez rapidement, et lorsque nous vîmes la malade, elle n'urinait plus que 3 litres d'urine par vingt-quatre heures contenant 48 grammes de sucre par litre.

OBS. 99. — DIABÈTE HÉRÉDITAIRE DEPUIS L'AGE DE DOUZE ANS, A LA SUITE D'UNE VARIOLE. — TROIS ENFANTS. — PRURIT VULVAIRE. — ECZÉMA DES CUISSES. — Mme M..., âgée de quarante-cinq ans. — Un père diabétique mort à cinquante-trois ans; mère morte de la poitrine. Le diabète aurait débuté chez elle à l'âge de douze ans, à la suite d'une petite vérole; on examina l'urine et on y trouva du sucre. D'après la malade, le diabète aurait toujours persisté depuis; car elle a toujours eu de la polydipsie et un besoin de boire anormal. Elle s'est mariée à dix-neuf ans et a eu trois enfants. Ordinairement bien réglée, depuis deux ans, elle voit parfois ses règles se supprimer pendant plusieurs mois; à deux reprises, elle a eu des pertes très abondantes.

Il y a neuf ans, le diabète paraît avoir subi une recrudescence à la suite de chagrins; on a constaté 106 grammes de sucre. Depuis cette époque, extinction de voix fréquente; tousse tous les hivers; il y a deux ans, congestion pulmonaire.

L'année dernière, au retour de Vichy, eczéma des cuisses qui a duré tout l'hiver.

Est allée cinq fois à Vichy; il y a trois ans, partie avec 106 grammes de sucre, elle est revenue avec 0 gramme. En 1881, au contraire, 40 grammes de sucre au départ, 62 au retour.

Actuellement, encore très forte, pèse 188 livres, mais pesait 207 il y a six ans. Appétit exagéré; soif vive. Prurit vulvaire; sensation de cuisson à la matrice, sans leucorrhée; vue affaiblie depuis quatre ans; ne peut plus lire actuellement. Gencives douloureuses, mais pas de carie dentaire.

5 litres d'urine et 140 grammes de sucre par vingt-quatre heures.

OBS. 100. — DIABÈTE. — GASTRALGIE. — GUÉRISON — Mme P..., âgée de cinquante-six ans. Ménopause à cinquante ans. Péritonite il y a quatre ans. Guérison.

En 1883, soif vive, douleurs gastralgiques apparaissant surtout le matin; appétit plutôt exagéré.

L'analyse de l'urine donna 17 grammes de sucre par litre, la malade en rendait 4 litres.

Cette dame assez forte, avait notamment perdu de son embonpoint.

Mise au pain de gluten, au quina de Rocher, elle reprend ses forces et son embonpoint.

Actuellement, elle se plaint de troubles analogues à ceux qui se produisirent en 1883. Toutefois elle ne tousse pas, n'a pas de palpitations, son amaigrissement n'est pas très prononcé.

L'examen de l'urine nous a permis à plusieurs reprises de constater l'absence du sucre.

OBS. 101. — DIABÈTE HÉRÉDITAIRE. — IRRÉGULARITÉS MENSTRUELLES. — MÉTRORRHAGIES. — PAS D'ENFANTS. — ANTHRAX MULTIPLES. — ECZÉMA VULVAIRE. — Mme d'A..., âgée de trente-deux ans. Père mort diabétique à soixante-deux ans, après vingt ans de maladie. Réglée à quinze ans, jamais régulièrement. Pas d'enfants. Il y a cinq ans, hémorrhagies utérines fréquentes et prolongées, qui duraient parfois pendant quinze jours. Depuis deux ans, ces métrorrhagies ont cessé; règles irrégulières; elle ne voit que tous les trois mois, tous les six mois.

Migraines fréquentes autrefois qui ont disparu depuis le diabète. Bien qu'ayant maigri de cinquante livres depuis le début de sa maladie, Mme d'A... présente encore un embonpoint notable.

En 1883, treize anthrax aux cuisses et aux parties; ces anthrax firent soupçonner l'existence du diabète qu'on reconnut à cette époque; la soif n'était pas très vive.

En 1884, nouvelles poussées de sept anthrax aux cuisses et aux parties; eczéma vulvaire avec poussées douloureuses le jour aussi bien que la nuit.

Cet eczéma siège entre les lèvres, et sur les cuisses, le plus souvent sec, parfois humide, il devient alors très douloureux; la douleur perd de son intensité quand il devient sec et qu'il est le siège d'une desquamation furfuracée.

Il disparaît lorsque se montrent les règles, ainsi, en 1884, il disparut un peu à la suite d'une époque, et ne se montra à nouveau qu'à la fin de l'année.

Il existe actuellement (janvier 1875) au moment où nous avons l'occasion de voir la malade. Celle-ci accuse surtout une sensation de grande faiblesse. La soif est vive, la polyurie bien qu'assez peu abondante (3 litres et demi) force la malade à se lever trois à quatre fois la nuit.

Constipation habituelle.

Foie augmenté de volume, mais non douloureux; la malade a de fréquents besoins de manger. Grande excitabilité nerveuse.

L'analyse des urines donne comme résultat :

Densité, 1036; sucre, 36^{gr},70 par litre; acide phosphorique, 2^{gr},50.

Une deuxième analyse nous a fourni les résultats suivants :

Densité, 1036; col., 4; acide; urée, 22^{gr},10; sucre, 36, albumine, 0. Dépôt d'acide urique.

OBS. 102. — DIABÈTE. — LARYNGO-BRONCHITE A RÉPÉTITION. — SCIATIQUE GAUCHE. — Mme A..., âgée de cinquante ans. Ménopause à quarante-huit ans. — Pas de diabète dans sa famille.

Il y a quinze ans elle a été atteinte d'une bronchite qu'un rien suffit à rappeler.

En 1881, elle fut prise d'une soif vive, et urinait 3 litres par vingt-quatre heures. L'urine contenait 61 grammes de sucre par litre.

On la mit à l'usage du bromure de potassium; mais son estomac né put le supporter.

Deux cures à Vichy (1882-1883). On constata que, à son retour, elle ne rendait plus que 20 grammes de sucre par litre.

Cure à Néris en 1884.

Plusieurs analyses faites en 1884 avant et après cette cure donnent les résultats suivants :

26 mars. — Densité, 1032; urée, 12^{gr},17; sucre, 32^{gr},70.

24 juin. — Densité, 1030; urée, 17^{gr},20; sucre, 22 grammes.

Après la cure à Néris.

17 août. — Densité, 1031; urée, 15 grammes; sucre, 5^{gr},70.

8 novembre. — Densité, 1032; urée, 14^{gr},75; sucre, 34 grammes.

En moyenne 3 litres par vingt-quatre heures.

La malade a maigri, l'appétit cependant est assez bon; les selles sont régulières.

Douleur au niveau du foie qui dépasse les côtes de trois travers de doigt.

La pharyngite est habituelle et se complique depuis quatre à cinq ans de laryngite au moindre froid.

La malade se plaint fréquemment d'une sciatique gauche qui s'est montrée il y a deux ans et qui se reproduit au moindre froid humide.

23 janvier 1885.—3000 centimètres cubes; densité, 1029; urée, 45^{gr},10; sucre, 24^{gr},40.

OBS. 103. — DIABÈTE. — LEUCORRHÉE. — INSOMNIE. — Mme R..., âgée de quarante-huit ans; réglée à treize ans; ménopause à quarante-six. Leucorrhée abondante, depuis la cessation des règles. Elle a eu deux enfants, trois fausses couches.

Pas de diabète dans la famille.

Depuis quelque temps elle éprouvait un malaise mal défini, sans soif exagérée, elle eut la curiosité de goutter ses urines et les trouva sucrées comparativement à celles de sa fille.

Actuellement la soif est assez vive ; elle urine environ 2 litres et demi par vingt-quatre heures.

Ses dents sont conservées ; sa vue est restée bonne.

Son appétit est bon sans être exagéré. Elle est d'ordinaire constipée. Insomnie et agitation la nuit.

Elle prend peu d'exercice, n'a jamais eu d'ennuis sérieux. Elle a maigri de 12 livres ; se lève trois fois la nuit pour uriner.

Densité, 1025 ; urée, 37 grammes, sucre 80 grammes, quantité 2500 centimètres cubes.

OBS. 104. — DIABÈTE. — GINGIVITE. — DYSPEPSIE AVEC ODEUR AIGRELETTE DE L'HALEINE. — PRURIT VULVAIRE. — NÉVRALGIES FACIALES. — Mme P..., âgée de quarante-six ans. Encore réglée ; perd abondamment à chacune de ses époques qui durent actuellement cinq jours au lieu de trois. Deux enfants.

Pas de diabète dans la famille ; mère goutteuse. N'a jamais été forte. Elle a eu autrefois de l'eczéma du cuir chevelu.

Il y a trois ans, elle eut des troubles d'estomac, et ses dents se déchaussèrent ; jusque-là, elle n'avait rien ressenti qui pût faire soupçonner le diabète, c'est le dentiste qui le reconnut. Cependant l'année précédente elle avait été tourmentée par des démangeaisons aux parties sans qu'il y eut traces d'eczéma, et cette même année elle avait éprouvé un vif chagrin peut-être cause de son diabète. On reconnut le diabète, en 1883.

Elle avait constaté que ses troubles d'estomac, caractérisés par de fréquents besoins de manger, sans appétit, avec dégout même des aliments, étaient plutôt exaspérés par la noix vomique et diminuaient sous l'influence des eaux de Vichy.

La première des analyses, faite en 1883, fit constater 21 grammes de sucre par litre, 3 litres d'urine par vingt-quatre heures.

Le 20 novembre 1884. — 36 grammes de sucre par litre ; sans albumine.

Le 29 janvier 1885. — Densité, 1025 ; sucre, 29 grammes. Pas d'albumine. 4 litres d'urine par vingt-quatre heures.

La malade tousse la nuit par quintes ; nous n'avons rien trouvé d'anormal dans l'examen que nous avons fait de ses poumons. Elle est très altérée, et très amaigrie.

Elle a souvent entre les repas des besoins de manger inexplicables ; digère mal ses aliments. Elle est prise de frisson après chaque repas ; elle n'avale du reste que difficilement, ce qui tient à la sécheresse de son gosier provoquée par une légère inflammation granuleuse du pharynx. Envies fréquentes de vomir après les repas. Soif intense.

Palpitations. Le moindre mouvement provoque de la dyspnée, elle n'a pas d'œdème des pieds, ni de lésion cardiaque.

Ses règles sont irrégulières ; sa vue est mauvaise.

Elle a souvent une odeur aigrelette de l'haleine qui a frappé son entourage et qui existe au moment de notre examen.

Elle ne se lève qu'avec une sensation de fatigue des plus accusées. Elle éprouve communément la courbature des cuisses que nous avons si souvent rencontrée chez les diabétiques.

Elle n'a plus de démangeaisons des parties ; n'a jamais eu d'anthrax. Il y a deux ans, à la suite d'un coup, elle eut une écorchure à la jambe droite, écorchure qui fut longue à guérir et donna lieu à de nombreux boutons persistants.

Il y a deux ans, elle fut prise de névralgie faciale, tantôt droite, tantôt gauche qui s'irradiait à la nuque, que le chaud ou le froid provoquait et qui céda à la quinine.

Une cure, faite à Vichy en 1883, fit baisser le sucre sans le faire dis- paraître :

Densité, 1026 ; urée, 5 grammes ; sucre, 35^{gr},40 ; quantité, 3 litres.

OBS. 105. — DIABÈTE A LA SUITE DE CHAGRINS. — MARI DIABÉTIQUE. — TROIS ENFANTS. — ECZÉMA VULVAIRE. — FURONCLES. — MÉTRORRHAGIES. — COLIQUES HÉPATIQUES. — ÉPITHÉLIOMA DU SEIN. — Mme P..., âgée de cinquante-six ans. Pas d'antécédents diabétiques ou goutteux. Mari diabétique. Trois enfants. Encore réglée. Atteinte du diabète depuis six ans, à la suite de vifs chagrins. 80 grammes de sucre par litre à cette époque avec 3 à 4 litres d'urine par jour. Métrorrhagies pendant cinq ans. Eczéma vulvaire et axillaire pendant un an. Furoncles aux membres inférieurs. Chute des dents. En juin 1884, coliques hépatiques après émotions pénibles. Rien au cœur ; digestion bonne.

La quantité de sucre oscille entre 80 et 10 grammes par litre. Actuellement 50 grammes par litre.

Épithélioma du sein gauche depuis six mois.

OBS. 106. — DIABÈTE. — CATARACTE DOUBLE COMMENÇANTE. — GANGRÈNE DU PIED. — Mme R..., âgée de soixante ans, diabétique depuis dix ans. Pas de goutte ni de diabète dans la famille ; ménopause à quarante-cinq ans. Cette malade a eu dix enfants.

Le diabète s'est manifesté, il y a dix ans, à la suite de chagrins et de fatigues excessives. Elle fut prise de soif ardente, de polyurie. La malade rendait environ 6 litres d'urine par vingt-quatre heures. On constata la présence de 10 grammes de sucre par litre. Elle fut trois années à Vichy et l'on constata chaque fois à son départ la disparition du sucre.

Elle laissa pendant plusieurs années tout régime de côté sans être notablement incommodée par la soif et la polyurie. Elle ne sait si l'urine contenait du sucre.

Il y a trois ans, à la suite de chagrins causés par la mort de son mari, elle vit reparaître les accidents qui l'avaient préoccupée en 1870, soif vive, polyurie. Les yeux depuis lors se sont affaiblis ; et l'on constata un commencement de cataracte portant sur les deux yeux, mais plus prononcée à gauche ; elle perdit ses dents qui tombèrent sans carie ; en 1884, elle se rendit à Vichy, mais, prise d'une bronchite intense, elle se vit dans la nécessité d'interrompre sa cure.

Actuellement il n'existe plus trace de bronchite ; il n'y a rien au cœur. Le foie semble diminué plutôt que augmenté ; il ne dépasse pas le rebord costal.

On ne constate rien d'anormal au cœur.

La soif est excessive, la malade rend 6 litres d'urine par vingt-quatre heures. L'urine du matin contenant : sucre, 58^{gr},20 par litre, l'urine du soir 60^{gr},65.

Le chiffre de l'urée est de 10^{gr},30 par litre pour l'urine du matin, de 8^{gr},09, pour celle du soir.

La densité est de 1026.

La malade a considérablement maigri. Ce qui la préoccupe, c'est la douleur vive qu'elle ressent aux pieds. Depuis plusieurs mois elle avait éprouvé comme un sentiment de contraction portant sur les trois premiers orteils de chaque pied, mais surtout sur les trois premiers orteils du pied droit.

Cette douleur, surtout prononcée la nuit, est devenue intolérable au pied droit et s'est accompagnée depuis une quinzaine d'œdème remontant à la cheville, la douleur s'est étendue également, elle existe non seulement au niveau des orteils, mais au mollet. Cet œdème est surtout prononcé lorsque la malade tient la jambe pendante, la douleur est alors intolérable.

Le dos du pied, les chevilles sont légèrement colorés ; la sensibilité tactile a diminué et depuis quelques jours, il s'est formé sur les parties latérales du deuxième orteil des ulcérations.

On ne sent pas de battements artériels au niveau des malléoles, on les sent bien qu'affaiblis au creux poplité.

Le pied gauche, bien que douloureux, ne présente encore aucune modification de coloration, de température, de sensibilité tactile. Mais les battements artériels sont peut marqués aux malléoles et tout fait craindre l'apparition de gangrène analogue à celle qui s'est développée au pied droit.

Urine du matin :

Densité, 1026 ; urée, 10^{gr},3 ; sucre, 15 grammes.

Urine du soir :

Densité, 1025 ; urée, 8^{gr},9 ; sucre, 65 grammes ; 4000 centimètres cubes d'urine.

OBS. 107. — BRONCHITES MULTIPLES. — DIABÈTE. — GUÉRISON. — CANCER DE L'ESTOMAC. — Mme L... (1880), âgée de cinquante-cinq ans; deux enfants; pas de métrorrhagie.

Il y a trois ans, à la suite de bronchites fréquentes et persistantes, on constata dans l'urine de Mme L... la présence du sucre à la dose de 40 grammes par litre pour 3 litres d'urine par vingt-quatre heures.

Elle fut mise à un régime sévère.

Elle continua pendant plusieurs années l'usage du pain de gluten et quand nous la vîmes en 1880 le sucre avait disparu des urines, il n'y avait pas d'albumine. L'urée était en faible quantité.

La malade se plaignait alors de troubles digestifs caractérisés par de l'inappétence, par de la lenteur de digestion, de la gastralgie. Bientôt survinrent des symptômes caractéristiques, et la malade succomba à un cancer de l'estomac.

OBS. 108. — DIABÈTE. — GUÉRISON. — AZOTURIE CONSÉCUTIVE. — Mme L... (1882), quarante-quatre ans, deux enfants. — Goutte dans la famille.

Époques régulières, pas de métrorrhagies.

En 1881 soif vive, appétit exagéré, amaigrissement, faiblesse extrême.

On constate la présence de 70^{gr},40 de sucre par litre avec 3000 centimètres cubes d'urine par vingt-quatre heures.

Densité, 1030; urée, 12^{gr},40; sucre, 70^{gr},40; acide urique, 0^{gr},20.

Elle se lève quatre à cinq fois par nuit pour uriner. Soumise au régime, c'est-à-dire au pain de gluten avec suppression des féculents et aux alcalins, la malade voit ses forces revenir et l'on constate peu à peu la diminution, puis la disparition du sucre.

Quand nous la voyons en 1882, le sucre n'existe plus dans l'urine, Mme L... a repris ses habitudes, mais elle se fatigue encore rapidement. Depuis lors, nous avons eu plusieurs fois l'occasion d'examiner les urines et jamais nous n'avons constaté la présence du sucre.

OBS. 109. — DIABÈTE. — ECZÉMA DU CUIR CHEVELU. — GUÉRISON. — Mme E..., cinquante ans (1884). Pas de diabétiques ni de goutteux dans sa famille.

Depuis huit ans poussées eczémateuses du cuir chevelu.

Soif vive, fringales fréquentes, mais dégoût de la viande.

Palpitations au moindre exercice, ne monte qu'avec peine un escalier; sa tête tourne lorsqu'elle se tient longtemps debout. Si elle persiste à se tenir debout sans marcher, se trouve mal. Au début, urinait 6 litres par vingt-quatre heures; son urine contenait alors 50 grammes de sucre par litre. Soumise au régime antidiabétique et aux alcalins, l'émission d'urine tombe à 4 litres et l'urine ne contient plus que 30 grammes de sucre par litre.

Cette malade ne tousse pas, ses digestions sont mauvaises. Elle se plaint d'aigreur. Elle est très constipée, ne dort pas la nuit.

Elle est presque toujours en moiteur.

Rien au cœur, pas d'œdème des extrémités.

L'amaigrissement a été considérable, la malade a perdu 60 grammes de son poids.

Depuis une cure faite à Vichy en 1884, cure qui a été suivie d'une éruption généralisée, les mains et la figure seules en restant exemptes, le sucre a disparu de l'urine, l'amaigrissement s'est définitivement arrêté

Densité, 1007; urée, 10^{gr},8; sucre, 0, albumine, 0.

OBS. 110. — ECZÉMA VULVAIRE. — OSCILLATIONS DE LA GLYCOSURIE A LA SUITE DU TRAITEMENT. — Mme R..., soixante-quatre ans, sept enfants. Pas de maladie antérieure.

Pas de diabétiques ni de goutteux dans la famille.

Fils à quarante ans, a cessé de voir quatre ans après. Sans hémorrhagie.

Ne s'enrhume pas.

Ce qui la gêne ce sont les sueurs pour la moindre course.

Se porte bien et cependant se lève trois fois la nuit.

Il y a trois ans, démangeaisons de la vulve ; diabète reconnu amélioré par Wildungen, Carlsbad.

Dernièrement fatigue nouvelle, sucre de nouveau de temps en temps, apparition et réapparition.

Lors de Wildungen, 3000 centimètres cubes; actuellement 2000. Démangeaisons n'ont pas reparu. Appétit bon, soif vive, sans langue sèche. Pas de trouble de la vue, dents la plupart tombées, digestions encore assez bonnes.

Très amaigrie cet hiver, a maigri depuis trois ans.

Comme traitement : Wildungen, Carlsbad, bromhydrate de lithine. Foie gros, douloureux. Rien au cœur. Ne tousse pas.

Densité, 1040; urée, 10 grammes; sucre, 65 grammes.

OBS. 111. — SYPHILIS. — PARALYSIE HYSTÉRIQUE. — DIABÈTE. — ATHÉROME AORTIQUE. — Mme D..., âgée de quarante-deux ans, entrée le 8 avril 1885 à la maison Dubois. — Péritonite au moment de ses règles après refroissement, deux grossesses à terme, deux fausses couches. Syphilis ancienne. Très bien réglée, règles avançant de six à huit jours.

Mère phthisique à l'âge de quarante-sept ans. Une sœur phthisique morte à vingt-trois ans. Pas de rhumatisme, pas de goutte.

Depuis 1870, bronchite continuelle. Étourdissements. Céphalalgie.

En 1872, au lit subitement, paralysie complète avec anesthésie de la langue et du bras droit. Durée deux jours.

Il lui est arrivé par deux fois des obnubilations, vertiges, tête lourde. — Douleurs aiguës au niveau du cœur.

Depuis ce temps tousse toujours le matin, crache surtout au lever.

Sensation de vide à l'estomac. Appétit bon, un peu capricieux.

Jamais de jaunisse, jamais de vomissements. Digestions bonnes. Constipation habituelle guérie avec lavements.

Le 8. Urine de toute la journée, un litre et demi :

Urine du matin :

Densité, 1038; urée, 17^{gr},3; sucre, 58,5.

Urine du soir :

Densité, 1031; urée, 16^{gr},6; sucre, 10^{gr},12.

Soif vive depuis l'été 1884.

Polyurie depuis l'hiver 1884. Se lève une fois la nuit.

Rien au foie.

Cœur : athérome de l'aorte, souffle rapeux.

Deuxième examen d'urine.

Quantité, 1 litre 200 grammes.

Densité, 1035; urée, 17^{gr},9; sucre, 29^{gr},25.

OBS. 112. — DIABÈTE. — CARIE DENTAIRE. — Mme M..., âgée de cinquante-deux ans. — Pas de diabète ni de goutte dans la famille. Pas de maladies antérieures. Réglée à douze ans et demi. Cinq enfants, deux jumeaux. Ménopause à cinquante ans. Au moment de la ménopause, soif vive qui persiste depuis lors, et qui la décide à consulter un médecin. Le diabète a été constaté il y a trois mois; 33 grammes de sucre par litre. Une deuxième analyse faite le 1er mai 1885 a donné 43 grammes. Traitement, eau de Vichy et biscotte de gluten non tolérée.

Actuellement, elle ne se plaint que d'un peu de tremblement des mains. Elle a maigri de douze livres. La polydipsie a cessé. L'appétit est bon. La plupart des dents sont cariées. Foie peu volumineux. Rien au cœur, ni aux poumons.

Urines : 1500 centimètres cubes par vingt-quatre heures; densité, 1033; urée, 11^{gr},30; sucre, 22^{gr},50.

OBS. 113. — DIABÈTE. — MÉTRORRHAGIES. — MARI DIABÉTIQUE. — Mme B..., âgée de quarante-huit ans, d'une bonne santé, sauf des irrégularités dans sa menstruation. Pendant près de dix ans elle a eu des métrorrhagies excessivement violentes avec des interruptions de règles de plusieurs mois.

Depuis trois ans elle n'a plus ses règles, qui ont cessé en 1882, mais deux ou trois fois, à la suite d'émotions violentes, elle a eu à nouveau des pertes utérines considérables.

Elle n'a jamais eu d'enfants ; pas de goutteux ni de diabétique dans sa famille.

Il y a dix-huit mois, elle fut prise de soif vive et de polyurie. Elle urinait à peu près 3 litres par vingt-quatre heures, avec 45 grammes de sucre par litre. Son embonpoint qui était assez prononcé baissa à ce moment.

Elle se rendit alors à Vichy et au bout de dix jours de traitement le sucre avait disparu de ses urines ; mais cette disparition ne fut que passagère, et en quittant Vichy, son urine contenait de nouveau 40 à 45 gr. de sucre par litre.

Toutefois son état semble ultérieurement s'être amélioré ; les symptômes qui s'étaient manifestés au début, soif, polyurie, n'avaient pas reparu. Elle resta jusqu'en ces derniers temps sans faire faire d'analyse. Ce n'est que récemment, à propos de la maladie de son mari (juin 1885), qu'à la suite de fatigue se montrèrent de nouveau de la soif, de la sécheresse de gorge, de la courbature, et que nous pûmes constater la présence du sucre.

Son mari, près duquel nous fûmes appelé, était lui-même diabétique, il avait maigri depuis quelque temps et présentait un état congestif du poumon gauche qui n'eut pas de suite, mais qui était probablement en relation avec son diabète ; l'urine contenait d'après notre analyse 40 gr. de sucre par litre.

OBS. 114. — MÉTRORRHAGIES ABONDANTES. — ALCOOLISME. — CATARRHE GASTRO-INTESTINAL. — TEINTE SUBICTÉRIQUE. — DIABÈTE. — Mme R..., âgée de cinquante ans, grosse, forte, ayant fait quelques abus alcooliques.

Réglée à seize ans ; ménopause à quarante-huit ans. — Deux enfants morts en bas âge.

La cessation des règles a été précédée pendant cinq à six ans de métrorrhagies des plus abondantes avec caillots, coliques utérines. Ces métrorrhagies apparaissaient d'ordinaire à l'époque des règles et se montraient quatre à cinq fois l'an.

Cette malade actuellement très amaigrie présentait encore il y a cinq à six mois un embonpoint assez prononcé.

Elle n'a jamais été sérieusement malade ; seulement de temps à autre elle était prise de vomissements bilieux avec perte d'appétit. Ces troubles gastriques duraient huit à dix jours et pendant tout ce temps la malade ne pouvait conserver aucun aliment. En dehors de ces crises, il existait des vomissements pituiteux presque tous les matins, en rapport avec ses habitudes alcooliques.

LECORCHÉ. — Diabète.   6

L'hypochondre droit était le siège de douleurs plus ou moins vives, exaspérées par la pression.

Depuis quelques mois, elle a remarqué que sa soif est plus vive, qu'elle se lève la nuit pour uriner, que ses urines sont plus abondantes. Elle rend en moyenne environ 5 litres d'une urine assez claire en 24 heures.

Depuis quelques jours, depuis qu'ont reparu ses vomissements avec perte d'appétit, elle n'urine guère que 1500 à 1600 centimètres cubes par vingt-quatre heures. Cette urine est colorée et contient un peu de pigment biliaire. La densité est de 1038; elle renferme 9 grammes d'urée et 60 grammes de sucre par litre.

Teinte subictérique. — Pas de fièvre; rien au cœur ni au poumon. Foie légèrement augmenté et douloureux. Faiblesse extrême, tremblements des mains et des jambes.

CONDITIONS ÉTIOLOGIQUES

Il est généralement admis que la femme est rarement atteinte par le diabète ; c'est l'opinion acceptée par la plupart des auteurs qui ont écrit sur cette question. Oppolzer déclare n'avoir observé en quinze ans que quatre cas de diabète chez la femme. Hiller n'en aurait rencontré que deux cas. La proportion signalée par Griesinger est cependant plus forte ; car dans sa statistique, qui porte sur deux cent vingt-cinq faits de diabète, cinquante-trois observations, c'est-à-dire près du quart, ont trait à des femmes.

Vogel, il est vrai, ne partage pas cette manière de voir, et pour contester la fréquence plus grande du diabète chez l'homme, il s'appuie sur des observations personnelles qui le porteraient à penser que c'est au contraire chez la femme que se rencontre le plus souvent le diabète. Presque tous les diabétiques qu'il a eu à soigner étaient du sexe féminin. La maladie avait été méconnue par d'autres médecins, et traitée pour de l'hystérie ou de la chlorose. Il croit que cette erreur est souvent commise. Ainsi s'expliquerait pour lui la rareté apparente du diabète chez la femme.

Nous avons longtemps partagé l'avis de la généralité des auteurs ; mais les faits que nous avons observés nous ont forcé à modifier notre opinion. Dans un certain laps d'années, nous avons vu plus de cent cas de diabète chez la femme, et nous ne pouvons plus considérer comme rare une affection qui se présente avec ce degré de fréquence. Du reste, si l'on parcourt les observations de diabète qui ont été publiées par les auteurs et si l'on fait la part des cas qui appartiennent à la femme, on arrive facilement à se convaincre que la rareté du diabète féminin a été singulièrement exagérée. Si sur cent cinq observations de diabète Cantani n'en cite que six chez la femme, Seegen en rapporte trente-quatre sur cent quarante cas, et Hertzka vingt-quatre sur quatre-vingt-six. Dans les faits empruntés par Redon à différents auteurs, on trouve que la moitié des malades appartenait au sexe féminin. D'après notre statistique personnelle, nous estimons que le diabète se montre chez la femme dans le quart des cas ; c'est la proportion indiquée par Griesinger ; c'est aussi celle qu'adopte Frerichs dans son dernier mémoire sur le diabète.

L'âge auquel se montre la maladie chez la femme est très variable ; mais c'est après quarante ans qu'on l'observe avec son plus grand degré de fréquence.

Gunther[1] a relevé 35 cas de diabète chez des enfants de 15 ans et au-dessous. Sur ces 35 enfants, 26 étaient du sexe féminin. Il en conclut que le diabète est plus fréquent chez la femme avant quinze ans, mais qu'il devient plus commun chez l'homme passé cet âge, comme le démontrent les recherches de la généralité des auteurs, comme il résulte du reste de notre statistique personnelle.

Voici du reste relativement à l'apparition du diabète chez la femme les résultats que fournissent le relevé des observa-

____

1. Gunther, *Inaug. Dissert.* Marburg 1874.

tions de Seegen et Hertzka et celui de nos observations personnelles.

D'après Seegen, le diabète s'est montré :

Avant 20 ans, 2 fois (11, 18 ans).

De 20 à 30 ans, 4 fois (28, 22, 26, 29 ans).

De 30 à 40 ans, 5 fois (36, 39, 40 ans).

De 40 à 50 ans, 7 fois (46, 47, 48, 45, 42 ans).

De 50 à 60 ans, 8 fois (52, 54, 53, 58, 56, 58 ans).

A 60 ans et au delà, 8 fois (62, 63, 60, 64, 65 ans).

Dans la statistique de Hertzka on ne trouve pas de cas avant 20 ans. On trouve le diabète :

De 20 à 30 ans, 2 fois (20, 24 ans).

De 30 à 40 ans, 1 fois (38 ans).

De 40 à 50 ans, 4 fois (40, 41, 43, 48 ans).

De 50 à 60 ans, 10 fois (50, 50, 54, 55, 56, 57, 59 ans).

A 60 ans et au delà, 7 fois (61, 62, 64, 66, 68 ans).

Les six malades de Cantani étaient âgées de 13, 20, 22, 33, 45, 52 ans.

Si nous recherchons chez nos malades l'époque d'apparition du diabète, nous arrivons aux résultats suivants :

Avant 20 ans, 5 fois (9, 10, 15, 18 ans).

De 20 à 30 ans, 3 fois (27, 28, 30 ans).

De 30 à 40 ans, 14 fois.

De 40 à 50 ans, 44 fois.

De 50 à 60 ans, 33 fois.

De 60 à 70 ans, 11 fois.

De 70 à 80 ans, 4 fois (71, 73, 78, 79 ans).

Ainsi sur cent quatorze cas, vingt-deux fois seulement le diabète s'est montré avant quarante ans, et quatre-vingt douze fois passé cet âge. Le maximum de fréquence est atteint entre quarante et soixante ans. Soixante-dix-sept observations, la moitié des cas, appartiennent à cette période. Après soixante ans, le diabète est encore commun, puisque nous l'avons rencontré quinze fois entre soixante et quatre-vingts ans; nous l'avons même observé chez une femme de quatre-vingts ans.

Ce chiffre est à peu de choses près le même que le chiffre des cas observés avant quarante ans; or, le nombre des femmes âgées de moins de quarante ans étant sûrement de beaucoup supérieur à celui des femmes âgées de plus de soixante ans, on arrive à cette conclusion que, si le diabète doit être regardé comme une rareté dans le sexe féminin, cette opinion n'est admissible que pour la femme qui n'a pas encore atteint la quarantaine.

L'étude des rapports du diabète avec la menstruation nous donnera l'explication de cette influence si remarquable de l'âge de quarante ans sur l'apparition de la maladie chez la femme. Disons, dès à présent, que chez cinquante et une de nos malades les règles avaient cessé quand le diabète se déclara. Deux fois il apparut avant la puberté. Enfin dans vingt-huit cas seulement les malades étaient encore réglées quand la glycosurie fut constatée. La vie menstruelle paraît donc jusqu'à un certain point mettre la femme à l'abri du diabète.

Seegen et Cantani ont signalé la fréquence du diabète dans la race juive, fréquence qu'ils attribuent, l'un à l'abus que font les Israélites des aliments sucrés, l'autre, à leur nervosisme. Zimmer a fait la même remarque, et, sur 77 cas de diabète, en relève 16 chez des Israélites, soit une proportion de 22 pour 100. De ces 16 malades, 12 appartenaient au sexe masculin; quatre seulement étaient des femmes. Cette statistique ne vient pas à l'appui de l'opinion de Cantani qui croyait les femmes juives plus souvent atteintes que les hommes. Zimmer pense que la grande fréquence du diabète chez les Israélites tient à leur répulsion pour les exercices du corps. Sur 114 diabétiques, nous en comptons neuf appartenant à la race juive, soit une proportion de 8 pour 100. Il ne nous paraît pas nécessaire de chercher ailleurs que dans les conditions sociales de ces malades leur prédisposition au diabète.

Le rôle de l'hérédité n'est pas moins net chez la femme que chez l'homme.

Tantôt la maladie apparaît chez des femmes dans la famille desquelles on en retrouve des cas chez les ascendants ou les collatéraux; tantôt elle semble n'être qu'une des transformations que peuvent revêtir les affections nerveuses de nature diathésique.

Les faits sont nombreux qui prouvent l'existence du diabète héréditaire, on en trouve de signalés par Seegen, Redon, Marchal, Cantani, etc. Nous avons pu nous-même constater maintes fois l'existence de l'hérédité.

Dans l'observation 2, un cousin était diabétique, dans les observations 5, 8, 53, 63, 78, c'était un frère; dans les observations 55 et 57, une sœur. Le diabète existait chez une tante dans l'observation 64, chez le père et la mère dans les observations 38, 40, 65, 95, 101. L'influence héréditaire est surtout marquée dans l'observation 57, où non seulement la mère, mais les deux sœurs de la malade étaient atteintes de diabète.

L'hérédité n'a pas d'action directe sur la forme que revêt la maladie; un diabète aigu chez les ascendants peut se transmettre sous la forme chronique et réciproquement; dans une de nos observations, nous avons pu constater l'existence du diabète chez la mère et chez l'oncle d'un jeune homme, qui, exempté du service militaire pour obésité, devint quelques années après diabétique. Chez ce jeune homme les symptômes prirent toute de suite une grande intensité et la maladie évolua sous la forme aiguë, tandis que chez les ascendants, chez la mère surtout, elle affectait la forme chroniques depuis quinze à vingt ans.

Dans d'autres cas, le diabète ne paraît être que la transformation d'une névrose grave. Ainsi on constate parfois que la mère d'une diabétique était atteinte d'aliénation mentale (Seegen, Redon), que le père et le frère étaient épileptiques (Redon). Madigan cite des cas de diabète alternant avec l'aliénation mentale [1]. Dans deux de nos observations, de la chorée chronique fut observée chez des filles de diabétiques. Une de nos malades avait un frère épileptique ; elle avait elle-même eu des attaques d'épilepsie dans son enfance (obs. 17); une autre avait son frère aliéné. Deux autres avaient des aliénés dans leur famille (obs. 47, 57) ; et l'une d'elles avait même été atteinte d'aliénation pendant plusieurs années.

Enfin, nous signalerons un détail bizarre que nous avons relevé dans un certain nombre de nos observations, six fois sur 114 cas, c'est la coexistence du diabète à la fois chez la femme et chez le mari. Cette coïncidence, à supposer qu'elle ne soit pas fortuite, ne nous paraît guère pouvoir s'expliquer que de deux façons : ou par l'usage d'une même alimentation défectueuse, ou par la communauté de soucis partagés par les deux époux.

L'alimentation féculente et sucrée a été signalée par plusieurs auteurs comme une des causes possibles du diabète chez la femme. Cantani attribue même à l'abus seul des pâtes d'Italie les trois cas de diabète chez la femme dont il relate l'observation. Dans deux autres cas rapportés par Redon, le raisin et les farineux paraissent avoir été la cause du diabète. Sans nier cette cause productrice de la maladie, nous n'avons pas été à même d'observer des cas analogues bien frappants. Une de nos malades, cependant, a présenté cette particularité que, très pieuse, elle a fait toute sa vie un usage abusif du maigre et des féculents; et peut-être

---

1. Madigan, *Insanity and diabetes*, in *Journ. of. nerv. and mental diseases*, avril 1883, p. 249.

est-ce ce genre d'alimentation qui a été la cause de son diabète. Mais ce que nous avons pu constater, c'est que l'abus des raisins peut amener une rechute du diabète en voie d'amélioration. Dans le cas auquel nous faisons allusion, il s'agissait d'une dame qui insciemment se mit à faire une cure de raisins. Cette cure faite, le sucre reparut en excès, et avec lui tous les symptômes du diabète qui s'étaient amendés.

Les températures basses semblent favorables à la production et à la réapparition du diabète. On trouve dans les auteurs des observations nombreuses qui pourraient être invoquées à l'appui de cette influence étiologique. Seegen rapporte l'histoire d'une fille de vingt-deux ans, chez laquelle le diabète survint brusquement à la suite d'un refroidissement. Chez une dame de quarante-sept ans, il vit également, à la suite d'un refroidissement, reparaître un diabète qui s'était tellement amendé, l'année précédente, à Carlsbad, qu'à son départ des eaux, l'urine ne renfermait plus que des traces de sucre. Le froid survenu pendant l'époque menstruelle aurait également été la cause du diabète que Bamberger signale chez une jeune fille de vingt-deux ans. Frerichs dans son *Traité du diabète* parle également de l'influence du froid.

Il en serait de même chez la femme avant la puberté, ainsi que le démontre une observation citée par Redon.

Le froid, du reste, n'est pas seulement pour les diabétiques une cause de rechute; il peut encore provoquer chez ces malades les accidents les plus graves. C'est fréquemment, en effet, à la suite d'une exposition au froid que se développent tous les symptômes de l'acétonémie chronique ou suraiguë.

Mais de toutes les causes plus ou moins éloignées du diabète, celles qui semblent agir le plus efficacement, ou du moins celles qu'on trouve le plus habituellement indiquées sont les chagrins, les excès et les émotions vives. Ce sont également ces causes qui, après les écarts d'alimentation, font le plus souvent monter le chiffre du sucre, et provoquent des rechutes, alors qu'on était en droit d'espérer une prochaine guérison.

Lorsque le diabète est symptomatique, il se présente dans le cours d'états locaux ou généraux, qu'il est important de connaître, et cela pour bien des raisons. D'abord, c'est qu'on ne peut espérer modifier le diabète qu'en attaquant l'état morbide primitif qui en est la cause; c'est que ensuite, on peut du mode de production de ces différents diabètes, tirer d'utiles enseignements sur le mécanisme du diabète en général.

Diverses maladies locales paraissent pouvoir à un moment donné faire naître le diabète. Sept fois nous avons noté la coexistence du diabète et de la lithiase biliaire. Seegen n'a relevé que deux fois cette coïncidence chez ses malades.

Loeb et Hall n'hésitent pas à regarder les calculs du foie comme une des causes du diabète. Ils pensent que, dans ce cas, le diabète est la conséquence d'une irritation du plexus hépatique ou des rameaux du nerf vague.

Dans les observations rapportées par ces auteurs, la colique hépatique avait précédé l'apparition du diabète ; nous reviendrons plus loin sur les particularités que présentent ces observations. Actuellement nous nous contenterons de dire que nous avons rencontré la colique hépatique sept fois sur nos 114 diabétiques, que sur les sept cas deux fois seulement les coliques précédèrent l'apparition du diabète (obs. 11, 43). Dans trois cas, elles coïncidèrent avec l'apparition des premiers symptômes (obs. 6, 60, 61). Enfin dans les observations 1 et 105 les coliques ne se montrèrent que longtemps après le début de la maladie sucrée. Tout en acceptant l'étiologie probable que proposent Loeb et Hall pour certains cas de diabète, on ne saurait donc généraliser les rapports de causalité que ces auteurs paraissent vouloir admettre entre le diabète et la lithiase biliaire, puisque, dans la généralité des cas, si l'on en juge d'après les faits qui nous sont personnels, les coliques hépatiques ne se montrèrent que postérieurement à l'apparition du diabète.

Les affections chroniques du poumon peuvent aussi être l'origine de symptômes diabétiques; notre observation 62 en est une preuve. Le diabète dans ce cas survint à la suite de bronchites répétées, et s'aggrava sous l'influence du retour de ces bronchites. Il ne s'agissait pas là d'une simple glycosurie pulmonaire. L'élimination du sucre était permanente. Elle s'exagérait sous l'influence des poussées bronchitiques; mais elle ne disparaissait jamais complètement, lorsque l'affection pulmonaire s'amendait. Elle a même résisté aux traitements les plus rationnels, à deux cures faites à la Bourboule, qui ont complètement arrêté le développement de la bronchite. Ce qui ne laisse du reste aucun doute sur la nature de cette glycosurie, c'est qu'elle s'accompagne, lorsqu'elle s'accuse plus nettement, de tous les symptômes du diabète : soif, appétit exagéré, amaigrissement. Elle a même provoqué l'apparition d'un état congestif du foie dont le volume augmente de temps à autre.

Nous ne saurions établir d'une manière aussi nette les rapports de cause à effet, qui, si l'on en juge d'après nos observations, paraîtraient exister entre le diabète proprement dit et certains états morbides localisés, telles que les affections du cœur, de la matrice, des reins.

Néanmoins, nous croyons qu'en tenant compte des conditions dans lesquelles apparaît alors le diabète, on peut, jusqu'à un certain point, s'en expliquer le développement. Ainsi dans notre observation 44, le diabète n'a été qu'un phéno-

mène d'ordre réflexe, il est survenu à la suite d'atroces douleurs, dues à la compression des plexus sacrés par une tumeur utérine, et qui avaient considérablement ébranlé tout
l'organisme. Quant aux cas de diabète analogues à celui qui
se trouve relaté dans notre observation 37, on peut se demander si le diabète n'était pas lié à un état diathésique goutteux, qui déjà avait provoqué, chez notre malade, la gravelle, et très probablement des calculs rénaux. On peut se
demander enfin, si le diabète n'était pas la conséquence
d'une glycosurie goutteuse qui, à la longue, aurait donné
naissance au diabète sucré proprement dit.

Toutefois Loeb[1] aurait quelque tendance à faire du diabète
dans ces cas le résultat d'une irritation locale.

Sur neuf femmes diabétiques, Loeb a trouvé cinq fois des
affections des organes sexuels qui avaient précédé le diabète,
deux anteflexions avec métrite, une rétroflexion.

Loeb se demande si dans ces cas le diabète n'est pas la
conséquence d'une action réflexe agissant sur le foie. Il signale les métrorrhagies fréquentes et croit que, lorsqu'on se
trouve en présence d'une affection utérine, il faut penser au
diabète et rechercher le sucre.

D'autre part, il pense que chez les sujets appartenant à des
familles diabétiques, il faut soigner énergiquement les affections utérines pour prévenir l'apparition du diabète.

Les affections locales qui, chez la femme, peuvent donner
lieu au diabète sont, comme on le voit, peu nombreuses; c'est
le plus souvent sous l'influence d'états morbides généraux
que se manifeste le diabète, lorsqu'il n'est point essentiel.

On a signalé dans ces derniers temps le diabète comme
survenant à la suite de rougeole, de scarlatine.

1. Loeb. *Ueber den Zusassmenhang von diabetes mellitus mit Erkrankungen d. weibl. sexualorgane*, in *Berl. klin. Wochenschr.*, XVIII, 41, 1881.

Chez une de nos malades (obs. 99) il se montra comme conséquence de la variole.

Parmi ces états morbides, le nervosisme tient le premier rang. Les cas sont nombreux d'individus qui, avant d'être diabétiques, ont souffert pendant de longues années de douleurs et de névralgies diverses. La plus fréquente de ces douleurs prodromiques est la céphalalgie.

Elle peut revêtir divers aspects et persister longtemps avant le développement de la maladie, apparaissant à plusieurs reprises, changeant chaque fois de type et de forme. Tantôt la malade accuse une douleur plus ou moins généralisée, qu'elle décore du nom de migraine; tantôt cette douleur se localise à la nuque, au sinciput. Elle peut être limitée à un côté de la tête, affectant tout à fait alors le caractère de l'hémicrânie vraie. Dans quelques cas, elle revêt des caractères spéciaux, comme chez une des malades de Seegen, qui sentait comme un courant d'eau allant de la nuque aux sourcils. Les douleurs peuvent être assez intenses pour forcer les malades à garder le lit. Elle est, dans certains cas, exagérée par le mouvement. Une des malades de Seegen se plaignait de sentir une douleur cérébrale au sinciput lorsqu'elle montait un escalier. D'ordinaire intermittente, à accès plus ou moins rapprochés, la céphalalgie alterne parfois avec d'autres névralgies comme la gastralgie, la sciatique; mais le plus souvent elle les remplace.

Ces névralgies peuvent d'ailleurs, elles aussi, précéder l'apparition du diabète. Les malades se plaignent souvent de gastralgie, avec crampes, vomissements, et cela pendant de longues années, avant qu'aucun des symptômes du diabète se soit manifesté. Aussi comprend-on que se trouvant en présence de cas semblables, on ait pensé à faire du diabète une maladie de l'estomac.

Dans un cas de Heymann, cité par Seegen, une névralgie

des nerfs plantaires persista pendant cinq ans avant qu'apparussent les symptômes du diabète. A ce propos, Heymann fait remarquer qu'une fois déjà, il avait vu le diabète succéder à une névralgie périphérique. On peut enfin constater de la sensibilité du rachis, comme dans l'irritabilité spinale.

Certains auteurs ont fait jouer à ces névralgies le rôle de causes productrices. Frerichs[1] parle de diabète consécutif à des névralgies cervico-occipitale, faciale. Il raconte à ce propos le fait d'une jeune fille de neuf ans qui, à la suite d'un plombage de dents, fut prise d'abcès dentaire, de névralgie et consécutivement de diabète. Elle ne rendait pas moins de 30 grammes de sucre par litre. Ce diabète persista, puis au bout d'un an, survint une céphalalgie plus intense avec délire, somnolence, suivie de coma et de mort.

Braun[2], Eulenburg et Guttman[3] citent des cas de diabète consécutifs à des névralgies sciatiques. Kulz[4] avait observé des cas analogues. Nous pourrions rapprocher de ces cas le fait de nos observations 11, 38, 44.

Bien que moins fréquent peut-être chez la femme que chez l'homme, le diabète de provenance goutteuse n'en existe pas moins chez elle ; et, à en juger d'après les faits qui nous sont personnels, nous serions amené à dire que sa rareté est moins grande qu'on le croit généralement. Chez dix-neuf de nos malades, en effet, on ne peut mettre en doute les rapports plus ou moins intimes de la goutte avec le diabète dont elles étaient atteintes (obs. 2, 3, 9, 11, 18, 28, 36, 37, 38, 39, 40, 42, 56, 63, 72, 80, 81, 104, 108). Sur ces

1. Frerichs, *Uber den plotzlechen Tod. u. uber das koma bei Diabetes.* *Zeitschr. f. Klin. Med. VI*, 1, p. 3, 1883.
2. Braun, *Balneotherapie*, p. 411, 1868.
3. Eulenburg et Guttmann, *Die Pathologie des sympathicus auf physiologischer grandlage*, p. 194, 1879.
4. Kulz, *Beitrage zur Lehre vom kunstlichen Diabetes*, in *Arch. f. phy.* XXIV, p. 67, 1881.

dix-neuf cas, sept existaient chez des malades qui avaient présenté ou qui présentaient encore de temps à autre des manifestations goutteuses, telles que localisations articulaires,
attaques de coliques néphretiques, eczéma de siège spécial,
sciatique. Quelques-unes avaient présenté plusieurs de ces
manifestations : ainsi la malade de notre observation 38,
avait eu à seize ans sa première attaque de goutte à l'orteil,
plus tard était survenue une sciatique. Une autre avait eu,
avant l'apparition du diabète, de l'eczéma des doigts, une
migraine, une sciatique, des localisations vers les jointures
des doigts affectant le caractère des manifestations goutteuses. Nos malades des observations 80 et 81 s'étaient
rendues à Vichy pour des manifestations goutteuses des
orteils lorsqu'elles furent atteintes de diabète.

Bien que dans les autres cas la nature goutteuse du diabète
soit moins nettement établie que dans les cas précédents où
elle ne saurait être mise en doute même par les plus incré-
dules, elle nous paraît être hors de conteste, si l'on tient
compte de l'état de santé des ascendants ou des collatéraux.

Du reste ce qui doit lever toute espèce de doute relativement à la nature goutteuse de la maladie dans ces cas, c'est
le caractère tout particulier qu'elle revêt et sur lequel nous
appellerons plus loin l'attention, ses intermittences, sa disparition, ses alternances avec d'autres manifestations de même
origine, c'est-à-dire avec des localisations articulaires.

On trouve une observation de Barlow, relatée par Redon,
qui tendrait à faire croire que le diabète goutteux peut se
manifester chez l'enfant. Peut-être, en effet, le diabète dont
fut atteint cet enfant était-il, jusqu'à un certain point, lié à la
diathèse goutteuse qu'il tenait de sa grand'mère mater-
nelle.

Il est d'autres diathèses qui ne sont peut-être pas sans
relation avec le diabète. Ainsi nos observations 28, 42, re-

latent dans les antécédents le rhumatisme articulaire aigu.

L'herpétisme, selon quelques auteurs, ne serait même pas étranger au diabète. Redon parle d'une enfant diabétique dont le père et le grand-père étaient atteints de psoriasis. La malade de notre observation 39 avait, à plusieurs reprises dans le cours de son existence, présenté des poussées eczémateuses.

L'impaludisme peut également devenir une des causes du diabète chez la femme, ainsi que l'a démontré Burdel. Seegen (obs. 135) en relate une observation très intéressante. Notre observation 4 peut être classée dans cette variété étiologique.

La constitution hémorrhoïdaire semble assez fréquemment liée au diabète, et l'on doit se demander quelle en est la valeur étiologique. Traduit-elle simplement à l'extérieur, l'état latent d'une diathèse goutteuse? N'est-elle pas plutôt en rapport avec le catarrhe des voies digestives si fréquent chez les diabétiques, et avec le fonctionnement exagéré du foie? Nous pencherions, plus volontiers, vers cette dernière opinion.

Enfin quelques-unes de nos malades, entres autres celle qui fait le sujet de notre observation 111, avaient présenté antérieurement des accidents de nature syphilitique. Nous ne saurions cependant affirmer la nature syphilitique du diabète de cette femme; elle ne présentait, en effet, aucun des troubles cérébraux que certains auteurs réclament comme caractéristique du diabète syphilitique; chez elle, d'autre part, le diabète n'offrait aucun caractère spécial qui pût faire soupçonner l'existence d'un état diathésique dont il n'aurait été que la conséquence.

Le diabète syphilitique est du reste assez rare, puisque Scheinman[1], dans une thèse faite à l'instigation de Leyden,

---

1. Scheinmann *Diabetes mellitus in Syphilis*. Inaug. Dissert., Berlin, 1884.

n'en a réuni que dix cas empruntés à Dub[1], Halla, Seegen, Servantie[2], Ritter[3] et Frerichs[4].

Sur ces dix cas, trois fois seulement Frerichs trouva à l'autopsie des lésions cérébrales de provenance syphilitique. « Dans la généralité des cas, dit l'auteur, tout n'est que doute sur la nature syphilitique du diabète, puisque les résultats heureux que donne l'iodure de potassium ne sauraient être interprétés en faveur de la nature du diabète. » Ce médicament agissant en tant que médicament alcalin peut, en effet, donner d'excellents résultats bien que le diabète n'ait rien de spécifique. Cependant il nous semble que, lorsqu'on verra sous l'influence de ce médicament disparaître le diabète, on est en droit de soupçonner fortement la nature syphilitique de l'affection, attendu que ce n'est pas le propre même des alcalins les plus puissants de guérir rapidement et sans retour un diabète ordinaire.

Existe-t-il chez la femme un diabète de provenance traumatique. Les cas en doivent être bien rares. Nous n'avons, pour notre compte, pu constater que des glycosuries toutes passagères. On ne saurait toutefois mettre en doute cette variété de diabète, en présence des faits relatés par Redon. L'une de ses observations est tirée de la dissertation inaugurale de Niedergass (Berlin, 1873). Il s'agit d'une petite fille de douze ans, chez laquelle le diabète se manifesta onze mois après une chute. Dans l'autre observation qui est de Rossbach (*Berlin. klin. Wochensch.*, 1874), il s'agit d'une petite fille de huit ans qui fut prise d'un diabète avéré quatre semaines après une chute. Dans les deux cas, les symptômes furent aussi complets que possible. Dans le premier, la quantité

---

1. Dub. *Ein Beitrag zur Lehre des Diab. mel.*, in *Prag. Vjhrschr.*, 1863.
2. Servantie, *Thèse* Paris, 1876.
3. Ritter, *Ueber Syphilis des Ruckeninark u. sekundaren Diab. mellit. u. Insip. Jahresb. d. Ges. f. Nat. u. Heilk.* Dresden, 1881.
4. Frerichs, *inaug. Diss. von Cyon*, Berlin, 1864.

d'urine était de 5750 centimètres cubes par vingt-quatre heures, celle du sucre de 62^{gr},50 par litre; dans la deuxième, la quantité de sucre était de 50 grammes par litre. Des complications cutanées, furonculaires, eczémateuses se produisirent, et la mort survint dans l'espace de quelques mois.

CARACTÈRES DE L'URINE

Le diabète revêt ordinairement chez la femme la forme subaiguë ou chronique, à évolution lente et prolongée, à symptômes effacés ou peu marqués. La forme aiguë est rare et s'observe surtout chez les jeunes filles qui n'ont pas encore atteint l'âge de la puberté.

Les premiers signes qui attirent l'attention de la malade ou du médecin sont très variables, comme chez l'homme. Nous aurons à les signaler chemin faisant. Mais quel que soit le phénomène révélateur, c'est toujours l'examen de l'urine qui donne la caractéristique du diabète et qui en assure le diagnostic. L'étude détaillée des modifications subies par la sécrétion urinaire forme donc la préface nécessaire à l'histoire clinique de la maladie.

I. *Coloration.* — Rien de plus variable que la couleur des urines rendues ; on peut poser en règle que l'intensité de la coloration est en raison inverse de la proportion d'eau excrétée. D'ordinaire assez foncée, répondant au type n° 4 de l'échelle de Vogel, la coloration passe facilement au type n° 2 pour peu que la quantité d'urine s'élève au-dessus du chiffre physiologique. D'une manière générale on peut dire que la teinte reste normale tant que la proportion des urines n'atteint pas deux litres et demi à trois litres. Or, chez les femmes, passé l'âge de la ménopause, la polyurie est rarement très marquée; la coloration de l'urine reste donc chez elles à peu près normale, et n'est pas de grande utilité pour le diagnostic. Il n'en est plus de même avant la puberté, ou pendant la période moyenne de la vie, car, à cette époque, c'est la forme aiguë qui se manifeste le plus souvent.

Qu'elle soit pâle ou foncée, l'urine garde cette coloration d'une teinte à peu près égale aussi bien la nuit que le jour. On ne retrouve pas chez la femme diabétique cette inégalité de ton qu'on remarque à l'état sain; ce qui tient à ce qu'un des premiers effets de la maladie est d'égaliser l'émission de l'urine, et de la rendre aussi abondante la nuit que le jour.

L'urine conserve rarement sa transparence habituelle. Elle est d'ordinaire opalescente. Cette opalescence est surtout prononcée lorsque la polyurie est considérable. Elle résulte de la présence dans l'urine d'une quantité plus ou moins grande de mucus. Ce mucus paraît dû à l'irritation que provoque sur la muqueuse des voies urinaires la présence dans l'urine d'une notable quantité de sucre.

L'abondance de l'urine rendue par la malade dans les vingt-quatre heures n'est peut-être pas non plus indifférente à l'apparition de cette opalescence. Toutes les fois, en effet, qu'augmente la polyurie, on est à peu près sûr de la voir s'accentuer. Il est vrai de dire que cette abondance de l'urine est toujours en rapport avec une plus forte élimination de sucre.

Ces caractères de l'urine diabétique peuvent se modifier sous l'influence de complications générales ou locales. L'état fébrile accentue parfois la coloration, et l'urine dans ces cas ne se distingue plus alors en rien d'une urine non diabétique, examinée dans les mêmes conditions.

L'urine diabétique peut donner lieu à des sédiments divers; le plus souvent ces sédiments sont de nature muqueuse. Ils sont constitués par des nuages plus ou moins épais qui se déposent au fond du vase; par des globules muqueux dont l'abondance est en rapport avec le degré d'irritation des voies urinaires, et par suite avec les sensations de pesanteur au bas ventre qu'éprouve la malade.

Dans d'autres cas, quoique plus rarement, on les trouve composés de substances salines, tels que des cristaux d'urates, d'oxalate de chaux.

Un fait qu'il ne faut pas oublier, c'est que si l'on attend quelques jours pour examiner l'urine, on voit le sédiment d'acide urique augmenter par suite de la fermentation sucrée. L'acide carbonique qui en résulte précipite l'acide urique de ses combinaisons. Ces cristaux d'acide urique qui sont le fait d'une précipitation secondaire se reconnaissent, du reste, en ce qu'ils sont incolores et presque toujours de forme losangique.

II. *Densité.* — La densité de l'urine est toujours notablement augmentée; il faut toutefois, pour qu'il en soit ainsi, que la quantité de sucre qu'elle contient soit facilement appréciable à l'aide des réactifs. Quelques grammes de sucre par litre ne modifient pas sensiblement la densité normale. Aussi, aurait-on tort, à l'exemple de Prout, Jordao, Rosenstein, Seegen, Bouchardat, de vouloir utiliser dans tous les cas, comme moyen d'analyse quantitative du sucre, les modifications que peut présenter la densité; si le sucre est en assez grande quantité, l'augmentation de la densité devient plus manifeste.

Elle s'élève notablement au-dessus de la normale, et l'on peut dire, bien que le rapport ne soit pas intime, qu'elle s'élève en raison du sucre que contient l'urine. Cette élévation est, on le comprend, assez variable et, pour ne citer que quelques exemples, nous dirons que nous l'avons trouvée de 1025 avec 5 grammes de sucre par litre, de 1030, 1031 avec 62 et 66 grammes de sucre.

Cette faible densité relative peut s'expliquer par ce fait que l'urine renferme peu d'urée, 8 à 10 grammes par litre.

Nous l'avons vue s'élever chéz d'autres malades :

A 1039 avec 57 grammes de sucre par litre ;

A 1042 avec 58^{gr},50 de sucre par litre ;

A 1046 avec 97^{gr},87 de sucre.

Chez deux autres de nos malades la densité s'élève :

A 1054 avec 65 grammes de sucre par litre.

A 1060 avec 105 grammes de sucre par litre ;

Seegen l'a rencontrée de 1050 à 1055.

Redon parle d'une fillette atteinte de diabète chez laquelle la densité était de 1070.

La densité n'est généralement pas la même pour l'urine de la nuit que pour l'urine du jour, ce qui tient à ce que d'ordinaire le sucre ne se trouve pas en d'égales proportions. Mais cette différence de densité est toujours peu considérable ; ainsi chez notre malade de l'observation 7, la densité était de 1036 pour l'urine du matin avec 29^{gr},32 de sucre par litre, de 1038 pour l'urine du soir avec 51^{gr},27 de sucre.

Toutefois, il ne faudrait pas, même dans ces cas, accorder à la densité une valeur diagnostique trop considérable. Elle peut être dans certains cas de diabète le fait d'une augmentation dans le chiffre de substances autres que le sucre. Ainsi nous avons trouvé dans notre observation 8 une densité relativement considérable avec une petite proportion de sucre. Le présence de l'urée, en excès, donne, dans les cas analogues, l'explication de cette élévation de densité.

Nous avons eu souvent l'occasion de constater la persis-

tance de l'élévation de la densité de l'urine après la disparition passagère du sucre ou la guérison du diabète. Ainsi
chez une de nos malades, la densité se maintient à 1028,
1029, bien qu'il n'y ait plus trace de sucre dans l'urine;
mais il est bon de remarquer que le chiffre de l'urée restait
très élevé à 28^{gr},20; 24^{gr},30 par litre. Chez cette malade
la guérison du diabète n'était que passagère; dans un autre
cas la guérison datait déjà de plusieurs années alors que nous
constations encore une densité de 1026, 1027, 1032 avec
27^{gr},30 d'urée par litre. Chez une autre de nos malades qui
depuis plusieurs années ne présentait plus que des traces
insignifiantes de sucre et chez laquelle la glycosurie n'avait
du reste jamais été très intense, la densité de l'urine restait
à 1026, 1031, avec 22 grammes, 27^{gr},30 d'urée par litre
(Obs. 62.)

AUGMENTATION DE DENSITÉ PAR EXCÈS D'URÉE

Observations.		Densité.	Urée.	Sucre par litre.
38		1027	18.91	3.50
39		1022	19.21	0
90		1025	20.91	4
92		1030	17	10
26		1025	17	0
38		1028	28.20	0
—		1029	28.20	0
2		1025	25	0
108		1027	18	0
—	1882...	1026	30	0
—	1883...	1026	27	0
—	1885...	1032	30	0
62		1025	16.39	0

Par contre, on voit quelquefois une densité peu considérable, avec une assez grande proportion de sucre. Ainsi dans
une des observations de Redon, où la densité n'est que de
1025, on constate la présence de 62,50 de sucre par litre;
mais ce qui explique cette particularité, c'est que cette
urine ne renfermait que 9,40 d'urée. Il en était probablement

de même dans l'observation 7 du même auteur. L'urine, rendue par le malade qui fait le sujet de cette observation, ne contenait pas moins de 80 grammes de sucre par litre, et cependant, la densité n'était que de 1026. Dans notre observation 48, la densité était également faible pour une urine qui contenait 97 grammes de sucre environ par litre, tandis que la quantité d'urée n'était que de 11,70, et l'acide urique de 0,26.

En tout cas, pour que la densité fournisse des indications qu'on puisse utiliser, il est nécessaire de la rechercher peu de temps après l'émission des urines. Il ne faut pas oublier que l'élévation de la densité, due chez les diabétiques à la présence du sucre dans l'urine, diminue aussitôt que commence à se produire la fermentation sucrée.

Voici un tableau qui donne une idée de la densité que l'urine a présentée chez certaines de nos diabétiques.

Observations.	Densité.	Urée.	Sucre par litre.
59	1011	8	2.25
53	1016	5	11.10
56	1017	18.21	Traces.
20	1019	6.50	29.32
60	1020	15.37	13.32
43	1021	5	31
37	1022	6.105	50
39	1022	19.21	11.10
62	1022	12	30
89	1022	12.60	6
24	1023	6.70	45.60
38	1023	16.65	11
67	1024	16.52	26.64
68	1023	16.52	26.61
3	1024	19.21	3.55
4	1024	19.21	Traces.
5	1024	21.5	1.50
106	1025	8.9	15
91	1026	9	33
60	1027	6.90	53.28
28	1028	9	2
62	1028	12	30
103	1028	37	80
31	1830	13	47
47	1030	10.24	62.60

Observations.	Densité.	Urée.	Sucre par litre.
65	1030	10.24	62.60
76	1030	14	42
92	1030	17	18
35	1031	15.37	47
48	1031	12.81	48.84
2	1032	15.20	45
30	1032	22.05	6.15
44	1032	17	51
61	1032	14	52.65
102	1032	14	34
52	1033	10.20	59.60
55	1033	9	40
13	1035	10	55
50	1035		12.60
57	1035	16.65	13.32
67	1035	7.68	66.60
72	1035	13.20	41.65
96	1035	7.68	37.74
7	1036	16.65	29.30
104	1036	22.10	36
26	1037	8.30	69.93
51	1037	7.68	79.92
58	1037		49
70	1037	19.21	52
7	1038	15	54.27
92	1038	12	52
72	1039	13	63
51	1040	11	70
58	1040	27	58
64	1040	5.12	93
51	1042	6.40	99.90
77	1043	9	72
51	1045	11	91
14	1060	9	105

III. *Acidité*. — L'acidité n'est pas moins modifiée que la densité et la coloration.

L'urine est ordinairement acide, plus acide même qu'à l'état normal. Cette augmentation de l'acidité au moment de l'émission est surtout appréciable dans les cas de diabète à forme chronique, où la polyurie est peu considérable. On la trouve égale à $2^{gr},50$, 3 grammes et plus d'acide oxalique, par litre.

Lorsqu'il y a polyurie, elle paraît moins prononcée; mais si l'on tient compte du degré d'acidité de plusieurs litres d'urine rendus par le malade, on arrive à se convaincre que, ici encore, l'acidité a augmenté.

L'acidité à une époque avancée du diabète perd ses caractères physiologiques. Moins marquée dans les urines de la nuit, elle s'accuse plus nettement dans l'urine des repas. On se rend, du reste, très bien compte de cette particularité, puisque l'un des caractères de la sécrétion de l'urine chez le diabétique, c'est la modification de son rhythme. Or, chez la femme plus que chez l'homme, on peut constater l'existence de cette modification qui consiste dans la diminution de la sécrétion après les repas, dans son augmentation pendant la nuit. On comprend que, dans ces conditions, l'urine soit plus acide après les repas, puisqu'elle est moins diluée qu'à l'état sain, on comprend qu'elle le soit relativement moins la nuit, puisqu'elle est plus abondante.

La cause de l'acidité primitive de l'urine chez les diabétiques ne paraît due à aucune cause spéciale. Elle ne relève probablement que de la proportion plus considérable des éléments normaux que renferment ces urines (urée, acides urique, phosphorique).

Mais il n'en est pas de même de l'acidité consécutive, qui va s'accentuant au fur et à mesure que se développe la fermentation sucrée. Cette acidité, qui est en rapport avec la quantité de sucre, se développe d'autant plus vite que la température extérieure est plus élevée. Une fois développée, elle est d'autant plus considérable qu'on s'éloigne davantage du moment de l'émission. Elle peut doubler dans l'espace de quelques jours. Ainsi, dans une de nos observations, l'acidité qui égalait, au moment de l'émission, 2 grammes d'acide oxalique, était au bout de deux jours de 5 à 6 grammes. Cette acidité secondaire est en rapport avec la quantité d'acide carbonique résultant de la fermentation sucrée, et qui reste en solution dans l'urine.

L'acidité de l'urine chez nos diabétiques ne nous a paru que médiocrement influencée par l'ingestion de substances alcalines. Elle diminue d'ordinaire, mais ne disparaît jamais, bien que nous ayons fait prendre jusqu'à 8 et 10 grammes de bicarbonate de soude par jour à certaines de nos malades, et souvent, concurremment avec une demi-bouteille et même une bouteille d'eau de Vichy par jour. On ne peut nier toutefois que l'ingestion des alcalins ne nuise à la rapidité du développement de la fermentation. Elle la retarde souvent. L'acidité dans ces cas ne se manifeste nettement que lorsque déjà la fermentation ammoniacale a parcouru son évolution, six à huit jours après l'émission.

L'acidité primitive chez les diabétiques n'est pas constante, l'urine à l'émission peut être alcaline. Dans une de nos observations, l'alcalinité apparut au moment où se manifesta de l'albuminurie ; et ce qui nous prouve que c'était bien là la cause de cette alcalinité, c'est que l'acidité diminue ou disparaît alors, comme dans nos observations 58, 59, chez des malades qui n'ont souvent pris que d'assez faibles doses de médicaments alcalins.

Il est probable que cette diminution d'acidité tient à ce que l'albuminurie qui fait baisser la quantité de sucre, fait en même temps baisser celle des autres éléments de l'urine.

La présence du pus dans l'urine, dû à une cystite accidentelle, ne modifie pas l'acidité de l'urine ainsi que nous avons pu le constater dans nos observations 39, 51, 58, 76, 101.

Pour que se produise l'acidité secondaire, il faut que la quantité de sucre soit assez considérable. Lorsque la glycosurie est médiocre, la fermentation acide n'a pas lieu, et l'urine se putréfie au bout de quelques jours, comme si elle ne renfermait pas trace de sucre. Il semble aussi que la présence en excès des autres éléments de l'urine favorise le développement de l'acidité secondaire. Il nous est arrivé, dans des cas de diabète léger (Obs. 95), alors que le sucre n'était pas notablement augmenté par l'ingestion des aliments, de voir l'urine de la nuit, plus riche en acide urique et en urée, passer à l'état acide, bien qu'elle ne contînt pas beaucoup plus de sucre que l'urine du jour.

IV. *Polyurie.* — Bien que la polyurie soit une des manifestations du diabète, on aurait tort de la croire considérable chez la femme adulte; elle est souvent à peine marquée. Dans la généralité des cas, en effet, la quantité d'urine émise dans les vingt-quatre heures est de 2 à 3 litres. Nous ne l'avons qu'exceptionnellement vue dépasser 4 litres et atteindre 5 litres comme dans nos observations 19, 37, 59, 64, 68), ou 6 litres (Obs. 106). Une seule fois elle atteignit 7 litres, mais rien ne prouve que, dans cette observation, la polyurie fût plutôt une conséquence du diabète que de la néphrite interstitielle (Obs. 37).

Elle ne fut pas plus considérable dans les faits que relate Seegen; c'est entre 2 et 4 litres qu'oscille la quantité d'urine rendue par ses malades. Dans un seul cas, on voit l'émission s'élever de 4 à 6 litres.

Elle est plus nettement accusée lorsque le diabète se montre avant la puberté. Ainsi dans les observations que relate Redon, on trouve des fillettes rendant 7 litres, et même 8 litres d'urine en vingt-quatre heures. Bamberger parle d'une jeune fille de vingt-huit ans qui ne rendait pas moins de 26 litres d'urine par jour. Mais ces cas de polyurie excessive sont, même à cet âge, tout à fait exceptionnels. Le chiffre de 3 et 4 litres doit être tenu pour l'expression de la moyenne des urines rendues dans les vingt-quatre heures.

Dans tous les cas, une polyurie très prononcée est d'un pronostic grave; liée au diabète seul, elle peut faire redouter le passage de cette maladie de la forme chronique à la forme aiguë ; indépendante du diabète, elle est l'indice d'une affection rénale concomitante, ou produite par le diabète lui-même, affection rénale qui ne peut qu'épuiser la malade, et faire redouter l'apparition d'accidents sérieux tels que l'urémie (néphrite interstitielle).

Il est rare que la polyurie reste toujours la même. Comme elle n'est qu'une des conséquences du diabète, on comprend qu'elle présente des oscillations qui sont en rapport avec cette maladie, c'est-à-dire avec la quantité de sucre éliminée. Aussi peut-on être sûr d'une aggravation quand on voit la polyurie augmenter. Les malades elles-mêmes savent, du reste, à cet égard, parfaitement à quoi s'en tenir, attendu que lorsque s'accentue la polyurie, on voit s'accuser en même temps, d'une façon plus nette, tous les autres symptômes du diabète.

A cet égard, les variations de la glycosurie offrent un grand intérêt ; elles suivent une marche parallèle à celles de la polyurie. On peut même affirmer, se basant sur ce rapport presque constant chez nos malades, que, dans la généralité des cas, la polyurie était le fait de la glycémie. L'augmentation dans l'émission de l'urine, conséquence d'une aggravation de la maladie, et souvent due à un écart de régime, n'a cependant jamais été très considérable. C'est à peine si la polyurie s'élevait d'un litre par vingt-quatre heures. Mais il serait difficile de préciser les rapports exacts entre l'élimination du sucre et la sécrétion de l'urine ; car nous avons vu des malades chez lesquelles la sécrétion de l'eau n'était que faiblement augmentée, tandis que la même quantité de sucre l'élevait considérablement chez d'autres. Aussi, comme nous le disions dans notre *Traité du diabète*, sans nier les rapports qui existent entre la glycosurie et la polyurie, doit-on admettre que, chez les diabétiques, un des facteurs de la polyurie échappe encore à nos investigations.

Une preuve toutefois que la glycosurie est une des causes de la polyurie, c'est que lorsque la glycosurie vient à diminuer, avec cette diminution baisse la polyurie. C'est ce que nous avons pu observer dans la plupart de nos observations.

Ainsi dans l'observation 95, la quantité de l'urine qui était en août 1878 de 2240 centimètres cubes avec 25,80 de sucre par litre, tombe en novembre à 1500 centimètres cubes avec 13,50 de sucre. Dans l'observation 51, elle tombe de 3 litres à 2 avec une quantité de sucre baissant de 77.80 à 48.84.

Il en est de même des autres observations.

Dans l'observation 29, par exemple, la quantité d'urine éliminée qui est de 3 litres avec 47 grammes de sucre par litre, tombe à 2 litres avec 13 grammes. Mais dans aucune d'elles le fait n'a été plus frappant que dans l'observation 18, où l'on voit la quantité d'urine éliminée présenter des oscillations véritablement étonnantes, monter ou descendre de 2 à 3 litres par suite de l'apparition dans cette urine d'une proportion de sucre variant de 15 à 25 grammes par litre.

Il est des cas, l'observation 19 par exemple, où les variations de quantité de l'urine émise ne suivent pas d'une façon aussi intime les variations de la glycosurie, et l'on est en droit de se demander si la polyurie ne tient pas alors, pour une part, à une complication, à une néphrite interstituelle, comme, à notre avis, c'était le cas dans cette observation. On arrive à en avoir, du reste, la preuve, lorsque faisant baisser le chiffre du sucre, on voit persister l'hypersécrétion rénale, hypersécrétion qui n'est plus en rapport avec la quantité du sucre.

Ce n'est pas toujours à une aggravation de la maladie que correspond l'augmentation de la polyurie, c'est parfois sous l'influence du traitement qu'elle s'exagère, alors que baisse la quantité de sucre éliminé. La plupart des malades de Seegen, dont le diabète est modifié par les eaux de Carlsbad, voient, en même temps que baisse le sucre, augmenter la quantité d'urine éliminée dans les vingt-quatre heures.

L'exagération de la polyurie n'est, du reste, jamais très considérable, elle est de 1 à 2 litres, souvent moins. Ainsi l'urine monte de 2700 à 3000 centimètres cubes, de 3000 à 4000 centimètres cubes. — Mais cette augmentation est toute passagère, elle cesse ordinairement quand finit la cure d'eau. Elle est étrangère au diabète, et résulte de l'action diurétique de l'eau de Carlsbad.

Si peu marquée qu'on la suppose, la polyurie fait rarement défaut. Seegen cite cependant quelques cas où ce symptôme manquait. Ainsi dans ses observations 68, 70, 76, la quantité d'urine éliminée dans les vingt-quatre heures oscillait entre 550 et 1100 centimètres cubes.

Comme Seegen nous avons pu observer des cas de diabéte chez la femme où la quantité des urines atteignait à peine la limite physiologique. — Elle n'était que de 1500 à 1600 centimètres cubes chez les malades de nos observations 1, 14, 23. Elle n'était que de 1400 centimètres cubes, chez la malade de notre observation 70 et de 1250 centimètres cubes seulement chez les malades des observations 57 et 60.

Ces faits sont rares, et ne sauraient infirmer la règle qui veut que, avec le diabète, existe une polyurie plus ou moins prononcée. Du reste lorsqu'on examine attentivement les faits, on s'aperçoit que, le plus souvent, comme dans les observations 68 et 70, il ne s'agit que de diabète léger; quand il s'agit de diabète intense, comme dans l'observation 76, on est en droit de se demander s'il n'existe pas quelque complication qui permette de se rendre compte de cette diminution dans l'élimination de l'urine.

Cette oligurie est parfois inexplicable. Dans certains cas, elle est liée à l'apparition d'une complication telle que la phthisie (Obs. 14., 28) d'une inflammation locale, d'une néphrite parenchymateuse (Obs. 58.) Dans d'autres cas, elle est le fait d'une colique hépatique (Obs. 60), dans d'autres enfin elle n'est que la conséquence de le cachexie diabétique.

Les deux tableaux suivants, ayant trait l'un à des cas de diabète sans polyurie et l'autre à des cas de diabète avec polyurie, permettront de juger d'une part de la rareté relative du diabète sans polyurie, puisque nous ne l'avons rencontré que neuf fois avec ce caractère, et d'autre part de constater que, en général, la polyurie augmente avec l'intensité de la glycosurie.

DIABÈTE SANS POLYURIE

Observations.	Sucre par 24 heures.	Quantité d'urine.
1	68	1550
3	7	1600 à 1800
5	3	1800
28	3.20	1600
93	19	1500
63	78	1750
62	10	1800
30	40	1545
14	107	1500

DIABÈTE AVEC POLYURIE

Observations.	Sucre par 24 heures.	Quantité d'urine.
2	90	2000
8	90	2000
12	54	2000
35	72	2000
21	80	2000
34	50	2000
38	101	2000
55	90	2000
95	80	2000
105	30	2000
97	96 à 133	2000
92	130	2500
7	104	2500
11	50	2500
33	140	2500
19	100	2500
13	95	2500
90	132	2500

Observations.	Sucre par 24 heures.	Quantité d'urine.
92	105	2500
103	80	2500
59	6.74	3000
68	60	3000
91	99	3000
4	180	3000
18	74	3000
20	141	3000
22	120	3000
26	209	3000
48	231	3000
51	293	3000
61	145	3000
67	226	3000
73	123.95	3000
87	196	3000
28	135	3000
32	90	3000
33	140	3000
42	142	3000
46	150	3000
52	199	3000
83	135	3000
102	136	3000
96	90	3000
98	144	3000
58	30	4000
31	188	4000
45	192	4000
44	204	4000
47	26	4000
76	190	4000
77	244	4000
101	124	4000
106	220	4000
50	200	4000
55	228	4000
65	239	4000
104	116	4000
24	228	5000
37	275	5000
64	465	5000
27	380	5000
67	250	5000
74	124	6000
109	300	6000
78	472	7000

La polyurie diabétique s'accompagne d'une modification dans le rhýthme de la sécrétion de l'urine. On sait que les deux tiers environ de l'urine excrétée par l'homme en état de santé, soit environ 1000 grammes, sont rendus pendant les douze heures de jour, et que 500 grammes seulement appartiennent aux douze heures de nuit. Ce que nous avions déjà signalé d'une manière générale existe d'une façon très nette chez la femme diabétique. Les quantités d'urine rendues pendant le jour et la nuit s'égalisent peu à peu, et bientôt pour peu que le diabète s'accentue, on voit la proportion d'urine rendue la nuit surpasser celle du jour. Dans notre observation 95 les quantités sont à peu près égales avec 13 grammes de sucre par litre. Dans l'observation 51 on voit également augmenter la quantité d'urine rendue la nuit. Cette particularité s'est surtout accentuée dans les derniers jours où la malade n'éliminait pas moins de 97,87 de sucre par litre.

C'est à tort, à notre avis, qu'on voudrait faire revivre l'opinion émise par certains auteurs que, chez le diabétique, la quantité d'urine éliminée est supérieure à celle des boissons ingérées ; dans aucune de nos observations, nous n'avons pu constater un fait semblable, la quantité d'urine rendue a toujours été inférieure. Deux observations de Redon et de Seegen signalent seules une proportion d'urine supérieure à celle des boissons. Dans l'une, celle de Seegen, il s'agit d'une malade qui rendait 2275 centimètres cubes d'urine par jour ; le fait est indiqué sans que l'auteur entre dans plus de détails. Or on nous permettra de douter de son assertion jusqu'à plus ample informé, attendu que la quantité d'urine rendue est trop peu considérable. Dans une autre due à Kieser, il est bien dit que l'enfant, âgée de quinze ans, ne but en cinquante-neuf jours que 388 litres, et rendit 407 litres ; mais pour nous cet écart est insuffisant pour démontrer la formation d'eau de toute pièce, et nous pensons que, pour l'expliquer, il suffit de faire intervenir l'eau contenue dans les aliments qu'absorbait la malade.

D'ordinaire la quantité d'urine éliminée est notablement inférieure à celle des boissons bues. Lorsque l'attention est dirigée de ce côté, on constate, comme dans l'observation 10 de Seegen, que, si la quantité des urines rendues en vingt-quatre heures est de 2700 centimètres cubes, celle des boissons, est de 3000 centimètres cubes. Chez une femme de vingt-deux ans dont le cas est cité par Corneliani, où la polyurie était intense, la quantité des boissons était de 29 litres, celle des urines rendues de 15.

Les malades elles-mêmes ont, du reste, parfaitement conscience des rapports qui existent entre l'ingestion des boissons et l'élimination des urines, et vous disent très bien que l'émission des urines augmente ou baisse dans des conditions qui sont en rapport avec l'ingestion des boissons.

V. *Glycosurie.* — D'une manière générale, la glycosurie ne se présente pas dans l'urine de la femme diabétique avec ce degré d'intensité qu'on rencontre si fréquemment chez l'homme diabétique, ce qui tient à ce que la forme aiguë du diabète est plus rare chez la femme.

C'est seulement chez la femme, qui n'a pas encore atteint la puberté, que s'accentue parfois la glycosurie diabétique. On voit l'élimination du sucre atteindre alors des chiffres considérables. Elle s'élève à 50, 60, 70, 80, 95, 98 et 105 grammes de sucre par litre, et souvent il y a polyurie. Ainsi dans l'observation 10 de Redon empruntée à Seegen, cette élimination du sucre était de 70 grammes par litre, et la malade, âgée de onze ans, rendait de 4 à 7 litres d'urine par jour. Dans l'observation 11, également due à Seegen, la quantité de sucre éliminée variait de 82 à 95 grammes par litres d'urine ; celle de l'urine était de 3450 centimètres cubes par vingt-quatre heures. Dans l'observation 19, due à Niedergassen, la quantité de sucre était de 62,50 par litre, celle de l'urine de 5750 centimètres cubes.

La quantité de sucre éliminée dans ces cas est, par conséquent, considérable, et ne s'élève pas à moins de 280, 345 et 490 grammes par vingt-quatre heures. Cette glycosurie intense ne se rencontre guère que dans les cas de diabète à forme aiguë, qui parcourent rapidement leur évolution. Aussi dans les cas que nous venons de citer, alors qu'on constatait cette énorme quantité de sucre dans les urines, on observait des complications de diverse nature, de l'induration pulmonaire, de l'eczéma, des furoncles, des excoriations, et souvent une mort rapide. Nous avons observé plusieurs faits analogues, ainsi qu'on peut le voir dans les tableaux suivants.

Mais chez la femme adulte, la quantité de sucre éliminée dans les vingt-quatre heures est, en général, moins considérable. La moyenne de sucre rendue par nos malades a été de 30 à 50 par litre avec 2 à 3 litres d'urine.

Le chiffre a été souvent beaucoup plus faible, tombant à 15 à 20 grammes par litre, et même au-dessous.

GLYCOSURIE DE 0 A 100 GRAMMES

Observations.	Densité.	Sucre par 24 heures.	Quantité d'urine.	Age du diabète.
1	—	68	1550	15 ans.
2	1027	90	2000	10 —
3	1024	7	1600 à 1800	récent.
5	1024	3	1800	1 an.
8	—	90	2000	15 —
11	—	50	2000	6 mois.
30	1032	13	2500	5 ans.
35	1031	72	2000	3 —
39	1027	52	2000	10 —
55	1033	90	2000	2 —
58	1028	30	4000	12 —
59	1015	6.75	3000	2 —
62	1025	75	1800	2 —
68	1025	60	3000 à 5000	3 —
89	1022	24	3000	récent.
91	1026	99	3000	—
103	1028	80	2500	—
105	—	60	2000	6 ans.
111	1035	35	1400	récent.

GLYCOSURIE DE 100 GRAMMES ET AU-DESSUS

Observations.	Densité.	Sucre par 24 heures.	Quantité d'urine.	Age du diabète.
4	1038	180	3000	récent.
7	1038	104	2500	4 ans.
13	1035	100	2500	3 —
14	1060	105	2500	
15	1028	192	4000	
20	1037	141	3000	3 ans.
24	1023	228	5000	4 —
26	1037	209	3000	1 —
33	1035	140	2500	2 —
31	1030	188	4000	2 —
37	1023	275	5000	récent.
38	1030	100	2000	6 mois.
44	1032	204	400)	récent.
47	1031	250	4000	3 ans.
48	1037	231	3000	4 —
51	1042 à 1046	293	3000	7 —
53	1030	154	3000	8 —
57	1040	133	2000	1 —
61	1032	155	3000	3 —
64	1040	465	5000	2 —
65	—	148 à 289	3000 à 4000	2 —
67	1035	107 à 226	2500 à 3000	7 —
70	1039	116	1400	3 —
73	1035	123	3000	récent.
76	1035	190	4000	—
77	1043	244	4000	2 ans.
78	1037	472	7000	5 —
87	1030	156 à 196	3000	5 —
90	1035	132	2500	3 —
92	1030	105	2500	récent.
101	1036	124	3500	2 —
102	1032	136	3000 à 4000	4 —
106	1026	360	000	10 —
109		300	6000	8 —
110	1040	130	2000	3 —

D'après le relevé que nous avons fait de ses observations, Seegen arrive aux mêmes conclusions que nous. Les deux chiffres les plus élevés qu'il signale ont trait à deux femmes jeunes encore, et, par conséquent, plus exposées à présenter les symptômes de la forme aiguë du diabète. L'une d'elles était âgée de vingt-deux ans et rendait 68 grammes de sucre par litre, et 5780 centimètres cubes d'urine par jour ; l'autre, âgée de trente-six ans, en rendait 60 grammes par litre avec 5300 centimètres cubes.

La glycosurie ne paraît pas affecter pendant tout le cours du diabète une marche uniforme. Si, dans le début, elle semble n'exister que le jour, et par conséquent être en rapport surtout avec l'ingestion des aliments, n'existant dans l'urine de la nuit qu'à l'état de vestige, il n'en est plus de même à une époque avancée de la maladie. Les quantités de sucre éliminé sont alors à peu près aussi considérables dans l'urine de la nuit que dans celle du jour. Parfois, elles sont sensiblement plus fortes, sans qu'on puisse s'expliquer cette particularité d'une façon tout à fait satisfaisante; ce caractère peut en effet se présenter même quand la malade, ne s'astreignant à aucune règle, comme dans notre observation 5, devait naturellement rendre plus de sucre dû à l'ingestion des aliments, dans l'urine du jour que dans celle de la nuit. Seegen paraît avoir observé des cas analogues. On trouve, dans son observation 90, l'histoire d'une femme diabétique qui rendait la nuit 42 grammes de sucre, et le jour seulement 36 grammes.

L'élimination du sucre ne se fait donc pas à toutes les époques du diabète d'une manière uniforme. Nous avons été à même d'observer chez la femme plusieurs types d'élimination. Tantôt la glycosurie ne s'observe que dans l'urine du jour; on ne trouve pas trace de sucre dans l'urine de la nuit. Tantôt on en constate, bien qu'en moins grande quantité, dans l'urine de la nuit; c'est ce qui arrive ordinairement à une époque plus avancée de la maladie. Tantôt enfin, le chiffre est à peu près le même dans l'urine du jour que dans celle de la nuit. Cette particularité s'explique parfois par le fait que l'alimentation a lieu aussi bien la nuit que le jour; mais dans certains cas on ne peut avoir recours à cette interprétation, et l'on est en droit de se demander si, au bout d'un certain temps, les membranes du rein ne perdent pas la propriété de se laisser traverser rapidement par une grande quantité de sucre. C'est l'explication la plus rationnelle; car on ne saurait admettre que, si l'urine est plus sucrée, c'est qu'elle est plus condensée la nuit que le jour, puisque la sécrétion urinaire change de rhythme, le rein éliminant la nuit une quantité d'eau égale et parfois supérieure à celle du jour.

Quelle que soit la cause réelle du phénomène, il devient d'une extrême gravité, au point de vue du pronostic, lorsqu'on ne peut l'expliquer par l'alimentation; il coïncide alors avec l'amaigrissement; il indique que la puissance de transformation du foie est arrivée, par le fait de la maladie, à ce point qu'il se forme dans cet organe du sucre aux dépens de toutes les substances alimentaires, et même aux dépens de l'économie elle-même : il devient le signe précurseur d'une terminaison prochaine.

En dehors des oscillations qu'imprime à la glycosurie la marche régulière du diabète, elle subit l'influence de nombreux modificateurs qu'il est essentiel d'indiquer.

Autant que nous avons pu le constater, il nous semble que le diabète, comme la goutte, présente chez la femme des oscillations annuelles; qu'il existe deux époques de l'année, l'automne et le printemps, où, sans imprudence, sans retour à un régime féculent, on observe une aggravation de la glycosurie. Seegen paraît avoir constaté le même fait sans y attacher d'importance, sans même le signaler d'une façon particulière. Ainsi, dans l'une de ses observations, on suit très bien le retour périodique et la marche progressive de la glycosurie qui, en 1866, 1868, 1869, ramène la malade à Carlsbad.

Ces retours périodiques vont s'accentuant ou diminuant

en intensité. Dans le premier cas, ils se prolongent et finissent toujours par laisser après eux un diabète permanent. Dans le deuxième cas, la durée en est plus courte et ils se terminent par la guérison (Obs. 96).

Mais les oscillations les plus prononcées se produisent sous les diverses influences que nous allons passer en revue.

Modificateurs psychiques. — Le diabète, ainsi que nous l'avons vu, ne reconnaît souvent pas d'autres causes que des causes morales. Aussi n'est-il point étonnant de le voir s'aggraver et reparaître parfois sous l'influence de l'une quelconque de ces causes.

Les rechutes du diabète sont fréquentes et souvent nous les voyons provoquées par des chagrins (Obs. 20, 30, 46, 56). Chez deux de nos malades, la glycosurie se manifesta à nouveau, alors que le diabète avait cessé depuis longtemps, à la suite du chagrin que leur causa la maladie ou la mort de leur mari (Obs. 14 et 45). Chez une autre, ce fut la mort de son père qui provoqua le retour de la glycosurie.

Dans d'autres cas, des émotions vives, des contrariétés, de la fatigue peuvent expliquer le retour de la glycosurie.

Modificateurs diététiques. — Tout le monde connaît l'influence heureuse qu'exerce sur la glycosurie la suppression des fécules. On sait qu'il suffit parfois au début du diabète de soumettre les malades à un régime sévère pour voir diminuer et même cesser l'excrétion du sucre. Bien que nous n'ayons pas constaté des résultats aussi satisfaisants que ceux que signale Cantani, qui ne se contente pas, il est vrai, de la suppression des fécules, nous n'en avons pas moins vu diminuer et même cesser presque complètement la glycosurie par le fait seul de l'abstention des fécules (Obs. 18, 67). D'autre part, nous avons fréquemment observé la réapparition du sucre dans l'urine à la suite d'un retour hâtif à l'alimentation habituelle. Cette réapparition de la glycosurie ne reconnaît pas d'autres causes dans bon nombre de cas qu'une erreur de régime, ou l'usage d'aliments trop féculents, ou de boissons sucrées telles que la bière et le cidre.

Modificateurs pathologiques. — Parmi les maladies intercurrentes que nous avons été à même d'observer chez nos diabétiques, nous citerons la varioloïde qui survint chez la malade de notre observation 38. Cette malade dont le diabète avait disparu par l'usage des alcalins et l'abstention des féculents, fut prise de varioloïde sans que le sucre reparût dans l'urine.

L'érysipèle qui se manifesta chez une autre de nos malades et qui fut assez grave pour nécessiter une incision n'aggrava nullement le diabète qui était en voie de décroissance. La glycosurie n'augmenta pas.

Il n'en fut pas de même pour le rupia dont fut atteinte la malade de notre observation 17.

Cette jeune fille, dont la glycosurie avait disparu et dont les urines n'avaient que 1017 de densité, vit sous l'influence d'un rupia qui se généralisa, s'étendant aux bras, aux jambes, la glycosurie reparaître et les urines contenir 35 grammes de sucre par litre.

L'année suivante la même malade fut atteinte de la rougeole à la fin de sa cure à la Bourboule, alors que l'analyse donnait :

Quantité 1950 ; densité 1041 ; sucre 80 par litre ; urée 25.

Lorsque nous la vîmes quelques jours après la terminaison de sa rougeole, l'analyse nous donna les résultats suivants.

Urine du matin :

Densité 1036 ; sucre 29,32 ; urée 16,65.

Urine du soir :

Densité 1038 ; sucre 54,27 ; urée 15.

Quantité d'urine 2500.

En nous en rapportant à ce seul fait, nous serions donc en droit de conclure que la rougeole a sur la glycosurie une influence heureuse ; puisque le sucre est tombé de 150 gr. à 104,45 par jour. Mais en présence de ce fait unique et surtout en raison de l'action possible de la Bourboule, nous croyons plus rationnel de nous abstenir de porter un jugement à cet égard.

L'urticaire semble avoir joué un rôle plus actif chez la malade de notre observation 12 qui, à la suite d'une éruption ortiée, vit reparaître la glycosurie qui avait cessé depuis trois mois ; mais il est juste de dire que cette poussée glycosurique nouvelle n'était peut-être que le fait d'émotions vives dont l'urticaire elle-même n'était que la conséquence.

Nous ne ferons que signaler en ce moment l'influence de la néphrite parenchymateuse sur la glycosurie dont elle provoque la disparition lorsqu'elle est prononcée. Ce sont probablement des faits analogues qui avaient porté certains médecins à regarder l'albuminurie comme une des causes de guérison du diabète.

Cette suppression de la glycosurie par le fait de la néphrite parenchymateuse n'a du reste rien d'extraordinaire, car on sait qu'elle diminue ou disparaît sous l'influence des complications diverses qui portent une atteinte grave à la vie des malades, pneumonie, phthisie. Nous l'avons vue baisser chez des malades acétonémiques, chez la malade de notre observation 84 le sucre tomba de 150 grammes à 30 peu de temps avant la mort. Chez nos malades atteintes d'affections cardiaques, elle baissa également à l'approche de la mort.

Chez la malade de notre observation 76 atteinte d'affection cardiaque, de catarrhe gastro-intestinal et d'hépatite, l'analyse de l'urine nous donnait comme résultat peu de temps avant la mort.

Urine du matin :

Densité, 1012; urée, 13 grammes; sucre 0.

Urine du soir :

Densité, 1011; urée, 11,90; sucre, 0.

Signalons encore, comme modificateur pathologique possible de la glycosurie, les coliques hépatiques dont furent atteintes plusieurs de nos malades. Mais actuellement nous ne ferons que mentionner leur action sur la glycosurie, nous réservant de l'étudier plus complètement à propos des manifestations hépatiques dans le diabète.

Modificateurs physiologiques. — Sous ce chef nous comprenons la menstruation et la grossesse dont l'influence sur le diabète de la femme est trop importante pour que nous ne leur consacrions pas un chapitre spécial.

Modificateurs thérapeutiques. — Ce sont les plus puissants entre tous les modificateurs de la glycosurie. Sous ce nom on doit comprendre tous les médicaments qu'on a à tort ou à raison conseillés contre le diabète. Nous n'étudierons pas actuellement l'action qu'ils exercent sur le diabète même. Nous nous contenterons d'indiquer sommairement les modifications que subit la glycosurie lorsqu'on vient à les prescrire à un diabétique.

Les plus actifs sont les eaux minérales. Nous avons vu sous l'influence des eaux de Vichy, de la Bourboule, de Contrexeville et de Carlsbad disparaître la glycosurie. Ainsi chez la malade de notre observation 1 une première cure à Vichy, en 1876, fait tomber le sucre de 47 grammes à 18; une deuxième cure en 1877 le fait tomber à 0. Chez une autre malade le sucre tombe également de 240 grammes à 0.

Le résultat n'est pas moins heureux avec les eaux de la Bourboule chez la malade de notre observation 62, ainsi qu'on peut en juger par le tableau suivant :

```
En 1877, sucre................ 75      2500
Cure faite à la Bourboule...... 10     2500
En 1878, sucre................ 2
Cure à la Bourboule.......... 0
```

Sous l'influence des eaux de Contrexeville, le sucre disparaît également de l'urine chez la malade de notre observation 20. Même résultat par le fait de l'eau de Carlsbad chez la malade de notre observation 52, dont l'urine donnait à l'analyse les résultats suivants avant le traitement :

Densité, 1042; sucre, 58 grammes par litre avec 3000 centimètres cubes par vingt-quatre heures.

Ces résultats ne s'obtiennent pas toujours ainsi qu'on vient de le voir dès la première cure. Ils sont plus ou moins persistants, parfois durables. C'est très certainement à l'action des eaux de la Bourboule qu'il faut attribuer la suppression complète de la glycosurie chez la malade de notre observation 62, suppression qui persiste encore après plusieurs années.

		SUCRE	
		Départ.	Retour.
Cure....	1877	75	10
—	1878	2	0

Quantité d'urine 2500.

L'effet est parfois moins complet, c'est-à-dire que la glycosurie persiste bien qu'atténuée. Ainsi dans l'observation 19, trois cures faites à Vichy ne peuvent que faire tomber le sucre de 100 grammes à 25. Il en est de même chez la malade de notre observation 60 qui, à l'aide des eaux de Vittel, de Vals, de Vichy, put bien faire baisser le chiffre du sucre, mais n'arriva pas à le faire disparaître complètement. De 50 grammes par litre, il tomba à 2 grammes.

Dans l'observation 27, on voit le sucre diminuer sous l'influence des eaux de la Bourboule ; une cure à cette station le fait tomber de 20,98 par litre à 8,87.

Il tombe également de 135 grammes à 45 chez la malade

de notre observation 28 à la suite d'une cure faite au Mont-Dore.

Les eaux de Neunahr, de Carlsbad ne nous ont également donné que des résultats incomplets chez les malades des observations 36 et 40.

Il n'est pas jusqu'aux eaux de Neris qui, chez l'une de nos malades, n'aient donné d'excellents résultats, ainsi qu'on peut en juger par le tableau suivant :

Année 1884.	Densité.	Urée.	Sucre.	
26 mars......	1032	12.17	82.70	
24 juin.......	1030	17.20	22	(Cure à Néris).
7 août......	1031	15	5.70	

Ces résultats, qu'ils soient complets ou incomplets, ne sont pas, il faut bien le reconnaître, toujours persistants. Que de fois n'avons nous pas vu chez des malades qui quittaient les stations thermales dont nous venons de parler sans glycosurie ou ne présentant plus qu'une glycosurie très faible, reparaître le sucre dans les urines avec une intensité parfois atténuée, mais toujours plus grande qu'au départ de la source.

Ainsi, pour ne citer que quelques exemples, la malade de l'observation 60 quitte Vichy avec 2 grammes de sucre par litre; mais bientôt le sucre reparaît à la dose de 40 grammes par litre.

Dans l'observation 30, où la glycosurie avait disparu à la suite d'une cure faite à Vichy en 1878, nous la voyons reparaître et nous notons:

En 1879, 8 grammes de sucre par litre, 2000.

En 1880, 20 grammes de sucre par litre, 1545.

En 1882, 57^{gr},78 de sucre par litre, 2500.

Les eaux minérales n'ont pas toujours sur la glycosurie cette heureuse influence. Dans certains cas, leur action, après avoir été favorable, devient désastreuse; la malade de notre observation 1, nous en fournit la preuve. Après avoir vu diminuer, puis disparaître sa glycosurie sous l'influence de deux cures faites à Vichy, elle la vit reparaître à la suite d'une troisième cure.

		Au départ.		Au retour.
Cure	1876	67 grammes de sucre par litre.		18
—	1877	9	—	0
—	1878	8	—	18

Chez une autre malade (Obs. 99) qui pendant cinq années avait vu, grâce aux eaux de Vichy, le sucre tomber de 106 grammes à 0, la glycosurie persista à la sixième cure, le sucre même s'éleva de 40 grammes à 62.

Cette influence fâcheuse des eaux se manifeste parfois dès la première cure lorsqu'elles sont prescrites d'une façon inconsidérée. Nous en avons observé de nombreux exemples. La malade de notre observation 7 fut envoyée à la Bourboule avec 24 grammes de sucre par litre, elle en revint avec 45. L'année suivante, nouvelle tentative, aussi malheureuse, ainsi que le démontre le tableau suivant :

Année 1880.	Urines.	Sucre.	Urée.
30 août......	1300	91	26.76
8 septembre.	1350	94.50	23.34
20 —	1950	156	25

Il en fut de même pour notre malade de l'observation 34, qui partit contre l'avis de son médecin pour faire une cure à Vichy. Cette malade qui, à son départ avait environ 60 grammes de sucre par vingt-quatre heures, avec 2 500 centimètres cubes d'urine, en rendait peu de temps après son retour 210 grammes et 3500 centimètres cubes d'urine par vingt-quatre heures.

Nous avons eu fréquemment l'occasion de prescrire les alcalins, principalement sous forme de bicarbonate et de salicylate de soude, et nous avons constaté que leur action sur la glycosurie était la même que celle des eaux minérales. Ainsi dans l'observation 12, la glycosurie disparaît pendant trois mois après l'usage du bicarbonate de soude. Chez la malade de l'observation 38, six grammes de bicarbonate de soude par jour font rapidement cesser toute glycosurie. L'urine, qui pesait 1030 et contenait 101 grammes de sucre par litre, tombe rapidement à 1027 et ne contient plus de sucre.

Comme les résultats que donnent les eaux minérales, les résultats fournis par les sels alcalins ne sont pas toujours complets. La glycosurie n'a fait que diminuer sans disparaître chez un certain nombre de nos malades. Elle tombe de 165 grammes à 77,96 (Obs. 20), de 380 grammes à 83,88 (Obs. 27) de 68 grammes à 35 (Obs. 47) de 100 grammes à 15 (Obs. 48) de 13 grammes à 37 (Obs. 92) de 340 grammes à 144 (Obs. 90).

L'arsenic et l'opium, que nous avons fréquemment employés concurremment avec les sels alcalins, nous ont toujours paru modifier dans le même sens, c'est-à-dire en lui faisant perdre de son intensité, la glycosurie (Obs. 12, 47, 65, 92, 98).

Le bromure de potassium, dont on a tant vanté l'action comme modificateur de la glycosurie, est loin de posséder la même action que les médicaments précédents, si nous en jugeons d'après les résultats qu'il nous a donnés. Une seule fois il a fait cesser la glycosurie et elle était légère (Obs. 7). Dans tous les autres cas, il n'a fait qu'en diminuer l'intensité comme chez la malade de notre observation 13 qui rendait 65 grammes de sucre par litre d'urine et qui, soumise au bromure à haute dose, n'en éliminait plus que 24. Du reste, cette modification de l'urine est moins persistante encore à la suite du bromure qu'à la suite de tout autre médicament, et, dans la généralité des cas la suppression du bromure est rapidement suivie d'une augmentation de la glycosurie. Souvent nous n'avons constaté aucune action utile.

En même temps que se modifie la glycosurie sous l'influence de l'un de ces agents, changent les rapports qu'affectaient les quantités de sucre éliminé et d'urine sécrétée. Aussi ne doit-on pas, pour avoir une notion exacte de l'intensité de la glycosurie, se contenter de doser le sucre par litre ; il faut toujours connaître la quantité d'urine sécrétée en vingt-quatre heures. Il est rare, en effet, que la polyurie, qui, presque toujours complique la glycosurie, ne soit pas modifiée par le traitement ; elle augmente ou diminue. D'ordinaire, elle suit, comme nous l'avons dit, les oscillations que présente la marche de la glycosurie, c'est-à-dire qu'elle baisse en même temps que le chiffre de l'élimination du sucre. Mais il n'en est pas toujours ainsi. Sous l'influence des eaux alcalines, telles que Vichy, on voit souvent, en même temps que diminue la glycosurie, augmenter la polyurie. Seegen a cité de nombreux cas observés à Carlsbad, qui viennent à l'appui de cette opinion. Ainsi il n'est pas rare de voir des malades rendant au commencement de la cure 3.000 centimètres cubes d'urine, avec 70,50 de sucre par litre, arriver à sécréter pendant la cure 4000 centimètres cubes avec 50 grammes de sucre par litre (obs. 12). Ce n'est qu'ultérieurement que baissent réellement la polyurie et la glycosurie. Mais si l'on dose la quantité de sucre éliminée par ces malades dans les vingt-quatre heures, on s'aperçoit qu'elle est sensiblement au-dessous de ce qu'ils rendaient avant la cure thermale.

L'inverse peut avoir lieu, c'est-à-dire que le quantième du sucre par litre se trouve notablement augmenté, bien que la quantité de sucre éliminé par vingt-quatre heures en réalité ait baissé par le fait du traitement. Il en est ainsi, lorsque la médication employée, tout en agissant sur la glycosurie, a surtout prise sur la polyurie, dont elle modifie l'intensité.

VI. *Azoturie.* — L'azoturie est de règle dans le diabète, ainsi que l'ont démontré les recherches de Petenkofer, de Voit, de Mering et de Kulz[1]; ces auteurs ont prouvé que, même si l'on prive un diabétique de féculents alors que déjà s'est produit l'amaigrissement, il fait plus d'urée que l'homme en santé. Haughton, Reich, Rosenstein et Huppert ont, de leur côté, constaté que, avec la même alimentation et quel que soit l'âge de la maladie, le diabétique fait plus d'urée que l'homme bien portant[2].

Une jeune fille, diabétique, observée par Kulz, rendait journellement 50 grammes d'urée, c'est-à-dire plus d'urée qu'un homme vigoureux[3]. Pettenkofer et Voit ont noté qu'un diabétique du poids de 54 kilos dissociait par jour en état de jeûne 326 grammes de matières azotées et 154 grammes de graisse, tandis qu'un travailleur du poids de 71 kilos ne dissociait que 328 grammes de matières azotées et 209 grammes de matières graisseuses. Kratschmer, chez un de ses malades en état de jeûne, constata que l'urine contenait toujours beaucoup de sucre et d'urée. Il vit même chez un diabétique que, dans les derniers jours de la vie, l'urine contenait encore 33 grammes d'urée et 62 grammes de sucre[4].

L'azoturie est d'autant plus prononcée que le diabète est plus grave, aussi n'est-elle jamais très marquée chez la femme

---

1. Pettenkofer et Voit, *Handbuch der Phys.*, 1881, p. 227. — Kulz, *Deutsch. Arch. f. klin. Med.*, 1875. — Mering, *Deutsch. Zeils. f. prakt. Med.*, 1877.
2. Haughton, *Dublin Quat. Journ.*, 1861-63. — Reich, *De Diabete mellito quæstiones*, Dissert. inaug., 1859. — Rosenstein, *Arch. für path. Anat.*, 1857, XII. — Huppert, *Arch. f. Heilk.*, 1856, VII.
3. Kulz, *Ueber die Harnsaure ausscheidung in einen Fall von Diabete mellitus*, Diss. inaug., Marburg, 1872.
4. Kratschmer, *Sitzgsber. d. Wiener Acad.*, oct. 1872.

Lecorché. — Diabète.   9

qui ne présente le plus souvent que la forme chronique ou subaiguë du diabète. La moyenne quotidienne de l'urée éliminée par nos malades ne dépasse guère 40, 50 et 60 grammes. Ce sont à peu près les chiffres que fournit l'analyse des observations de Seegen. Exceptionnellement, le chiffre de l'urée tombe au-dessous de la moyenne physiologique. Sur 114 cas, nous avons rencontré 6 fois seulement un chiffre inférieur à 25 grammes.

TABLEAU I

URÉE AU-DESSOUS DE 25 GRAMMES PAR JOUR

Observations.	Quantité des urines.	Urée totale.	Date du diabète.
14	1500	14	13 ans.
17	1500	19	récent.
43	3000	15 à 21	2 ans.
52	2000	20	5 —
59	3000	24	2 —
104	3000	15	récent.

TABLEAU II

AZOTURIE PEU PRONONCÉE; 25 A 35 GRAMMES PAR JOUR

Observations.	Quantité d'urine.	Urée par 24 heures.	Age du diabète.
1	1550	27	15 ans.
11	2500	32.25	6 mois.
13	2500	30	3 ans.
15	1800	30	14 —
24	5000	32.50	4 —
26	3000	30	1 —
30	2500	33	5 —
33	2500	33	2 —
35	2000	30	3 —
47	3000	30	3 —
55	2000	28	2 —
59	3000	25.60	2 —
60	4000	25.60	4 —
61	3000	33.84	2 —
64	5000	25.60	2 —
70	1400	20 à 30	3 —
91	3000	27	
105	2000	32	

TABLEAU III

AZOTURIE PRONONCÉE, 35 GRAMMES ET AU-DESSUS.

Observations.	Quantité d'urine.	Urée par 24 heures.	Age du diabète.
3	1600 à 1800	36	récent.
7	2500	46.80	4 ans.
8	2000	39	15 —
34	4000	52	2 —
36	3000	54	10 —
37	5000	50	récent.
39	2000	45	10 ans.
41	3000	49	récent.
51	3000	45	10 ans.
53	3000	54	8 ans.
65	4000	42	2 —
67	3000	45	7 —
68	5000	45	3 —
72	3000	39.60	récent.
77	4000	36	2 —
78	4000	85	—
87	3000	46.50	récent.
89	3000	37.80	—
90	2500	47	3 ans.
92	2500	42.50	1 an.
101	3500	77	récent.
102	4000	59	5 ans.
103	2500	37	récent.
106	4000	37	10 ans.

L'azoturie n'existe du reste bien réellement qu'au début du diabète. Plus tard elle devient contestable, ou du moins perd de son intensité. Elle disparaît lorsque se manifestent et s'accentuent les symptômes d'épuisement et de cachexie; nous l'avons maintes fois constaté chez des malades que nous avons pu suivre ou observer à plusieurs années de distance. La malade de notre observation 53 qui, en 1881, éliminait 19 ^{gr}, 50 d'urée par litre avec 14 grammes de sucre ne rendait plus, en 1884, année de sa mort, que 8 à 9 grammes avec 51 ^{gr}, 80 de sucre par litre. Chez plusieurs autres de nos malades, arrivées à une période avancée de leur affection, nous voyons également le chiffre de l'urée tomber à 5 et 6 grammes par litre.

OBS. 53. — ÉVOLUTION DE L'AZOTURIE DANS LE COURS DU DIABÈTE

	Densité.	Urée par 24 h.	Sucre par 24 h.
1881. Janvier..........	1025	39	93
— Février.........	1020	49	20
— Avril............	1023	39	17.71
1882. Janvier.........	1022	31.44	54
— Février.........	1024	35.25	10.95
— Avril...........	—	24	72.41
— Septembre.....	1033	48	
1883. Janvier.........	1030	52	
— Avril...........	1014	18	9.75
— Mai.............	1021	36.45	3
1884. Janvier..........	1028	46.50	69
— Janvier.........	—	22	59
— Février.........	1018	19	14
— 17 mai.........	1029	22.95	136.50
— 27 mai.........	—	28.95	135
— Juin............	—	26.40	153

Mort.

OBSERVATION 77

	Densité.	Urée par 24 h.	Sucre par 24 h.	
1880. 7 avril.........	1029	35.30	288.48	} 4000
14 décembre....	1025	41.10	144	
1881. 20 janvier.......	1043	36	188	
22 —	1035	72.80	148	
5 mars.........	1042	—	268.52	} 4000
15 avril.........	1032	31.20	36.80	
19 juin.........	1035	27.72	162.40	
1882. Janvier......	1037	15.28	277.92	} 4000
Juillet.......	1033	24	142	
6 septembre...	1029	22.50	130	} 2500
27 septembre...	1040	20.40	190	

Mort.

OBSERVATION 78

	Densité.	Urée par 24 h.	Sucre par 24 h.	
1879. Mars................	1037	85.44	472.96	7000
ALCALINS				
Mai................	1026	19.04	42	3000
1872. Avril...............	1027	25.80	129.72	1200
— Mai................	1028	21	147	3500
1884. 1er janvier, albumine..	1.50			
15 —	1030	20.80	404	
Février..............	1028	26.00	228	

Mort.

A la période d'état du diabète le chiffre de l'urée rendue par les malades se maintient assez élevé ainsi que le démontrent les deux tableaux suivants :

OBSERVATION 87. — DIABÈTE A SA PÉRIODE D'ÉTAT

	Densité.	Urée.	Sucre.
1883. Juin.........	1036	37.80	196.20
Novembre..	1030	49.50	156
Décembre..	1024	40.50	0
1884. Mai........	1530	38.45	87.90
Juin.......	1037	45	99
Septembre.	1028	46	27
1885. Janvier....	1033	42.06	165
Mars......	1032	39	120

OBSERVATION 36

	Densité.	Urée.		Sucre.		
1883. Juin, matin..	1029	24 } 45		60 } 109.50		3000
— soir...	1029	21		49.50		
1884. Février.....	1038	45.90		169.20		3000
7 avril......	1033	48		168		—
30 —	1027	54		131		—

L'azoturie ne pouvait avoir avec la glycosurie des diabétiques que des rapports assez éloignés. Ne la voit-on pas en effet perdre de son intensité à la période de cachexie alors que le chiffre du sucre est encore très élevé, alors, même, qu'il est le plus élevé. Chez la malade de notre observation 55, la moyenne du chiffre de l'urée est de 5 à 6 grammes par litre, tandis que le chiffre du sucre est de 69 à 73 grammes par litre.

Dans l'observation 53, on constatait que l'urine contenait 8 à 9 grammes d'urée avec 51^{gr},80 de sucre par litre ; trois ans auparavant, la malade étant encore forte et vigoureuse, l'urine renfermait 19^{gr},50 d'urée par litre et seulement 14 grammes de sucre.

L'azoturie ne subit pas d'une manière aussi nette que la glycosurie l'influence des certaines conditions physiologiques et pathologiques qui peuvent se présenter chez les diabétiques. Ainsi le chiffre de l'urée ne s'élevait nullement chez la malade de notre observation 48, alors que, sous l'influence des règles, on voyait le chiffre du sucre monter de 48 à 77 grammes par litre. Il en fut de même chez plusieurs autres de nos malades, et entre autres chez les malades des observations 51, 57.

On voit par contre dans d'autres cas baisser le chiffre du sucre, le chiffre de l'urée restant à peu près stationnaire. C'est ce que nous avons été à même de constater chez plusieurs de nos diabétiques atteintes de coliques hépatiques.

L'azoturie chez les diabétiques subit des influences diverses; comme chez le goutteux elle baisse sous l'influence des eaux alcalines ou des alcalins (Obs. 78).

Elle se comporte diversement en présence de l'exercice auquel on soumet les malades. Si le diabète est peu intense ou peu avancé, l'exercice n'a sur l'azoturie qu'une action très restreinte. Son influence est à peu près nulle; les résultats sont les mêmes qu'en dehors du diabète. Mais il n'en est plus de même si le diabète est grave, ou si déjà il a provoqué l'épuisement du malade; l'exercice fait alors rapidement monter le chiffre de l'urée. Oppenheimer avait déjà attiré l'attention sur cette particularité[1]. Il avait constaté qu'il suffit dans les cas de diabète grave d'une heure de travail musculaire pour augmenter le taux de l'urée de 51 grammes à 59; que quatre heures de travail le faisaient monter à 66 grammes et qu'il suffisait d'un jour de repos pour le voir tomber le lendemain à 53 grammes. Si, au lieu de se reposer, le diabétique continuait à travailler, le chiffre de l'urée s'élevait à 79 grammes. Le malade était alors très fatigué et ne reprenait son état normal qu'au bout de quelques jours. On conçoit que, dans ces conditions, l'exercice

---

1. Oppenheimer, *Untersuchung über Einfluss d. Muskelarbeid auf Zucker* in *Harn stoffausscheidung im Diabetes mellitis (Arch. f. Physiol.,* XXVI, p. 259, 1881).

loin d'être utile au malade lui soit, ainsi que nous le démontrerons, très préjudiciable.

Le mode d'élimination de l'urée se modifie avec l'âge du diabète. Au début, c'est dans l'urine de la nuit qu'on rencontre la plus grande quantité d'urée. A une époque avancée, le maximum s'observe au contraire dans l'urine du jour, en particulier chez les malades dont l'épuisement est manifeste et la cachexie imminente.

Ces différences que présente le maximum d'élimination de l'urée chez les diabétiques examinées à deux époques très distinctes de la maladie, semblent indiquer que la cause de l'azoturie n'est pas le même dans les deux cas, car la modification apportée par le diabète au rythme de l'élimination de l'urine ou plutôt de sa sécrétion persiste à toutes les époques de la maladie.

Frappé de l'existence de l'azoturie chez les diabétiques, on s'est demandé quel en était le mode de production, quel rapport elle affectait avec la glycosurie.

Les partisans de la théorie du diabète par ralentissement de la nutrition se sont demandés si la glycosurie n'était pas le fait d'une réserve des matières sucrées, dues à la dissociation exagérée des substances azotées, dissociation qui emploierait tout l'oxygène absorbé. Mais il suffira pour ruiner cette manière de voir sans avoir recours à d'autres considérations, de faire remarquer que la diminution de l'oxygène absorbé n'a jamais causé de glycosurie, ainsi que l'a démontré Voit, contrairement aux idées de Franckel.

Du reste, n'avons-nous pas vu fréquemment chez nos malades la glycosurie revêtir un grave caractère d'intensité alors que l'azoturie était peu marquée. Ne la voit-on pas persister alors que la dissociation des matières azotées est à peu près nulle, alors que l'azoturie a diminué chez les malades arrivés à la période cachectique.

L'azoturie, n'étant pas la cause de la glycosurie, n'en est pas davantage la conséquence; elle existe au début du diabète quand la glycosurie est encore peü prononcée; elle cesse lorsque s'accentue la glycosurie, pour reparaître au contraire avec plus d'intensité quand le diabète s'améliore.

Que de fois n'avons-nous pas vu la glycosurie faire place à l'azoturie, et l'azoturie persister pendant des mois, des années, sans que la glycosurie reparût.

Voici quelques observations à l'appui de cette assertion.

DIABÈTE GUÉRI AVEC AZOTURIE CONSÉCUTIVE

OBSERVATION 108

	Densité.	Urée.	Sucre.	Quantité des urines.
1882. Mars......	1026	60	0	2000
1883. Mai.......	1026	54	0	—
1885. Février....	1032	69	0	—

OBSERVATION 62

	Densité.	Urée.	Sucre.	Quantité des urines.
1882. Avril........	1026	40.32	0	1800
Juillet......	1031	49.14	0	
1883. Mai........	1015	23.76	0	1800
Octobre.....	1020	39.60	0	

OBSERVATION 20

	Densité.	Urée.	Sucre.
1881. Février......	1027	27	111
Avril........	1019	19.50	91.48
1882. Mai..........	1026	36	72
Novembre....	1037	41.84	141
Décembre...:	1026	42	77.50
1883. Avril........	1022	39	67.50
Juillet, matin.	2021	24	0
— soir..	1025	25.50	0

OBSERVATION 38

	Densité.	Urée.	Sucre.
1882. 12 juin........	1030	23.80	100
29 —	1035	49	82.80
30 juillet........	1031	34	44
1883. Janvier........	1028	52.50	0
Février.........	1028	25.60	0

OBSERVATION 2. — DIABÈTE INTERMITTENT

1883.	15 juin..	1025	50	0	} 2000
	19 —	1023	36	0	
1884.	13 mai...	1032	30.40	90	
	2 juin..	1025	24.6	0	

L'azoturie des diabétiques ne saurait pas davantage s'expliquer par le fait de la polyurie; elle s'observe en effet chez des malades (Obs. 14, 30, 60), qui rendent pas plus de 1500 à 1800 centimètres cubes d'urine par jour, tandis qu'on la voit baisser chez d'autres, qui arrivées à la période ultime de leur affection rendent jusqu'à 5 litres d'urine par vingt-quatre heures (Obs. 64).

Du reste la polyurie, quelle qu'en soit la cause, ne saurait en aucun cas rendre compte de l'azoturie. Que sous l'influence d'une ingestion exagérée de boissons il survienne momentanément de la polyurie et avec elle de l'azoturie passagère, la chose est possible et l'on a expliqué cette azoturie transitoire par le lavage que produit dans les tissus l'excès d'eau absorbée, mais cette explication ne peut s'appliquer à une azoturie persistante. Pour qu'il y ait azoturie permanente, il faut qu'il y ait production d'urée en excès.

Dans l'impossibilité d'établir entre ces deux phénomènes concomitants, la glycosurie et l'azoturie, des rapports de causalité, Voit se demande si, en raison du diabète, l'albumine ne perd pas de sa stabilité. Nous n'en croyons rien, et à l'hypothèse de Voit nous opposerons ce fait indéniable et bien souvent constaté par nous, à savoir que l'azoturie s'accentue au moment où se guérit le diabète et qu'elle peut persister fort longtemps après la disparition de la glycosurie. Pour nous, il ne saurait exister entre l'azoturie et la glycosurie des rapports de cause à effet.

Quelles sont les conditions qui produisent cette exagération de la formation de l'urée?

Elles ne sont pas les mêmes à toutes les périodes du diabète. Au début, l'azoturie nous paraît être la conséquence naturelle de l'absorption intestinale exagérée que provoque l'hypersécrétion glycogénique du foie. Elle est pour nous l'indice d'une grande vitalité de l'organisme. Plus tard, à la période de l'amaigrissement, quand elle persiste encore, elle est le résultat des transformations glycogéniques qui se font dans le foie au dépens des matières albuminoïdes et particulièrement aux dépens des matières albuminoïdes empruntées à l'organisme; car, à ce moment, le plus souvent, les fonctions digestives sont troublées chez les diabétiques. C'est l'organisme qui fournit les éléments nécessaires au fonctionnement morbide du foie.

L'azoturie, on le comprend, n'a dans ces deux cas, ni la même valeur diagnostique, ni la même valeur pronostique. On peut être assuré que l'azoturie tient à une transformation exagérée des substances albuminoïdes absorbées par l'intestin lorsqu'elle est intense, lorsqu'elle se manifeste à une époque peu avancée du diabète, lorsque l'élimination de l'urée est surtout prononcée dans l'urine de la nuit, lorsqu'on la fait baisser d'une façon notable en diminuant le chiffre des matières azotées ingérées par le malade.

C'est à cette variété de l'azoturie diabétique qu'on pourrait donner le nom d'*azoturie par hypernutrition*. La seconde variété d'azoturie, celle qui se manifeste tardivement, qui n'est jamais très prononcée, qui paraît n'avoir avec l'alimentation que des rapports très éloignés, mérite au contraire le nom d'azoturie *par dénutrition*.

Qu'il s'agisse d'ailleurs de l'une ou de l'autre de ces variétés, l'azoturie constitue un des meilleurs caractères du diabète quand il s'agit de le différencier de la glycosurie simple, qui jamais ne s'accompagne d'un excès dans la sécrétion de l'urée.

Il est essentiel, lorsqu'on constate chez un diabétique l'existence de l'azoturie, d'en rechercher tout d'abord la nature : s'il s'agit d'une azoturie primitive par hypernutrition, le diabète est de date encore récente ; et, comme cette variété d'azoturie est pour nous l'indice d'une puissance exagérée de transformation des matières albuminoïdes, on doit tenir pour certain que la vitalité du malade est encore des plus développées. Aussi ne devra-t-on pas hésiter dans ces cas à prescrire des eaux fortement alcalines, telles que celles de Vichy, Vals et Carlsbad. Quelle que soit leur puissance de débilitation, on ne pourra en retirer que de bons effets.

Lorsqu'existe cette variété d'azoturie, on pourra tenter sans appréhension, surtout si l'intensité de la glycosurie n'est pas très grande, les opérations diverses que peut réclamer l'état du malade. Il faut bien se persuader que lorsqu'on veut intervenir chirurgicalement chez un diabétique, ce n'est pas seulement de la glycosurie qu'il faut tenir compte, mais encore et surtout de la vitalité du sujet.

La plus grande réserve est commandée au contraire, lorsque l'élimination de l'urée ne dépasse que faiblement la moyenne normale et qu'il existe de l'amaigrissement ; en pareil cas, on a affaire à cette seconde variété d'azoturie que nous avons désignée sous le nom d'azoturie par dénutrition. A plus forte raison devra-t-on s'abstenir lorsque le chiffre de l'urée atteint à peine le chiffre normal ou lorsqu'il est au-dessous ; c'est là une preuve certaine de l'affaiblissement de l'individu ; les échanges moléculaires ne se font plus qu'incomplètement. Les malades ne sauraient dans ces conditions supporter des eaux fortement alcalines qui ralentissent la nutrition ; ils ne sauraient suffire au travail de réaction que nécessite l'intervention chirurgicale. Aussi est-il nécessaire, lorsqu'on veut intervenir dans ces cas, non seulement de combattre la glycosurie, mais encore et surtout de relever les forces générales de l'économie.

VII. — *Acide urique.* — Si nous interrogeons les résultats que nous donnent quatorze analyses que nous avons faites chez nos femmes diabétiques, nous voyons que dans tous les cas la proportion d'acide urique était supérieure à la moyenne physiologique. Aussi n'hésitons-nous pas à conclure avéc Riess et Naunyn que l'acide urique n'est nullement diminué dans le diabète, ainsi que l'ont avancé bon nombre d'auteurs. Nous irons même plus loin et nous dirons que tout porte à croire que l'acide urique chez les diabétiques est toujours augmenté.

Ne constate-t-on pas cette augmentation dans le cours de diabètes récents, datant de un à deux ans (Obs. 57, 59, 62, 65), comme dans les cours de diabètes remontant à sept, huit, dix, douze ans (Obs. 39, 51, 53, 58), chez des diabétiques qui n'éliminent qu'une quantité relativement peu considérable de sucre, moins de 100 grammes par vingt-quatre heures (Obs. 39, 58, 59, 62), comme chez ceux qui en éliminent plus de 100 grammes (Obs. 45, 57, 51, 53, 65, 101). Aussi ne saurait-on en présence de ces faits accepter la valeur pronostique favorable que certains auteurs ont cru pouvoir tirer de l'apparition de l'acide urique dans les urines des diabétiques, puisque l'acide urique, loin d'y faire défaut, y est toujours en excès. Cette formation exagérée de l'acide urique chez les diabétiques nous paraît rendre compte des manifestations articulaires de nature goutteuse que présentent certains d'entre eux.

ACIDE URIQUE DANS L'URINE DIABÉTIQUE

Observations.	Quantité des urines.	Acide urique par 24 h.
48	2000	0.54
57	2000	0.60 à 0.80
65	2000	0.60
62	1800	0.72

Observations.	Quantité d'urine.	Urée par 24 heures.
53	2000	0.74
3	1800	0.90
81	3000	1.08
35	2000	2.40
44	4000	1.24
51	3000	1.11
82	3000	1.20
87	3000 à 4000	1.05 à 1.40
37	5000	1.35 à 1.50
60	3500	1.82

VIII. — *Acide phosphorique*. — Les recherches que nous avons faites relativement à la présence de l'acide phosphorique dans les urines des diabétiques sont loin de nous avoir permis de tirer des conclusions aussi nettes que celles qui ont trait à l'acide urique.

De ces recherches, qui portent sur dix-sept cas, il résulte que l'élimination de l'acide phosphorique est parfois diminuée chez les diabétiques (Obs. 57, 52, 53, 54, 57, 59, 62), sept fois sur dix; que, d'autres fois et le plus souvent au contraire, elle est augmentée et même notablement augmentée. Nous avons en effet vu chez quelques-unes de nos malades le chiffre de l'acide phosphorique monter à 4^{gr},80 (Obs. 39, 51) 5^{gr},60 (Obs. 78) 6^{gr},75 (Obs. 84) et même à 8 grammes; et l'on chercherait en vain l'explication de ces différences si tranchées que présente l'élimination de cet acide.

ACIDE PHOSPHORIQUE DANS L'URINE DIABÉTIQUE

Observations.	Quantité des urines.	A. phosphorique par 24 heures.
3	1800	2.88
39	2000	2.40 à 4.80
45	4000	2.40 à 4
57	4000	1.60 à 2.40
51	3000	4.80
52	2000	1.40
53	2000	1.60 à 2.40
54	2000	2
57	2000	1.20 à 1.60
58	2500	3.87
59	3000	2.40

Observations.	Quantité d'urine.	A. phosphorique par 24 heures.
62	1800	1.80
64	5000	3
65	4000	8
78	7000	2.80 à 5.60
81	30 0	6.75
101	3500	8.85

La conclusion à tirer de nos recherches sur le phosphore contenu dans l'urine des diabétiques vient confirmer les opinions avancées par Czapek[1], Frerichs et Gaethgens.

Comme Czapek, nous constatons que chez les diabétiques les pertes en phosphore sont augmentées comme celles de l'urée, que ces pertes diminuent sous l'influence des eaux alcalines (Vichy, Vals, Carlsbad). Comme Frerichs et Gaethgens et contrairement à Zuelzer[2], nous avons trouvé que les pertes en urée et en phosphore suivent les mêmes lois que chez l'homme sain, avec cette réserve toutefois qu'à une époque avancée du diabète, ce n'est plus dans l'urine de la nuit qu'on trouve du phosphore en excès, l'urine du jour en contient autant que celle de la nuit. Il en est de même pour l'urée ainsi que nous venons de le signaler.

1. Czapek, *Ueber den Stoffwechsel eines Diabeti kers wahrend des Gebrauhs von Karlsbaderwasser*, in *Prag. med. Wochenschr.*, III, 14, 78.
2. Zuelzer, *Virchow's Arch.*, LXVI, p. 246, 1876.

TROUBLES SÉCRÉTOIRES

Les modifications subies par le fonctionnement des reins et la sécrétion urinaire dominent en quelque sorte l'étude du diabète; mais, pour être de moindre importance, les troubles des différents autres organes sécrétoires n'en offrent pas moins un réel intérêt. Nous n'insisterons guère ici toutefois que sur les troubles des sécrétions cutanées et gastro-intestinales.

A. *Sécrétion cutanée.* — On est loin d'être encore aujourd'hui d'accord sur les caractères de la sécrétion sudorale dans le diabète. Deux points sont en controverse : 1° La sueur des diabétiques contient-elle du sucre? 2° La perspiration cutanée est-elle ou non diminuée?

Sur le premier point, les auteurs se partagent en deux groupes; et l'autorité des noms n'est pas moindre dans un camp que dans l'autre. Beneke, Griesinger, Semmola, Schottin, Parkes, déclarent que la sueur des diabétiques renferme toujours du sucre. Vogel a même vu la glycose se déposer à la surface de la peau par évaporation de la sueur. Au contraire, pour Bernard, Lehmann, Ebstein, Kulz, Ranke,

Muller, le sucre fait toujours défaut dans la secrétion sudo-rale. Von Hoffer n'a pu en trouver dans la sueur recueillie après injection de pilocarpine. Pour notre part, nous n'avons jamais pu constater trace de sucre dans la sueur de nos diabétiques.

Quant à la question d'intensité de la secrétion, d'après Burger, la perspiration cutanée serait toujours diminuée chez les diabétiques, et la sécheresse de la peau est en effet d'obser-vation vulgaire dans un grand nombre de cas. Pourtant Kulz et Engelmann disent que la perspiration ne diminue réelle-ment que lorsque la maladie arrive à la période cachectique.

Chez nos femmes diabétiques nous avons noté souvent la sécheresse de la peau; mais dans un certain nombre de cas la sécrétion sudorale était augmentée, et parfois même nous avons constaté des sueurs profuses.

Cette exagération des fonctions de la peau chez la femme diabétique dépend de conditions multiples : l'âge de la malade, son état d'embonpoint, la forme de la maladie, et parfois ses complications. Que l'âge de la malade joue un rôle dans la production des sueurs, c'est ce dont on ne sau-rait douter, quand on les voit manquer chez les malades dont les observations ont été collectées par Redon, et dont toutes avaient moins de quinze ans. Les malades qui nous présentèrent ce phénomène avaient dépassé la quarantaine. Mais une des conditions qui nous paraît agir plus sûre-ment encore, c'est la forme de la maladie. C'est très certai-nement à la fréquence plus grande de la forme subaiguë chez la femme, qu'est due cette tendance anormale aux sueurs; si, avant la puberté, la sueur est rare, c'est qu'à ce moment la forme aiguë est au contraire fréquente. Nous trouvons les raisons de ces différences, d'une part, dans la conservation relative de l'embonpoint, de l'autre, dans l'ab-sence de la polyurie.

Dans les cas, en effet, où l'on rencontre de l'humidité de la peau ou de la sudation, on ne voit point signalé l'amaigrissement si marqué dans les cas de forme aiguë. Nos malades avaient conservé leur apparence de santé habituelle; elles ne présentaient pas encore ce commencement de dépérissement observé parfois dans le cours du diabète subaigu, quand il a été méconnu ou mal soigné. Chez ces malades l'embonpoint était même relativement encore assez considérable. En outre, la forme du diabète, dont elles étaient atteintes, ne provoquait qu'une polyurie insignifiante. Les malades ne rendaient guère que 2 à 3 litres en moyenne par jour. Les faits de Seegen ne font que confirmer notre manière de voir; chez les sept malades où il signale l'humidité de la peau, on constate la conservation apparente de l'embonpoint et l'absence de la polyurie. La quantité d'urine rendue ne dépassait pas de beaucoup la moyenne physiologique. Elle était de 1900, 1700, 2130 et 2400 centimètres cubes, parfois seulement de 1000 centimètres cubes. Dans un cas seulement, elle s'éleva à 4 litres, mais, même dans ce cas, elle ne présentait pas la persistance qu'on rencontre dans la forme aiguë; on pouvait même assez facilement en modifier l'intensité à l'aide des médicaments. Tel fut le fait de notre malade de l'observation 12 qui, sous l'influence d'un traitement approprié, vit momentanément le sucre disparaître de ses urines.

La sécheresse de la peau qui, il faut bien le reconnaître, est beaucoup plus fréquente, s'observe dans les cas où les symptômes sont tout autres, dans les cas où l'embonpoint a notablement diminué, où la polyurie est plus prononcée.

Parfois l'humidité de la peau fait place à la sécheresse, lorsque les symptômes du diabète s'accentuent, ou lorsque se manifestent des complications comme la diarrhée. Toutes les complications n'ont pas cette conséquence; il en est qui, au contraire, provoquent les sueurs chez les diabétiques, dont la peau est jusque-là restée sèche. Telle est la phthisie pulmonaire.

Nous avons observé en pareil cas des sueurs profuses chez deux de nos malades (Obs. 24, 27). Chez l'une, dont le diabète remontait à quatre ans, il existait une bronchite permanente et de nature suspecte. Chez l'autre, diabétique depuis six ans, on constatait un commencement d'induration du sommet du poumon droit. Il est toutefois difficile de se rendre compte de ces anomalies, car ces malades éliminaient de 4 à 5 litres d'urine par vingt-quatre heures, avec une quantité de sucre qui variait de 150 à 380 grammes par jour.

La règle, en effet, nous l'avons dit, chez les diabétiques qui présentent de l'humidité de la peau, c'est que la polyurie est peu prononcée.

Un autre fait qui nous frappe dans les observations où l'on signale de l'humidité de la peau chez les diabétiques, c'est en somme la petite quantité de sucre rendue journellement par les malades. La quantité de sucre variait d'ordinaire chez ces malades de 10 à 50 grammes par litre, tandis que dans les diabètes avec sécheresse cutanée elle était beaucoup plus élevée, et parfois très considérable.

Si dans les cas de diabète où il y tendance à la sueur, les symptômes sont peu marqués, il n'en est pas de même dans les cas où la sueur est supprimée. C'est dans ces cas, en effet, que sont surtout accusés les symptômes diabétiques, la sécheresse de la bouche, la polydipsie. C'est dans ces cas également que se rencontrent le plus souvent les complications, telles que gingivite, phthisie, cataracte, manifestations cutanées. Aussi doit-on regarder comme beaucoup moins graves les diabètes qui s'accompagnent de sudation, et concevoir des craintes lorsque cette tendance disparaît.

Cette opinion est, du reste, instinctivement celle de plusieurs
malades qui s'étonnent de voir diminuer leurs sueurs, et qui
font tout pour les faire revenir, espérant que là se trouve la
santé. L'observation des faits de ce genre a fait supposer à
Schmitz que la gravité moindre des accidents dans les cas de
sudation exagérée tenait à l'élimination du sucre par les
glandes sudoripares. Mais, comme nous l'avons vu, la présence du sucre dans la sueur des diabétiques est loin d'être
démontrée pour tout le monde.

B. *Sécrétions gastro-intestinales.* — Les sécrétions gastro-
intestinales sont en général diminuées. De même que la
suppression de la salive explique la sécheresse de la gorge,
la diminution des liquides intestinaux rend compte de la
constipation que l'on constate d'ordinaire lorsqu'il n'existe
pas de complications. Toutefois il est juste de dire que l'on
observe parfois en dehors de toute complication des vomissements et des débâcles intestinales (Obs. 47, 51, 57) que rien
n'explique.

Les malades sont alors prises de phénomènes gastro-
intestinaux qui présentent un tel caractère d'intensité qu'on
a pu croire à un empoisonnement. Les vomissements, constitués par un liquide séreux, puis bilieux, s'accompagnent
de selles diarrhéiques qui surprennent les malades parfois
au milieu du sommeil. Ces selles profuses sont tellement
pressantes que la malade n'a souvent pas le temps de se
rendre au cabinet. Elles se renouvellent dix, douze, quinze
fois dans l'espace de huit à dix heures. C'est à l'ensemble de
ces symptômes que certains auteurs ont donné le nom de
choléra diabétique. Les pertes éprouvées par les maladessont
dans certains cas assez profuses pour déterminer une tendance aux lipothymies et aux syncopes. Nous n'avons jamais
vu cependant ces accidents se terminer d'une façon fâcheuse.
Au bout de quelques jours tout rentre dans l'ordre. L'opium

a peu de prise sur ce flux intestinal, qui cède plus facilement aux astringents.

Cette modification des sécrétions du tube digestif n'est pas la seule qu'on puisse observer. Nous avons parfois constaté la présence du sucre dans la salive; mais nos recherches à ce point de vue ont été souvent négatives, et cependant nous sommes porté à croire que l'acidité habituelle du mucus buccal chez les diabétiques est due en grande partie aux transformations subies par le sucre éliminé par la salive au contact des différents ferments contenus dans la cavité buccale et qui en provoquent la décomposition.

Nous avons eu l'occasion d'examiner le liquide gastrique, les selles de quelques-unes de nos diabétiques. Chez l'une d'elles (Obs. 47) nous avons trouvé que les matières fécales renfermaient $2^{gr},25$ de sucre par 1000 de fèces et des traces d'urée, alors que l'urine en renfermait $24^{gr},85$. Chez une autre, nous avons trouvé dans les selles 3 grammes de sucre pour 1000, avec $67^{gr},63$ par litre d'urine.

C. *Autres sécrétions.* — Nous avons recherché également la présence du sucre dans les crachats, dans le liquide ascitique, dans la sérosité sous-cutanée, dans le liquide retiré d'un kyste ovarique.

Nous n'avons qu'assez rarement constaté la présence du sucre dans les crachats de bronchite ou de tuberculose pulmonaire; on doit en rencontrer constamment dans les crachats des pneumoniques, puisqu'il résulte des recherches de Frerichs que les infarctus pneumoniques contiennent en quantité considérable du glycogène.

A en juger d'après les faits que nous avons observés, on serait en droit de regarder comme constante la présence du sucre dans la sérosité qui, chez certains diabétiques, infiltre le tissu cellulaire sous-cutané ou s'épanche dans les cavités séreuses. Nous n'oserions cependant point affirmer qu'il en soit toujours ainsi. Il ne faut pas oublier en effet que, pour que le sucre sorte du sang, il est nécessaire que les tissus se prêtent à l'exosmose. Les éléments du rein sont de tous les tissus ceux qui offrent à cet égard les meilleures conditions; leur propriété est telle qu'ils constituent pour le sucre sa voie naturelle d'élimination; cette propriété, ils la doivent sans nul doute à la sécrétion toute particulière qui se fait au niveau des glomérules et qui facilite cette exosmose. Partout ailleurs le sucre lorsqu'il peut être constaté ne se montre qu'en petite quantité, quantité du reste proportionnelle à celle que contient le sang. On conçoit que dans les cas d'ascite ou d'œdème sous-cutané, la proportion de sucre renfermée dans la sérosité soit la que celle du sérum du sang, puisque il n'y a pour ainsi dire que filtration du sérum du sang dans le péritoine ou le tissu cellulaire.

On conçoit de même que, malgré la plus ou moins grande proportion contenue dans le sang, le sucre n'apparaisse qu'à l'état de traces dans certaines sécrétions. Il en doit être ainsi lorsque les membranes sécrétantes opposent à la sortie du sucre une résistance trop grande, résistance qui toutefois peut être vaincue si la glycémie est excessive. C'est sans doute à cette résistance des glandes salivaires ou bronchiales qu'est due la faible quantité de sucre qu'on rencontre d'ordinaire dans les crachats et dans la salive.

Nous nous expliquons de même l'absence de toute trace de glycose que nous avons constatée dans le liquide d'un kyste de l'ovaire chez une de nos malades. La membrane kystique offrait sans doute à l'exosmose du sucre un obstacle invincible.

DE

LA NUTRITION DANS LE DIABÈTE

I. — DE L'AMAIGRISSEMENT DIABÉTIQUE

Sauf la glycosurie, qui est la caractéristique nécessaire
de la maladie, aucun symptôme n'est plus constant dans le
diabète que l'amaigrissement. On l'observe bien plus souvent que la polydipsie, qui est parfois à peine marquée, bien
plus souvent que la polyurie, qui peut faire défaut, bien plus
souvent que la polyphagie, qui manque dans la généralité des
cas. A lui seul, il peut donner l'éveil, provoquer les recherches
et amener la découverte du diabète. Sur nos cent quatorze
observations nous voyons trente-neuf fois l'amaigrissement
noté d'une manière précise. Dans presque tous les autres
cas, il se trouve indiqué, mais moins prononcé. Les malades, interrogées à cet égard, nous répondaient invariable-
ment qu'elles avaient maigri, mais sans pouvoir préciser le
nombre de livres qu'elles avaient perdues. Chez quatre de
nos malades seulement (Obs. 2, 35, 63, 70), l'embonpoint,
au moment où nous les avons examinées, ne paraissait
encore avoir subi aucune atteinte.

Tous les auteurs qui se sont plus spécialement occupés du diabète ont noté l'existence et la valeur de l'amaigrissement. Seegen, Frerichs, Hertzka le signalent dans leurs observations. Quand ils n'en font pas mention, ils indiquent que les malades avaient autrefois présenté un certain embonpoint. Or cet embonpoint disparu est l'effet même du diabète. Pour nous, pas d'embonpoint comme conséquence du diabète; pour nous, pas d'embonpoint résistant au diabète.

L'amaigrissement, on le comprend, est d'autant plus appréciable et plus frappant que l'embonpoint, avant l'apparition du diabète, était lui-même plus marqué.

Il n'est d'ordinaire que de quelques livres; mais il est dans certains cas beaucoup plus prononcé. Il était de 10 à 12 kilogrammes chez les malades de nos observations 9, 20, 26, 31, 56. Il est parfois plus considérable encore. Ainsi notre malade de l'observation 13 accusait une perte de poids de 15 kilogrammes. Cette perte aurait été de 20 kilogrammes chez les malades des observations 17 et 60.

L'amaigrissement peut se montrer dès le début, comme dans nos observations 3, 32, 17, 60. Il constitue alors un des premiers symptômes du diabète.

Dans d'autres cas, comme dans nos observations 9, 20, 31, 56, il n'apparaît qu'au bout d'un certain temps, ou du moins il n'attire l'attention de la malade qu'alors que le diabète a déjà une durée assez longue. Chez les malades de ces observations, le diabète avait été constaté depuis trois et dix ans lorsque se manifesta l'amaigrissement.

C'est à tort qu'on croirait devoir trouver, chez tous les malades dont l'amaigrissement est le plus prononcé, les urines les plus abondantes ou les plus chargées de sucre. Si l'on rencontre des malades qui, avec une perte de poids de 10 à 20 kilos, éliminent de 3 à 4 litres d'urine (Obs. 9,

13, 20, 26, 56, 60) avec une moyenne de sucre variant de 35 à 70 grammes par litre, nous voyons que notre malade de l'observation 11, qui avait perdu 20 kilos de son poids, n'éliminait dans les vingt-quatre heures que 1500 centimètres cubes d'urine contenant de 32^{gr},24 à 46 grammes de sucre par litre. Nous pourrions d'autre part signaler plusieurs de nos malades qui perdaient journellement une quantité de sucre égale ou supérieure à celle que perdaient les malades des observations précédentes et chez lesquelles l'amaigrissement n'était point aussi prononcé.

L'amaigrissement ne peut donc, dans tous les cas, et nous verrons pourquoi, graduer l'intensité de la glycosurie, mais il en indique l'existence et permet, lorsqu'il se reproduit, d'en affirmer le retour. Et, bien qu'on ne puisse établir entre les deux phénomènes une corrélation directe, on ne saurait nier les liens qui les unissent.

Pour nous, l'amaigrissement est en effet dû à un vice d'emploi des substances alimentaires, et ce vice d'emploi n'a pas d'autre cause que l'hypersécrétion fonctionnelle du foie. Sous l'influence de ce trouble fonctionnel, il y a augmentation de la production du sucre aux dépens de la fécule, qui toute entière se transforme en glycogène, puis aux dépens des matières graisseuses et azotées, ainsi qu'il résulte des recherches de Salomon, de Mering, de Kulz, de Kratschmer. Mering, en privant un diabétique pendant quatorze jours de tout aliment azoté, n'en trouva pas moins 59 grammes de sucre dans l'urine[1]. Un malade de Kulz, qui ne prenait que de la graisse, 302 grammes par jour, ou de la caséine débarrassée de toute matière sucrée, rendait encore 81 grammes de sucre en moyenne dans les vingt-quatre heures[2]. Après dix-sept jours d'un régime exclu-

1. Mering, *Deutsch. Zstch. f. pract. Med.*, 1877, n° 18.
2. Kulz, *Arch. exp. Path. u. Pharm.*, VII, p. 140.

sivement composé de viande et d'amandes, le malade de Kratschmer éliminait encore journellement 112 grammes de sucre.

Si l'appétit est considérable, si l'apport des substances alimentaires suffit à fournir au foie les matériaux qu'il est capable de transformer, l'amaigrissement n'a pas lieu; mais que, pour une cause ou pour une autre, cet apport vienne à baisser, que l'appétit, en raison de complications diverses si communes chez les diabétiques, diminue, ou que la maladie s'aggrave, c'est-à-dire que le trouble fonctionnel du foie s'exagère, la somme des matières absorbées deviendra insuffisante et la transformation glycogénique se fera aux dépens de l'organisme lui-même.

C'est alors qu'on verra se produire l'amaigrissement propre au diabète, qu'il faut absolument distinguer de l'amaigrissement plus tardif, symptomatique des diverses complications pulmonaires, cutanées, etc., de la glycosurie et qui s'accompagne habituellement de phénomènes fébriles, en même temps que d'une diminution dans l'élimination du sucre.

L'amaigrissement diabétique une fois produit n'est pas forcément durable. Il ne va pas toujours s'accentuant progressivement. Il présente de temps à autre des temps d'arrêt dans son évolution. Parfois même, il fait place à un retour d'embonpoint plus ou moins marqué, qui coïncide d'ordinaire avec une diminution ou même une cessation de la glycosurie, comme dans certaines de nos observations.

Ce retour à l'embonpoint peut cependant, bien que plus rarement, se manifester, la glycosurie restant la même, ou même augmentant. Dans les deux cas, l'explication se trouve dans l'interprétation des faits. Dans le premier cas, l'arrêt de l'amaigrissement tient à ce que le trouble fonctionnel du foie est momentanément ou définitivement enrayé. Dans le

deuxième cas, on constate la disparition des troubles concomitants, tels que le catarrhe gastro-intestinal si fréquent
chez les diabétiques. La digestion est alors plus régulière, la
somme des matériaux absorbés à la surface de l'intestin est
plus considérable. Le foie trouvant dans l'apport du sang de
quoi alimenter sa puissance de transformation n'est plus
obligé de fabriquer le sucre aux dépens de l'organisme, et dès
lors l'embonpoint reparaît sans que la glycosurie diminue.

Aussi conçoit-on bien toute l'importance qu'il y a pour le
diabétique à voir s'arrêter son amaigrissement et reparaître
l'embonpoint.

Ces phénomènes indiquent un temps d'arrêt dans la
déchéance organique, temps d'arrêt qui peut aboutir à une
amélioration manifeste et même à la guérison passagère ou
définitive.Lorsque la guérison est définitive,l'amaigrissement
fait bientôt place à un embonpoint plus ou moins marqué.
Lorsqu'elle n'est que passagère, le malade voit de nouveau
se manifester de l'amaigrissement,et avec cet amaigrissement
reparaître tous les symptômes caractéristiques du diabète.
Ces oscillations que présente l'amaigrissement dans le
cours du diabète sont assez fréquentes, alors même qu'il
doit aboutir à la guérison, pour que les malades finissent,
au seul aspect de leur nutrition, par savoir juger de l'état
de la maladie.

II. — LES DEUX THÉORIES PATHOGÉNIQUES DU DIABÈTE

Bien qu'il n'entre pas dans le plan de ce travail de faire la
critique des différentes théories du diabète, l'étude des
variations de l'embonpoint dans cette maladie nous amène
forcément à aborder au moins un des côtés de la question
pathogénique.

Les principales opinions émises sur la nature du diabète

peuvent se ranger en deux groupes principaux. Dans le premier groupe se placent les auteurs qui font du diabète une maladie d'épargne, une maladie par défaut d'oxydation, par ralentissement de la nutrition ; dans le deuxième groupe, ceux qui attribuent la maladie à une formation exagérée du sucre.

Pour les premiers, le sucre n'apparaît dans l'urine que parce qu'il est incomplètement brûlé dans le sang. Il n'est pas formé en plus grande quantité chez les diabétiques que chez l'homme sain ; il est seulement moins complètement assimilé. Le diabète est d'autant plus intense que la nutrition est plus ralentie et l'oxydation moins parfaite ; qu'on augmente la combustion et on supprime le diabète.

Pour les autres, si le sucre apparaît dans l'urine, c'est qu'il est formé en excès dans le foie ; si l'économie est impuissante à brûler tout le sucre en circulation, c'est que la force de dissociation des cellules organiques est limitée et que la production glycogénique l'emporte sur la consommation. Le diabète est d'autant plus prononcé que la formation de sucre est plus considérable. Ce qui différencie le diabétique de l'individu sain, c'est qu'il produit en un temps donné plus de sucre que ce dernier. Il ne suffit pas, pour guérir le diabète, d'augmenter les combustions, il faut agir sur la sécrétion glycogénique et en modérer l'intensité.

Ces deux théories si opposées ont trouvé l'une et l'autre leurs défenseurs ; et actuellement encore les avis sont partagés, tellement partagés que dans son dernier travail sur le diabète, Frerichs n'ose se prononcer ; il déclare qu'il est impossible, dans l'état actuel de nos connaissances, d'accepter une de ces théories de préférence à l'autre. Voit reste également dans le doute. Tout en admirant la sagesse de cette réserve, et tout en reconnaissant qu'elle prouve la force des arguments avancés de part et d'autre, nous n'hésitons pas à soutenir encore l'opinion que nous avons toujours défendue, c'est-à-dire à nous ranger du côté des théoriciens du deuxième groupe et à ne voir dans le diabète que la conséquence de l'hypersécrétion glycogénique du foie.

La réfutation de la théorie adverse nous paraît le meilleur argument à l'appui de notre manière de voir. Or, sur quelles preuves repose cette théorie?

Pour la justifier, il fallait avant tout démontrer que le foie est capable à l'état physiologique de fabriquer une dose de sucre supérieure ou du moins égale à celle qu'on peut rencontrer dans l'urine de certains diabétiques. Dickinson a observé un malade qui rendait 1500 grammes de sucre par jour ; nous en avons nous-même observé un qui n'en éliminait pas moins de 1250 grammes. Dans l'hypothèse que nous discutons, il faut, pour expliquer ces faits, supposer que le malade fabrique dans l'un des cas au moins 1500 grammes de sucre, et dans l'autre au moins 1250 grammes, et admettre avec ces chiffres d'élimination qu'il n'y ait aucune perte, c'est-à-dire que tout le sucre fabriqué soit éliminé.

En s'aidant des recherches de Mering, d'Ewald, de Bernard, en tenant compte de la rapidité de la circulation chez l'homme, de la quantité de sang probable, les défenseurs de la théorie sont arrivés, par une série de multiplications fort discutables, à conclure que l'homme produit 2000 grammes de sucre par jour. Or, en abondant dans ce sens, la proportion indiquée nous paraît encore trop faible, car il n'est guère admissible que le diabétique qui perd 1500 grammes ou 1250 grammes de sucre par jour n'en emploie pas plus de 500 grammes pour d'autres usages, alors qu'à l'état normal il est en état d'en utiliser 2000 grammes. Il faudrait pour qu'il en fût ainsi, un ralentissement de la nutrition bien considérable et qui nous paraît au premier abord peu compatible avec la vie.

Mais ce qui nous rend cette hypothèse encore plus invraisemblable, c'est que les données sur lesquelles on s'appuie pour établir ce chiffre de 2000 grammes de fabrication glycogénique comme probable nous paraissent entachées de trop d'erreurs pour que nous les acceptions sans conteste. Ce chiffre nous semble notablement exagéré et cela pour bien des raisons. Les auteurs qui l'ont indiqué ont rapproché des espèces animales tout à fait distinctes (l'homme et le chien). Ils n'ont pas tenu compte des variations si importantes qu'apportent à la fabrication du sucre par le foie l'ingestion des aliments, l'état de jeûne, les heures de veille ou de sommeil, l'influence des émotions, qui agissent d'une façon si accentuée sur la sécrétion hépatique, ainsi que l'attestent les faits qui se passent chez les diabétiques. Ne sait-on pas qu'on peut, d'un jour à l'autre, voir sous l'influence de l'une quelconque de ces causes, doubler, tripler l'élimination du sucre et par conséquent sa fabrication.

On ne saurait, à notre avis, déterminer avec une telle précision l'intensité de sécrétion des organes et celle du foie en particulier.

D'autre part, en admettant que ce chiffre de 2000 grammes de sucre, regardé comme représentant le chiffre de la fabrication du sucre par le foie, soit bien le chiffre exact, il resterait à démontrer que la moitié de ce sucre, c'est-à-dire un kilogramme, est utilisée par l'économie pour le fonctionnement des différents organes ; en portant, en effet, les choses au maximum, la quantité de sucre brûlé chez l'homme ne peut dépasser 1000 gr. la quantité d'oxygène absorbé ne pouvant fournir à une combustion plus intense, ainsi que le prouvent les recherches de Gauethgens, de Pettenkofer, de Kulz[1].

1. Voir notre *Traité du Diabète*, et Gaethgens, *Diss. inaug.*, Dorpat, 1866.

Cette démonstration est encore à faire; et, tant qu'elle ne sera pas faite, nous serons en droit de déclarer exagéré le chiffre de 2000 grammes, admis comme proportion moyenne de la sécrétion glycogénique journalière du foie.

Ce fait seul restant à prouver nous suffirait au besoin pour contester la valeur de la théorie qui veut faire du diabète une maladie par nutrition retardante. Mais, il est d'autres raisons bien plus importantes à notre avis qui existent contre l'admisson de cette théorie.

En admettant que la production de sucre par le foie soit aussi considérable, en admettant même qu'une très grande partie de ce sucre serve par sa dissociation à la formation de substances diverses telles que l'acide lactique, une autre démonstration est à faire : c'est que la diminution dans la somme de ces dissociations est bien le résultat d'un ralentissement de la nutrition. Or, que trouve-t-on à l'appui de cette manière de voir? de simples hypothèses et non des preuves incontestables. Qu'apporte-t-on comme preuves? des expériences physiologiques dont l'interprétation nous paraît tout à fait discutables, des observations cliniques qui nous semblent assez peu concluantes.

Les mutilations auxquelles on soumet les animaux, les intoxications qu'on produit, n'engendrent point en effet de vrais diabètes, mais seulement des diabètes transitoires. Rien ne prouve du reste que, dans ces cas, ce soit un ralentissement de la nutrition qui détermine la glycosurie. Ne peut-on pas tout aussi bien supposer que ces mutilations, que ces intoxications agissent en provoquant un trouble dans la modalité fonctionnelle du foie dont la glycosurie ne serait que la conséquence?

Les preuves cliniques nous paraissent encore moins décisives.

Par exemple, on fait remarquer la coïncidence fréquente

du diabète avec certains états morbides qu'on a, au préalable, et sans raison valable, à notre avis, considérés comme dus à un ralentissement de la nutrition. Telles sont les coliques hépatiques, la gravelle, la goutte... Mais cette preuve indirecte du ralentissement de la nutrition chez les diabétiques, si tant est qu'elle soit exacte, ce dont nous ne sommes nullement convaincu, puisque déjà nous avons démontré que la goutte, loin d'être une maladie par nutrition retardante, est due au contraire à une hypernutrition, cette preuve, disons-nous, ne constituerait en somme pour ainsi dire qu'une preuve morale. Et l'on en cherche vainement d'autres. Tout nous paraît au contraire plaider contre la théorie du diabète par nutrition retardante.

Si le diabète était une maladie par ralentissement de nutrition, si l'embonpoint n'était qu'une conséquence comme le diabète lui-même de ce ralentissement, on devrait chez tout diabétique rencontrer cet embonpoint d'une façon constante. Il n'en est rien, et, lorsqu'il existe accidentellement au début du diabète, il disparaît bientôt, ainsi que le démontre la généralité de nos observations, aussi bien que celles des auteurs comme Seegen, Hertzka, qui ont signalé l'amaigrissement comme un des symptômes fréquents du début du diabète.

On devrait voir l'embonpoint augmenter avec l'intensité croissante de la glycosurie. Or l'amaigrissement devient d'autant plus prononcé que la glycosurie est plus intense, bien qu'il n'existe parfois aucune complication qui puisse donner l'explication de cet amaigrissement progressif.

On ne verrait pas d'autre part l'embonpoint alterner avec les poussées diabétiques, et reparaître alors que diminue l'intensité du diabète. On ne serait pas cliniquement amené à considérer le retour de l'embonpoint comme un signe d'amélioration ou de guérison.

On devrait encore, à toutes les périodes, constater un abaissement du chiffre de l'urée. Or, nous pouvons affirmer, de par nos observations, ainsi que nous l'avons signalé plus haut, qu'au début de l'affection le chiffre de l'urée est toujours augmenté; et en soutenant cette assertion, nous ne faisons que confirmer l'opinion de presque tous les auteurs et celle que nous avons formulée depuis longtemps.

Enfin on ne devrait pas voir le diabète s'améliorer sous l'influence du traitement par les alcalins qui, ainsi que le démontrent les nombreuses analyses d'urine que nous avons faites chez des malades soumis à la médication alcaline, ralentissent la nutrition, loin de l'activer, comme l'avait avancé Mialhe.

Dans l'impossibilité d'établir d'une façon plausible que le diabète est dû à un ralentissement de la nutrition, nous croyons qu'il n'est qu'une seule manière d'en expliquer l'apparition, c'est de l'attribuer, ainsi que nous l'avons toujours fait, à une hypersécrétion glycogénique du foie. Tout nous semble parler en faveur de cette opinion, la disparition de l'embonpoint dans le cours du diabète, son retour fréquent dans les cas d'amélioration ou de guérison, l'amaigrissement plus ou moins prononcé du diabétique dès le début de la maladie, alors même qu'elle ne revêt pas la forme grave et qu'il n'existe aucune complication pouvant expliquer cet amaigrissement, l'augmentation du chiffre de l'urée, signalée par la généralité des auteurs. Il n'est pas jusqu'à la part que semble prendre à la glycosurie le foie lui-même qui ne puisse être invoquée à l'appui de cette théorie. A en juger par les faits qui nous sont propres et par ceux que signalent les auteurs, le foie finit par être le siège d'une hyperhémie que se traduit sur le vivant par une augmentation de volume, hyperhémie qui ne reconnaît d'autre cause que le trouble fonctionnel dont cet organe est le siège.

Pour nous l'hypersécrétion hépatique, cause de la glycosurie, lorsqu'elle ne guérit pas, entraîne fatalement la déchéance plus ou moins prononcée de l'individu. Aussi est-ce à tort que, par une fausse interprétation des phénomènes, on a cru pouvoir décrire deux espèces de diabète, l'un gras, l'autre maigre, faisant de l'un le synonyme de diabète grave et de l'autre le synonyme de diabète léger.

Nous nous sommes élevé déjà contre cette distinction, que nous ne saurions admettre et qui pourrait avoir le grave inconvénient d'induire le clinicien en erreur.

Pour nous, le diabète peut se manifester chez des personnes douées d'un embonpoint plus ou moins considérable. C'est le diabète chez les gras, ce n'est pas le diabète gras. Mais qu'on interroge avec soin les malades, on verra que, d'une manière plus ou moins marquée, cet embonpoint a fléchi rapidement dès l'apparition de la glycosurie, et que, si l'amaigrissement n'est pas plus apparent pour le médecin sous la couche de graisse encore trop développée, il n'en existe pas moins pour le malade soucieux de sa personne. Tout ce que l'on peut admettre, c'est que les gens gras devenus diabétiques résistent mieux à l'action détériorante de la maladie, en raison de leur aptitude à fournir aux dépenses qu'entraîne l'hypersécrétion hépatique pendant un temps plus long que les individus maigres, chez lesquels il n'existe aucune réserve et dont les éléments constitutifs subissent plus rapidement l'atteinte dénutritive.

DU DIABÈTE

DANS SES RAPPORTS

AVEC LA VIE UTÉRINE, LA MENSTRUATION ET LA GROSSESSE

I. — DE L'INFLUENCE DES FONCTIONS UTÉRINES SUR LE DÉVELOPPEMENT DU DIABÈTE

La vie de la femme se divise en trois périodes bien distinctes : la période prémenstruelle, la période des règles, et la ménopause. Le diabète s'observe surtout chez elle aux deux périodes extrêmes, avant la puberté, après la ménopause. Sur cent quatorze cas, nous avons noté le développement de la maladie soixante-dix fois chez des femmes qui avaient cessé d'être réglées, et deux fois chez des fillettes qui ne l'étaient pas encore. La question d'âge est ici dominée par le phénomène physiologique. La ménopause se produisant d'ordinaire entre quarante et quarante-cinq ans, le diabète apparaît le plus souvent à cet âge ; mais la ménopause est-elle précoce, l'apparition du diabète est possible à un âge moins avancé ; c'est ce que nous avons observé chez un certain nombre de nos malades qui avaient vu cesser prématurément leurs règles, à l'âge de trente, trente-trois, trente-cinq et trente-six ans.

La vie menstruelle paraît donc créer à la femme une certaine immunité à l'égard du diabète. La même remarque, on le sait, a été faite, depuis Hippocrate, pour la goutte. Hâtons-nous de le dire cependant, il n'y a rien d'absolu dans cette influence préservatrice de la menstruation. Le diabète se rencontre aussi chez les femmes réglées; nous l'avons observé dans ces conditions dans près du tiers des cas, trente-sept fois sur cent quatorze, et, fait remarquable, la rareté relative de l'affection paraît en quelque sorte compensée en pareil cas par sa gravité. Si le diabète est plus commun après la ménopause, il prend d'ordinaire à ce moment une allure torpide, une forme atténuée, une marche lente. Le diabète des femmes réglées est souvent, au contraire, un diabète grave, à symptômes accusés, avec glycosurie et polyurie abondantes. Il se rapproche à cet égard du diabète prémenstruel, le plus aigu et le plus redoutable de tous. Si donc la question d'apparition, d'existence de la maladie est plus intimement liée aux phénomènes de la menstruation, il semble bien que la gravité du diabète soit plus directement en rapport avec l'âge. Et chez la femme comme chez l'homme, on peut dire, en réservant un certain nombre d'exceptions, que l'acuité et l'intensité du diabète sont en raison inverse de l'âge du malade.

II. — ÉTATS MORBIDES DE L'APPAREIL GÉNITAL CHEZ LES DIABÉTIQUES

Le diabète, lorsqu'il se développe chez une femme encore réglée, détermine dans le fonctionnement de l'appareil utéro-ovarien des perturbations plus ou moins profondes, soit au point de vue de la menstruation même, soit au point de vue de la grossesse ou de l'accouchement. Mais avant d'aborder l'étude de ces troubles fonctionnels, il convient de préciser d'abord l'état anatomique organopathique, pour employer l'expression de Piorry, de l'appareil génital et de signaler les lésions qu'on peut y observer. De ces lésions, les unes sont manifestement dues à l'altération par le sucre des sécrétions ou à l'action du diabète sur les tissus ; les autres ne sont que de simples coïncidences, sans relation avec la maladie générale. Mais les unes et les autres n'en sont pas moins capables de troubler par elles-mêmes les fonctions utérines. Or, dans les troubles que l'on trouve du côté de l'utérus chez la femme diabétique, il est évidemment nécessaire de distinguer ce qui appartient aux lésions locales et ce qui relève directement de l'influence de la dyscrasie glycémique. Étudions donc d'abord ces lésions locales, en insistant seulement sur celles qui peuvent être considérées comme des manifestations propres du diabète.

A. *Eczéma vulvaire.* — La plus fréquente de ces manifestations est l'eczéma de la vulve. D'après le relevé de nos observations, nous estimons sa fréquence à près du tiers des cas. Nous l'avons rencontré 32 fois sur 114 cas. Il ne se montre guère que chez les femmes âgées. Sur les 32 observations où nous l'avons noté, on ne trouve qu'une seule femme âgée de moins de quarante ans (Obs. 17). Toutes les autres malades avaient dépassé la quarantaine, neuf étaient âgés de soixante à soixante-douze ans.

L'eczéma vulvaire peut se développer à toutes les périodes du diabète. Si on le considère volontiers comme un phénomène du début, c'est que, en effet, il constitue souvent le signe révélateur qui attire l'attention et dévoile un diabète ignoré. Mais qu'on interroge avec soin la malade et l'on apprendra que la polyurie, la soif, l'amaigrissement, la perte des formes et bien d'autres symptômes diabétiques préexistaient depuis longtemps à ce prétendu phénomène initial.

D'ordinaire l'eczéma s'observe chez des diabétiques, dont la maladie date de trois à quatre ans. Nous l'avons vu apparaître dans le cours de diabètes qui remontaient à dix et treize ans. Il appartient plutôt aux formes intenses, à glycosurie très abondante; mais on le rencontre aussi dans les diabètes légers, où la glycosurie est à peine marquée. Dans la plupart de nos observations, les malades rendaient 105, 120, 150, 160, 180, 240, 300 et 400 grammes de sucre par jour; mais chez quelques-unes, le chiffre du sucre éliminé n'était que de 40 grammes, de 21 grammes et même de 7 grammes par vingt-quatre heures.

La richesse de l'urine en sucre ne paraît donc pas suffire à expliquer la production de cet eczéma. Faut-il incriminer la constitution même du sujet, ou bien les altérations subies par l'urine au contact de la peau, ou enfin les champignons multipliés dans un milieu essentiellement fermentescible? Nous pensons qu'il faut tenir compte de l'action combinée de ces différents facteurs.

L'influence de la constitution nous semble démontrée par la coexistence fréquente de poussées eczémateuses en divers autres points du corps, où le contact de l'urine ne peut être incriminé. Concurremment avec l'eczéma vulvaire, nous avons, en effet, observé chez plusieurs de nos malades des plaques d'eczéma siégeant tantôt à la racine du nez (Obs. 20), ou aux oreilles (Obs. 35); tantôt à la tête (Obs. 50), au cou (Obs. 76), à la face et aux mains (Obs. 61), à l'avant-bras (Obs. 25). La tendance générale du sujet à faire de l'eczéma est donc une première cause à invoquer; la localisation aux parties génitales seule s'explique par le contact de l'urine sucrée.

Maintenant l'urine agit-elle directement par le glycose qu'elle contient, ou bien par les produits secondaires de la fermentation qui s'y développe rapidement? La seconde hypothèse est la plus vraisemblable. Il n'est pas nécessaire en effet, comme nous l'avons dit, que l'urine soit très riche en sucre pour que l'eczéma vulvaire apparaisse. D'autre part, si on râcle la surface des parties enflammées et qu'on examine au microscope les produits de ce râclage, on y constate d'une manière constante la présence des spores ovales et bourgeonnantes du *saccharomyces cerevisiæ* ou levure alcoolique. Ces spores par elles-mêmes ne produisent pas l'eczéma; mais en provoquant la fermentation du liquide urinaire sucré, fermentation dont elles sont à la fois la cause intime et le témoin irrécusable, elles communiquent sans doute à ce liquide des propriétés irritantes qui favorisent le développement de l'éruption eczémateuse.

Quoi qu'il en soit, trois symptômes principaux caractérisent l'eczéma vulvaire diabétique : le prurit, l'éruption même, un suintement parfois extrêmement abondant.

Le prurit est d'ordinaire le premier symptôme accusé par les malades; il précède toute manifestation objective cutanée. Il peut même exister seul, pendant un temps plus ou moins long, parfois pendant des mois, sans éruption eczémateuse proprement dite. Les démangeaisons sont excessives, incessantes, rendent la vie insupportable à la malade; les douleurs deviennent aiguës, très vives, s'exaspèrent surtout pendant la nuit et empêchent tout sommeil. Le prurit vulvaire est déjà caractéristique par lui-même, et bien qu'il puisse se produire chez des femmes non diabétiques, il commande l'examen de l'urine au point de vue de la recherche du sucre. Il présente d'ailleurs des rémissions et des exacerbations qui paraissent en rapport avec l'intensité de la glycosurie.

Dans la majorité des cas, l'examen des parties ne tarde pas à montrer une éruption cutanée plus ou moins étendue, offrant les caractères habituels de l'eczéma, une rougeur diffuse intense semée de vésicules petites, nombreuses, opalines et lactescentes. L'éruption occupe d'abord les parties en contact incessant avec l'urine; elle débute le plus souvent au niveau des petites lèvres et gagne rapidement la face interne et la face externe des grandes lèvres, le pli de l'aine.

Présentant d'ordinaire au début un certain caractère de sécheresse, l'eczéma vulvaire, pour peu qu'il persiste, faute d'un diagnostic exact, donne bientôt lieu, sous l'influence des attouchements réitérés nécessités par les démangeaisons, à un suintement, puis à un écoulement extrêmement abondant. La peau alors s'épaissit et se fissure; les surfaces en contact, tuméfiées, saignantes, d'un rouge vineux, sont couvertes d'un enduit ichoreux d'une horrible fétidité. L'irritation eczémateuse gagne de proche en proche les régions voisines; nous l'avons vue s'étendre à toute la face interne des deux cuisses et à la peau de l'abdomen (Obs. 35), se compliquer de vaginite (Obs. 25), de métrite granuleuse du col (Obs. 25, 57). On peut voir se produire au niveau de ces parties enflammées, de petits abcès sous-cutanés, des furoncles, des anthrax. Chez une de nos malades, nous avons observé un anthrax des grandes lèvres (Obs. 76).

L'irritation peut se propager à l'urèthre, déterminant un besoin incessant d'uriner, sans que la quantité des urines légitime cette miction répétée. Certaines de nos malades étaient obligées de se lever cinq, six, huit, dix fois par nuit, sous l'influence de cette excitation uréthrale, bien que la proportion des urines ne dépassât pas 2 à 4 litres dans les vingt-quatre heures.

L'eczéma vulvaire coïncide d'ordinaire avec d'autres manifestations diabétiques; nous avons signalé les poussées eczémateuses en différents points du corps, les furoncles et les anthrax. Les troubles nerveux sont surtout fréquents en pareil cas : les migraines, la gastralgie, les diverses névralgies, faciales, dentaires, intercostales. La sciatique est peut être la plus commune de ces névralgies (Obs. 9, 11, 39, 61). Dans un cas (Obs. 39), l'eczéma de la vulve coexistait avec une sciatique double.

Accompagnés ou non d'autres phénomènes locaux ou généraux, le prurit et l'eczéma vulvaire ont, au point de vue du diabète, une valeur diagnostique indiscutable. Si l'on songe que chez la femme la plupart des symptômes caractéristiques de la maladie sont souvent à peine marqués, on comprendra facilement que des démangeaisons incessantes, un eczéma persistant de la vulve acquièrent une grande importance comme indice révélateur du diabète; la ténacité de l'éruption, sa résistance aux moyens ordinaires de traitement sont des caractères qui doivent encore attirer l'attention sur un diabète latent que l'analyse des urines permettra de reconnaître.

B. *Métrite granuleuse; granulations et ulcérations du col.* — A côté de l'eczéma vulvaire, il faut placer la métrite granuleuse du col. Les deux lésions existent parfois simultanément; les granulations utérines paraissent cependant plus rares que l'eczéma. Mais peut-être cette rareté tient-elle seulement à ce qu'on y regarde d'ordinaire de moins près, en raison du peu d'intensité des troubles fonctionnels, et que l'examen direct n'est pratiqué qu'après complication de catarrhe utérin ou de métrorrhagies.

Nous avons souvent noté la coïncidence de ces granulations utérines avec des granulations pharyngées, parfois avec des bronchites à répétition, qui nous semblent relever de la même cause. L'action de la glycosurie, qui est si manifeste sur le système cutané, paraît ici se porter de préférence sur le système muqueux. L'irritation ou le trouble nutritif provoqué par le sang chargé de sucre a pour effet, dans ces cas, une inflammation subaiguë des membranes muqueuses, de même que, dans d'autres cas, la même cause détermine les érythèmes, les furoncles, les éruptions si fréquentes sur le tégument externe des diabétiques. Lorsque la métrite du col coïncide avec l'eczéma vulvaire, on peut admettre, et ce processus est parfois vérifié, que l'inflammation extérieure s'est propagée par le vagin jusqu'à la muqueuse utérine. Mais lorsque les granulations s'observent indépendamment de toute inflammation vulvaire, on ne saurait invoquer l'action du contact du liquide urinaire adultéré. Il faut bien supposer que c'est l'influence dystrophique du sang chargé de glycose qui se trouve ici directement en jeu.

Les granulations, compliquées d'un certain degré de catarrhe utérin, qui est l'accompagnement presque forcé de la métrite du col, se voient souvent seules au spéculum; dans d'autres cas, on constate l'existence d'ulcérations plus ou moins étendues, mais remarquables par leur persistance. C'est même cette persistance qui, chez deux de nos malades (Obs. 10, 64), nous fit soupçonner et rechercher le sucre dans l'urine.

Comme l'eczéma de la vulve, la métrite granuleuse peut donc servir à dévoiler un diabète jusque-là ignoré. On peut dire que dans ces cas elle constitue un des premiers symptômes du diabète. Mais les granulations du col n'appartiennent pas plutôt à cette période du diabète qu'à toute autre. On les observe à tous moments de la maladie. Dans notre observation 25, le diabète remontait déjà à dix ans quand la métrite granuleuse se produisit.

Il ne semble pas non plus exister de rapports entre la gravité ou l'intensité de la glycosurie et la complication utérine. Si chez la malade de l'observation 57, dont nous avons analysé l'urine pendant plusieurs années, la quantité de sucre était de 71 grammes par jour, si dans l'observation 64, elle atteignait 93 grammes par litre avec 5 litres d'urine par vingt-quatre heures, dans d'autres cas, la glycosurie était beaucoup moins prononcée. C'est ainsi que dans les observations 2, 10, 20, la proportion de sucre ne dépassait pas 38 à 55 grammes par litre, pour 2500 à 4000 centimètres cubes par jour. Chez quelques malades, le diabète était même intermittent, ou bien il cédait facilement à l'influence du régime, et dans ces cas, les granulations paraissaient se modifier en bien ou en mal suivant les variations mêmes de la glycosurie.

C. *Autres lésions utérines.* — Toutes les lésions que la gynécologie signale dans l'appareil utéro-ovarien peuvent s'observer chez la femme diabétique. Nous relevons dans nos observations deux cas de tumeurs fibreuses, un kyste de l'ovaire, des cas de métrite fongueuse, d'ovarite à répétition. Mais il est bien certain que le diabète ne saurait être rendu responsable de ces lésions et qu'il ne s'agit, au moins pour les tumeurs, que de simple coïncidence. On pourrait peut-être attribuer au diabète une part plus directe dans la production de la métrite fongueuse et surtout des crises d'ovarite; ces crises alternaient, en effet, chez notre malade, avec d'autres manifestations bien nettement dues au diabète, telles que sciatique, gastralgie, etc., et coïncidaient avec une augmentation marquée de la glycosurie. Mais une pareille interprétation reste toujours discutable, ne s'appuyant que sur un fait unique. Nous avons voulu simplement signaler la possibilité de ces diverses lésions chez les diabétiques, car, dans bien des cas, elles suffisent à expliquer des troubles rapportés à tort à l'influence directe du diabète.

III. — INFLUENCE DU DIABÈTE SUR LA MENSTRUATION

Lorsque la maladie se développe dans le cours de la vie menstruelle, il est rare qu'elle ne porte pas une atteinte plus ou moins grave au fonctionnement de l'utérus. La dysménorrhée et l'aménorrhée sont fréquentes chez les femmes diabétiques. Tantôt les règles sont seulement irrégulières (Obs. 5, 44, 51), tantôt elles sont douloureuses (Obs. 34); parfois elles se suppriment (Obs. 39, 45, 65), pour ne reparaître qu'au moment où le diabète guérit ou s'améliore. Cette suppression peut même, dans quelques cas, devenir définitive et une ménopause prématurée peut être l'effet d'un diabète ignoré. Ces mêmes troubles menstruels ont été observés aussi par Seegen, l'auteur allemand a vu, comme nous, les règles, chez ses malades, devenir moins abondantes, douloureuses, s'espacer ou se suspendre pendant cinq ou six mois, cesser même complètement.

Le rôle du diabète dans ces différents cas ne nous paraît pas discutable ; il est au contraire sujet à caution lorsqu'on se trouve en présence de métrorrhagies chez une diabétique. Nous avons observé de ces hémorrhagies utérines chez plusieurs de nos malades (Obs. 2, 20, 26, 31, 36, 38, 48, 52, 57, 69, 70, 99, 101, 104, 105). Dans un cas (Obs. 48), la glycosurie ne fut même constatée qu'à la suite d'une métrorrhagie abondante ; mais nous pensons que le diabète préexistait à cet accident et qu'il était resté jusqu'alors méconnu. Les métrorrhagies diabétiques sont parfois assez profuses pour nécessiter un traitement actif ; dans d'autres cas, il ne s'agit que d'une exagération de la perte périodique ; elles peuvent encore se produire et se répéter dans l'intervalle des époques. Dans l'observation 33, l'hémorrhagie reparaissait presque régulièrement tous les quinze jours. Demarquay, Marchal, Seegen ont signalé des cas analogues.

De pareils faits, au premier abord, sembleraient autoriser l'hypothèse d'une action propre du diabète sur la menstruation. Mais, à examiner les choses de plus près, on ne tarde pas à se convaincre que la glycémie par elle-même ne peut être directement incriminée. Pour que cette action directe fût vraie, il faudrait que la matrice fut saine ; mais si à l'altération du sang se joint une altération organique du tissu utérin, celle-ci, quelle que soit sa relation avec la glycosurie, prime évidemment, au point de vue pathogénique, la dyscrasie sanguine. Or, chez notre malade de l'observation 34, il existait une métrite fongueuse qui avait nécessité la dilatation du col ; dans les observations 20 et 57, le spéculum montrait une métrite cervicale granuleuse, dans les observations 10 et 64, non seulement des granulations, mais aussi des ulcérations du col utérin. Dans deux autres cas (Obs. 40 et 44), les malades étaient atteintes de tumeurs fibreuses. Que la plupart de ces lésions soient la conséquence du diabète, c'est ce que nous avons essayé de démontrer dans le chapitre précédent ; mais ces lésions expliquent suffisamment les troubles menstruels et les métrorrhagies, sans qu'il soit besoin de faire intervenir l'action spéciale du sang chargé de sucre. Chaque fois donc qu'on voit se produire chez une diabétique des hémorrhagies menstruelles trop abondantes ou de véritables pertes, c'est l'état local de la matrice qu'il faut inspecter avec soin ; le plus souvent on trouvera dans quelque altération du col ou du corps de l'utérus la véritable source de ces hémorrhagies. Le diabète, s'il n'a pas au préalable provoqué quelques-unes de ces altérations, nous paraît incapable de devenir par lui-même la cause de métrorrhagies.

IV. — INFLUENCE DU DIABÈTE SUR LA GROSSESSE ET L'ACCOUCHEMENT

D'après certains auteurs, la stérilité serait la règle chez les femmes diabétiques. Si le fait est vrai dans une certaine mesure et nous verrons tout à l'heure pourquoi, on ne peut cependant poser en loi que le diabète empêche nécessairement toute fécondation et toute conception. Six et peut-être sept de nos observations seraient en tout cas en opposition formelle avec cette loi. Une de nos malades (Obs. 26) devint enceinte un mois après qu'on eût reconnu chez elle l'existence du diabète. Chez une autre (Obs. 64), bien que la constatation du sucre n'ait pas été faite avant la grossesse, la perte des forces, l'amaigrissement, qui s'étaient manifestés avant la fécondation, ne laissent aucun doute pour nous sur l'existence antérieure d'un diabète méconnu. Les malades des observations 73, 83, 94, étaient diabétiques depuis deux ans quand elles devinrent enceintes; deux de ces observations offrent, en outre, cette particularité curieuse que le mari lui-même était diabétique en même temps que la femme. Dans l'observation 99, la malade était diabétique depuis l'âge de douze ans; elle se maria à dix-neuf ans et eut trois enfants. Nous ne ferons que mentionner la possibilité du diabète antérieurement à la conception chez notre dernière malade (Obs. 29); cette femme n'avait, en effet, présenté aucun symptôme diabétique avant le début de sa grossesse, et il n'est pas impossible que la maladie, reconnue seulement pendant la gestation, ait été la conséquence des scènes violentes et des émotions pénibles auxquelles la malade fut exposée; cette observation ne présente toutefois pas un moindre intérêt que les trois premières; si celles-ci démontrent la possibilité de la fécondation chez les diabétiques, ce dernier fait prouve qu'une femme, reconnue glycosurique vers le quatrième mois de sa grossesse, n'en est pas moins capable de mener cette grossesse à terme.

Il est donc avéré que la femme diabétique est apte à concevoir. Si cette aptitude ne se manifeste pas plus souvent, si la grossesse est en somme relativement rare chez les femmes glycosuriques, le diabète ne doit en être rendu que indirectement responsable. Ici encore il faut faire intervenir l'influence des lésions utérines dont nous avons indiqué la fréquence en même temps que les relations avec le diabète. Ce sont ces lésions, métrite, granulations et ulcérations du col, qui, par une action toute locale, rendent infécond l'acte du coït.

Lorsque malgré ces obstacles ou en l'absence de ces lésions, la fécondation se fait, comment se comporte la grossesse? Que devient le produit de la conception? Les malades de nos observations 64, 73, 83, 94 et 99, accouchèrent à terme sans que leur grossesse ait rien présenté de particulier. Chez une autre malade (Obs. 29), il y eut pendant un mois perte des eaux; la grossesse atteignit cependant le neuvième mois. Dans l'observation 26, l'accouchement se fit au huitième mois. Dans tous ces cas, le travail ne paraît avoir présenté aucune anomalie. Cependant, chez la malade de l'observation 64, qui avait eu plusieurs enfants avant de devenir diabétique, l'accouchement fut plus lent et plus laborieux que les précédents. Chez toutes, les suites de couches ont été plus prolongées que normalement, sans complication grave cependant.

Des enfants nés dans ces conditions, le premier (Obs. 26) meurt deux jours après sa naissance. Celui de l'observation 64 meurt au vingt et unième mois, hydrocéphale, après avoir présenté une polydipsie excessive, sans qu'on ait constaté toutefois du sucre dans ses urines. Un troisième enfant

(Obs. 29), venu au monde avec une hydrocèle double, est également hydrocéphale et actuellement, au dixième mois après sa naissance, son existence nous paraît compromise dans un avenir prochain. Les enfants des observations 83 et 94, sont nés bien constitués, mais frêles et très délicats. Dans l'observation 99, les trois enfants nés dans le cours du diabète, ne paraissent avoir présenté aucun trouble morbide. Aucun de ces enfants ne nous a offert trace de sucre dans ses urines, sauf dans l'observation 73, où, au dire de la mère, l'enfant aurait été diabétique. A en juger par ces quelques faits, si le diabète n'est pas un obstacle absolu à la fécondation, il semble porter une atteinte profonde au produit de la conception, altérer sa nutrition, abréger ses jours ou déterminer des vices de développement peu compatibles avec la vie. Nous signalerons d'une façon particulière l'hydrocéphalie, que nous avons observée deux fois chez les enfants nés de mères diabétiques.

Matthews Duncan[1], dans son travail sur le diabète puerpé-

---

1. Matthews Duncan. *On Puerperal Diabetes*, in *Obstetrical Transactions*, London, vol. XXIV, p. 256. Voici un résumé des quinze observations réunies par Duncan, avec le nom de leur auteur.

Obs. 1 (Matthews Duncan). Soupçon de diabète temporaire à la fin d'une première grossesse. Mort du fœtus avant le travail. Diabète vers le huitième mois. Travail commençant au neuvième mois avec collapsus. Excès de liquide amniotique. Mort trois jours après la délivrance, avec un trouble particulier du rhythme respiratoire.

Obs. 2 (W. L. Reid). Enfant macéré lors d'une première grossesse. Diabète précoce à la deuxième grossesse. Mort du fœtus au huitième mois. Travail prématuré quelques jours après. Excès de liquide amniotique, survie avec diabète persistant.

Obs. 3 (Newmann). Première grossesse et accouchement normaux. Diabète qui persiste durant les deux grossesses suivantes et jusqu'à la mort. Deuxième grossesse et accouchement naturels. Troisième grossesse; mort du fœtus au sixième ou septième mois. Mort de la mère la troisième jour qui suit l'accouchement.

Obs. 4 (Newmann). Diabète avec deux grossesses. Deux enfants vivants. Mort de la mère dans le coma deux ans après la naissance du deuxième enfant.

Obs. 5 (Lecorché). Diabète après une grossesse heureuse; diabète probable de l'enfant. Diabète persistant; deuxième grossesse heureuse avec accouchement normal.

ral, où se trouvent réunies quinze observations de diabète chez la femme grosse, empruntées à différents auteurs, arrive à des conclusions fort analogues aux nôtres. Le diabète, en pareil cas, dit-il, paraît constituer surtout un danger pour le fœtus. Dans sept cas, sur dix-neuf accouchements observés chez quinze femmes, l'enfant mourut pendant la gestation et il y eut avortement vers le septième ou le huitième mois. Fréquemment, il y avait hydramnios; dans un cas seulement on constata du sucre dans le liquide amniotique. Dans un cas rapporté par Caplick, la grossesse arriva à terme, mais l'enfant mourut quelque temps après l'accouchement, il en est de même dans deux des observations de Duncan; l'enfant ne survécut que quelques heures. Duncan ne parle pas d'hy-

Obs. 6 (John William). Une mère et deux sœurs diabétiques. Diabète après l'accouchement; le premier enfant vient à terme et vivant, le diabète est découvert le lendemain. Deuxième enfant né viable à terme. Excès de liquide amniotique. Le diabète persiste. Troisième grossesse normale. Mort dans le coma un mois après l'accouchement.

Obs. 7 (John William). Sixième enfant mort pendant la grossesse au huitième mois. Diabète pendant cette dernière grossesse. Mort subite quatre mois après la délivrance.

Obs. 8 (Aubrey Husband). Diabète à la troisième grossesse. Enfant né faible, mort au bout de quelques heures. Liquide amniotique sucré. Mort de la mère, diabétique, huit mois après.

Obs. 9 (Bennwitz). Diabète pendant la quatrième, cinquième et sixième grossesse disparaissant après chaque accouchement. Cinquième enfant mort-né. Menstruation durant la cinquième grossesse.

Obs. 10 (Winckel). Diabète observé au second accouchement. Enfant né viable.

Obs. 11 (Matthews Duncan). Diabète à la onzième grossesse. Enfant mort-né. Disparition du diabète. Rechute; mort huit mois après dans le coma.

Obs. 12 (Davidson). Diabète au milieu de la quatrième grossesse. Père diabétique. Enfant mort au bout de treize heures. Disparition passagère du diabète après la délivrance. Mort quatre mois après dans le coma diabétique.

Obs. 13 (Matthews Duncan). Sœur morte diabétique. Première grossesse. Enfant mort au huitième mois. Deuxième grossesse; accouchement à terme. Enfant décomposé. Troisième grossesse, diabète reconnu au cinquième mois. Travail prématuré; enfant décomposé. Mort de la mère deux jours après la délivrance.

Obs. 14 (Frerichs). Dixième grossesse. Diabète au huitième mois. Mort quinze mois après de phthisie avec gangrène pulmonaire. Tumeur du bulbe.

Obs. 15 (Seegen). Trois grossesses pendant le diabète; toutes trois terminées par une fausse couche au milieu de la gestation. Mort après la troisième fausse couche.

drocéphalie, mais il dit que le fœtus mort est, dans plusieurs cas, décrit comme énorme ou d'un poids extraordinaire, probablement, ajoute-t-il, par suite d'une infiltration hydropique.

Quant aux mères, bien que nous n'ayons pas observé d'accidents chez nos malades, les faits réunis par Duncan montrent que le diabète chez les femmes enceintes peut avoir des conséquences fatales. Sur les 15 cas, onze fois le diabète se termina par la mort, dans un délai plus ou moins long après l'accouchement. Quatre fois la mort survint dans les trois à quatre jours qui suivirent la délivrance; cinq fois la mort, bien que ne pouvant être imputée directement à la grossesse, se produisit au bout de six à huit mois; dans les deux autres cas, les malades moururent au bout de quinze mois et de deux ans; l'une tuberculeuse, l'autre dans le coma diabétique. Cette gravité de la maladie, chez les femmes enceintes, n'a d'ailleurs rien qui doive surprendre, puisque nous avons vu que le diabète qui se développe avant la ménopause appartient en règle générale à la forme aiguë, avec glycosurie abondante et marche rapide.

V. — ACTION DE LA GROSSESSE SUR LE DIABÈTE

Les observations de Duncan amènent à cette conclusion que la grossesse aggrave d'une manière presque constante le pronostic du diabète. De même, chez deux de nos malades, si la maladie n'a pas eu les conséquences fatales observées dans les cas réunis par le médecin anglais, le diabète a subi une forte exacerbation du fait de la gestation. Chez l'une d'elles (Obs. 64), quelques mois après l'accouchement, la quantité de sucre s'élevait à 93^{gr},24 par litre avec 5 litres d'urine dans les vingt-quatre heures, et chez l'autre (Obs. 26) à 57 gram-

mes, alors que, avant la grossesse, il semble qu'on n'ait constaté la présence du sucre qu'en faible proportion. La grossesse paraît agir comme cause déprimante pour exagérer la
glycosurie ; elle intervient à ce titre comme toutes les autres
causes de dépression qui, en ébranlant fortement le système
nerveux, ont pour effet d'aggraver ou de faire reparaître le
diabète.

Il importe cependant de préciser le moment où se produit
cette aggravation. On sait que la glycosurie est un phénomène pour ainsi dire normal à la suite de l'accouchement
chez les femelles en lactation. L'exacerbation du diabète coïn-
cide-t-elle avec le moment de cette glycosurie physiologique?
Cette glycosurie peut-elle par elle-même devenir une cause
de diabète? Bien que cette supposition semble des plus ra-
tionnelles au premier abord, elle est démentie par les faits.
Nous ne connaissons pas d'observation probante où l'on voie
le diabète se produire consécutivement à l'accouchement
comme conséquence directe de la glycosurie puerpérale.
Dans nos observations, comme dans celles de Duncan, c'est
dans le cours même de la gestation ou antérieurement, que
l'existence de la maladie est reconnue. D'autre part, si nous
prenons l'ensemble de nos faits, ceux du moins où le début
du diabète a été noté, nous voyons que sur 81 cas, cinquante-
trois fois la maladie s'est développée en dehors de la vie
menstruelle, c'est-à-dire avant la puberté ou après la ménopause, à un moment par conséquent où la glycosurie
puerpérale ne peut être à aucun titre invoquée comme cause
déterminante.

Bien plus, si la grossesse aggrave l'évolution d'un diabète
préexistant, ce n'est pas au moment où doit se montrer la
glycosurie physiologique que cette aggravation semble se
produire. Chez une de nos malades, nous voyons, en effet, le
sucre disparaître momentanément de l'urine dans les jours

qui suivent l'accouchement; ce n'est qu'au bout de quelques semaines que le diabète reparut plus intense. De même dans l'observation de Davidson, on constate une disparition passagère du diabète après la délivrance; puis les accidents s'aggravent de nouveau et la malade meurt dans le coma quatre mois après l'accouchement. Le fait est encore plus frappant dans le cas de Bennewitz. Le diabète apparaît à la quatrième, à la cinquième, à la sixième grossesse, et chaque fois il cesse après l'accouchement.

La délivrance a donc une action analogue à celle des règles. A chaque menstruation, en effet, on voit la glycosurie diminuer pour n'atteindre de nouveau le chiffre antérieur aux règles qu'au bout de quelques jours. Nous avons plusieurs fois nettement constaté cet effet de la menstruation, comme le montrent les analyses suivantes :

Obs. 51. Avant les règles : densité, 1040 ; sucre, 91 grammes.

Après les règles : densité : 1040 ; sucre, 70 grammes ; urée, 11^{gr},52 grammes ;

Obs. 57. Avant les règles : densité, 1038 ; urée, 14^{gr},91 ; sucre, 48^{gr},44.

Après les règles : densité, 1035 ; urée, 13^{gr},32 ; sucre, 13 grammes.

Obs. 48. Avant les règles : densité, 1040 ; urée, 14 ,91 ; sucre, 66^{gr},60.

Après trois semaines de pertes : densité, 1038 ; urée, 14^{gr},091 ; sucre, 50 grammes.

La même malade deux mois après.

Avant les règles : densité, 1038 ; urée, 11^{gr},34 ; sucre, 74^{gr},44.

Après les règles : densité, 1037 ; urée, 8^{gr},30 ; sucre, 69^{gr},93.

Mais si l'accouchement, comme l'époque menstruelle, amène une diminution de la glycosurie, il ne faut pas perdre de vue que ce n'est là qu'un effet transitoire, et que la véritable conséquence de la grossesse, celle qui ressort de nos observations comme de celles de Duncan, c'est l'aggravation dela maladie dans un délai plus ou moins rapproché, aggravation telle qu'elle peut déterminer la mort au bout de quelques mois et même de quelques semaines après la délivrance.

MANIFESTATIONS SYMPTOMATIQUES

DU DIABÈTE SUR LES DIFFÉRENTS ORGANES

I. — TUBE DIGESTIF

A. *La sécheresse de la bouche et la soif.* — Les premiers symptômes accusés par les diabétiques portent d'ordinaire sur le tube digestif. Mais il ne faudrait pas s'attendre à trouver chez les femmes cette polydipsie et cette polyphagie si accentuées qui caractérisent le schéma symptomatique du diabète. Les malades se plaignent d'abord d'une sensation de sécheresse de la bouche et de la gorge, plutôt que de soif proprement dite. La sécheresse de la gorge est parfois assez intense pour gêner la déglutition, pour entraver la parole et même pour empêcher le sommeil (Seegen).

Bien qu'elle soit en rapport avec l'intensité de la glyco-surie, elle n'est pas entièrement liée à cette manifestation.

Ainsi, il n'est pas rare de trouver des faits, comme celui que Seegen a consigné dans son observation 126, dans lesquels il existait de la sécheresse de la bouche, alors que la malade ne rendait pas plus de 2 litres d'urine avec 60 grammes environ de sucre par jour. Dans certains cas, ce

symptôme paraît lié à l'état de la peau qui est humide, contrairement à ce qui se passe d'ordinaire chez les diabétiques; enfin, quand il ne dépend pas de la glycosurie, il tient
à la polyurie.

Les sensations dont se plaignent les malades ne sont pas
toujours caractérisées par un sentiment de sécheresse à la
gorge. Il en est qui accusent une sensation sucrée qui disparaît lorsque diminue la glycosurie. D'autres ont seulement la bouche pâteuse, fétide; il en est enfin, et le plus
grand nombre, qui se plaignent d'une sensation d'acidité
qui est pour elles très fatigante.

La sécheresse dont se plaignait la malade va s'accentuant
de plus en plus et fait bientôt place à un véritable besoin de
boire; la soif, sans être considérable, est alors nettement
accusée. Elle indique assez bien les différentes phases de la
maladie, ses améliorations, ses rechutes. Avant la puberté,
la soif est plus marquée. Toutes les observations relatent,
ou peu s'en faut, que la soif est incessante. La quantité de
boisson varie naturellement en raison de la soif; elle est de
3 à 6 ou 8 litres, et parfois inférieure aux quantités d'urine
rendue. Dans une observation de Kieser, la malade absorba en
cinquante-neuf jours 388 litres de boisson, et rendit 407 litres
d'urine. Bien qu'il y ait un rapport constant entre la soif et
la polyurie, il est des cas dans lesquels la polyurie cesse, en
même temps qu'augmente l'intensité de la soif; ce qui
démontre que la soif, chez les diabétiques, n'est pas comme
l'ont pensé quelques auteurs, une conséquence forcée de la
polyurie.

Chez la femme diabétique qui a passé l'âge de la puberté,
la soif est moins prononcée, et bien qu'il existe de la sécheresse de la bouche, il est rare que cette soif nécessite une
ingestion de plus de 3 à 4 litres par jour. Elle est, en
général, d'autant plus marquée, que le quantième du sucre

par litre d'urine est plus considérable. Elle peut baisser d'un jour à l'autre sous l'influence du régime ou d'une médication qui diminue la quantité de sucre éliminé.

B. *État de la bouche et de ses annexes.* — La cavité buccale a présenté chez nos diabétiques d'assez nombreuses lésions, portant tantôt sur les gencives, tantôt sur la langue, fréquemment sur les dents. Le plus souvent les gencives sont rouges, tuméfiées, plus ou moins ulcérées à leurs bords, et lorsqu'on vient à les presser on voit sourdre entre la gencive et la dent une quantité de pus plus ou moins considérable. On se trouve manifestement dans ces cas en présence d'une inflammation analogue à celle de la gingivite expulsive, et l'on est en droit de se demander si cette inflammation n'est pas de nature parasitaire, comme tendent à le démontrer des recherches que poursuit en ce moment notre élève, M. le D\u02b3 Faucher (Obs. 9, 36, 54, 55). Les dents, on le comprend, perdent dans ces cas leur fixité, elles deviennent branlantes et tombent sous l'influence du moindre effort, parfois sans présenter d'altération appréciable. Il n'est pas rare de voir cette gingivite expulsive s'accompagner de névralgies dentaires, parfois très tenaces et fort douloureuses.

Dans d'autres cas les gencives, loin d'être tuméfiées, sont pour ainsi dire atrophiées.

Les dents se déchaussent, paraissent plus longues et, comme le disait notre malade de l'observation 65, il semble que les gencives se retirent. Elles sont pâles, amincies; l'apparition de cet état pathologique n'est pas moins préjudiciable que le précédent à la conservation des dents.

Cet ébranlement des dents, suivi d'une chute plus ou moins rapide, n'est pas la seule manifestation dentaire qui se soit présentée chez nos diabétiques. Si, dans ces cas, les dents paraissent souvent intactes, dans la généralité des cas elles sont plus ou moins altérées. Cette altération se présente sous deux aspects différents. Tantôt et le plus souvent les dents se carient et tombent par morceaux (Obs. 18, 24, 30, 78.) D'autres fois, elles perdent leur teinte habituelle, deviennent d'un blanc mat, ou prennent une couleur légèrement noirâtre et tombent sans se carier (Obs. 9, 12, 33, 36, 38).

Dans les cas de gingivite, l'inflammation propagée à la pulpe dentaire explique naturellement la chute des dents. Mais lorsque la gingivite manque, il faut admettre l'influence dystrophique générale exercée par la glycémie sur tous les tissus. Cette action nocive est surtout évidente sur la dentition des enfants. Nous l'avons observée d'une manière très réelle chez une jeune fille de treize ans, dont le diabète remontait à trois ans (Obs. 7). Il existait encore chez cette malade des dents de lait ; les nouvelles dents ne repoussèrent que lentement ; les incisives supérieures et inférieures étaient incomplètement développées. Avec cet arrêt du développement dentaire coïncidait un arrêt dans l'évolution générale du squelette ; la taille de la malade était manifestement inférieure à celle d'un enfant de son âge.

Ces troubles trophiques expliquent de même la chute spontanée des dents chez les diabétiques adultes, et même dans les cas de carie, ils créent évidemment une prédisposition à la lésion destructive. Les dents dont la nutrition est viciée n'opposent plus qu'une résistance insuffisante à l'action des causes permanentes de carie qui siègent dans la bouche et qui, chez les diabétiques, se trouvent encore multipliées par l'adultération même de la sécrétion salivaire.

La langue offre souvent un aspect presque caractéristique, tantôt elle est lisse, recouverte d'un enduit visqueux qui la rend collante au doigt ; tantôt elle est rouge, crevassée et hérissée de papilles saillantes qui atteignent parfois de très grandes proportions, aussi bien chez l'enfant que chez la femme pubère; il se forme des fissures, des sillons qui peuvent atteindre plusieurs lignes de profondeur. Il y a là certainement une hyperplasie épithéliale analogue à celle que nous avons signalée dans notre *Traité du diabète.*

Habituellement, la langue conserve sa coloration normale. Ce n'est que exceptionnellement, par le fait de complications locales, ou sous l'influence d'un état général qu'on la voit se modifier. Elle prend alors un caractère saburral, en raison de l'apparition d'un embarras gastrique, manifestation assez fréquente chez les diabétiques.

C. *Angine diabétique.* — Plus rare chez la femme que chez l'homme, l'angine diabétique se caractérise par une injection variqueuse de la muqueuse pharyngée et la formation de granulations plus ou moins nombreuses. Elle accompagne la sécheresse de la gorge que nous avons indiquée, gêne la déglutition et provoque surtout le matin des efforts de vomissement avec pituite glaireuse. Elle est parfois un symptôme du début du diabète, et il est prudent, quand on se trouve en présence d'une pharyngite granuleuse persistante, d'examiner l'urine au point de vue de la présence du sucre. Les granulations pharyngées coïncident souvent avec des manifestations de même nature portant sur d'autres muqueuses et donnant lieu ici à des métrites du col (Obs. 10), là à des laryngites avec enrouement (Obs. 15), ailleurs à des bronchites avec toux quinteuse (Obs. 33). Nous avons observé aussi leur coexistence ou leur alternance avec des poussées eczémateuses cutanées. Dans l'observation 61, il existait simultanément avec l'angine granuleuse de l'eczéma de la face et des mains; dans l'observation 79, on constatait en même temps des plaques de lichen siégeant à la nuque et à la face dorsale des mains.

D. *De l'appétit et de la faim.* — L'exagération de l'appétit et la polyphagie constituent un des symptômes principaux du diabète. Ce qui frappe le plus les malades, c'est de voir, en dépit de cet appétit anormal, baisser leurs forces et diminuer leur embonpoint. La sensation de faim, toutefois, présente rarement chez les femmes le degré d'intensité qu'on rencontre chez l'homme dans la forme aiguë du diabète. Elle peut n'exister à aucune période de la maladie; une fois développée, elle n'est pas constante et faiblit de temps à autre, souvent sans cause nettement appréciable, le plus habituellement par suite de catarrhe gastro-intestinal, complication si fréquente du diabète. Elle peut même cesser d'une façon à peu près définitive. Cette modification peut tenir ou à la guérison du diabète, ou à son aggravation. Il n'est pas rare, en effet, de voir, à la période terminale, diminuer l'appétit, alors que vont s'éteignant toutes les fonctions de l'organisme par suite de sa détérioration.

L'appétit fait alors place à des sensations de besoin et comme de défaillance, que la malade éprouve à toute heure de jour et de nuit, et qui ne cèdent que lorsqu'elle peut ingérer des aliments que l'estomac se refuse souvent à accepter. Parfois même, la malade se plaint de véritables douleurs revêtant la forme de gastralgie, dues très probablement à la présence en excès de suc gastrique dans l'estomac.

E. *Catarrhe gastro-intestinal.* — Ces perversions sensorielles aboutissent souvent à un état d'inflammation subaiguë, à un véritable catarrhe de la muqueuse stomacale. Bien que le catarrhe gastrique soit fréquemment la conséquence d'un régime trop sévèrement prescrit et trop rigoureusement observé, il peut se produire spontanément ou du moins sans cause nettement définie. L'appétit devient irrégulier ou se perd; les malades accusent un goût désagréable dans la bouche, une répugnance invincible pour la viande, de la pesanteur à l'épigastre, du gonflement stomacal avec éructations abondantes, de la constipation. Ces troubles s'accompagnent le soir d'un sentiment fébrile avec céphalalgie frontale, plus ou moins marquée. Dans d'autres cas, le catarrhe gastrique se traduit pendant longtemps par des nausées, des vomissements qui surviennent de temps à autre.

Parfois sans raison appréciable, le plus souvent cependant à la suite d'un excès de fatigue, de l'ingestion de boissons froides ou d'aliments indigestes, sous l'influence d'un régime carné ou d'un régime au gluten trop sévère, le catarrhe stomacal se complique de catarrhe intestinal. On voit alors survenir des vomissements, de la diarrhée, et tous les symptômes de la gastro-entérite (Obs. 51, 57, 76, 78, 79. Parfois ces troubles se manifestent subitement et peuvent prendre rapidement un caractère inquiétant. On voit les malades s'affaisser en quelques heures, présenter une face terreuse et, si elles guérissent, conserver longtemps les traces de cette gastro-entérite, qui souvent n'a été que passagère. Les conséquences peuvent être plus fatales, et la mort peut être causée par une de ces attaques de gastro-entérite. Dans tous les cas, le catarrhe gastro-intestinal doit être considéré comme une des complications les plus fâcheuses, et si l'on voit parfois, dès le début, lorsque se manifeste la diarrhée, baisser la polyurie, le plus souvent lorsqu'elle cesse, augmente l'intensité de la glycosurie. Aussi doit-on tout faire pour l'éviter. C'est en grande partie la crainte de le voir se produire sous l'influence d'un régime exclusif qui empêche de prescrire d'une façon trop absolue, sauf indications spéciales, les féculents, pour condamner les malades au gluten, c'est-à-dire à une alimentation anormale et inaccoutumée et, par cela seul, indigeste.

Ce sont souvent les troubles dus au catarrhe gastro-intestinal, et surtout la diarrhée qui, comme dans notre observation 82, laissent après eux une paresse intestinale caractérisée par des ballonnements du ventre et de la constipation. Mais la constipation n'apparaît pas seulement dans ces conditions, elle est commune chez les diabétiques et l'on est en droit de se demander si elle n'est pas sous la dépendance d'un trouble fonctionnel du foie portant atteinte à la sécrétion de la bile et par suite aux mouvements de l'intestin. Il est vrai que le régime azoté auquel on soumet les malades ne donne pas grand résidu, et porte à la constipation.

Le catarrhe de l'estomac n'est pas toujours la conséquence d'une erreur de régime ou d'une médication intempestive. Il peut avoir dans certains cas une valeur diagnostique ou pronostique des plus importantes. Chez une de nos malades (Obs. 38), à la façon de certaines névralgies, il coïncidait avec le retour ou la recrudescence de la glycosurie, et s'accompagnait alors de crises gastralgiques des plus douloureuses. Dans d'autres cas, sa signification est encore plus grave, il peut faire redouter l'apparition de l'acétonémie dont il constitue une des premières manifestations. Sa fréquence est telle dans ces cas qu'on s'est demandé s'il n'était pas la cause de ce syndrome pathologique auquel on donne le nom d'acétonémie ; nous ne le croyons pas ; nous pensons qu'il est plutôt la conséquence de cette intoxication. Il se manifeste alors comme un des premiers symptômes, caractérisé d'abord par la perte de l'appétit, par des ballonnnements, par des renvois, des nausées et peut donner lieu à des vomissements, à de la diarrhée, lorsque l'inflammation s'est étendue de l'estomac à l'intestin.

Nous dirons même que le catarrhe gastrique constitue dans certains cas le seul symptôme de l'intoxication acétonémique. Nous l'avons rencontré dans ces conditions chez des malades qui devaient ultérieurement succomber à l'acétonémie, et qui nous avaient, au préalable, présenté des accidents nerveux légers qui pour nous caractérisent l'acétonémie subaiguë.

Le catarrhe de l'estomac apparaît encore comme manifestation symptomatique du collapsus qui souvent met un terme à l'existence des diabétiques. Dans ces cas, on voit survenir un dégoût prononcé pour toute espèce d'alimentation ; la langue est blanche, saburrale. Si l'on insiste pour faire absorber des aliments, on constate que la digestion ne se fait plus ; le ventre se ballonne facilement ; il y a des régurgitations, bientôt de la diarrhée. Cette variété de catarrhe stomacal ne s'accompagne d'aucun phénomène réactionnel, les forces du malade baissent peu à peu, et la mort survient tantôt brusquement, tantôt lentement, dans un espèce d'état comateux. Si, dans la plupart des cas de catarrhe gastrique de provenance acétonémique, on voit diminuer la sécrétion urinaire et la glycosurie, il n'en est pas de même lorsqu'il s'agit du catarrhe lié au collapsus : ce n'est qu'à une période tout à fait ultime que nous avons vu baisser le chiffre de l'urine et diminuer la glycosurie.

F. *De l'état du foie.* — Les modifications qui surviennent du côté du foie ont attiré l'attention de beaucoup d'observateurs, et pour ne citer que les plus récents, nous dirons que Seegen, chez un grand nombre de ses malades, parle de tuméfaction, de sensibilité du foie ; il signale chez certains, la coïncidence de l'ictère et des coliques hépatiques. Frerichs a fréquemment rencontré l'augmentation de volume du foie. Hertzska la relate également dans plusieurs de ses observations. Si nous en jugeons d'après le relevé des faits qui nous sont personnels, ces manifestations hépatiques du diabète nous paraissent être des plus fréquentes, puisque nous les avons rencontrées dans le quart des cas. Nous sommes même convaincu que cette proportion est inférieure à la vérité, car, chez plusieurs de nos malades, l'état du foie n'a pu être noté.

De toutes les manifestations hépatiques, la plus fréquente est l'augmentation de volume du foie. Chez vingt-quatre de nos malades, cette augmentation était évidente. Dans trois cas, elle s'accompagnait d'une sensibilité douloureuse de la région hépatique (Obs. 7, 32, 68). Sept malades présentaient de temps à autre des coliques hépatiques (Obs. 1, 6, 11, 43, 50, 61, 105). Chez l'une d'elles (Obs. 43), il y avait eu cholécystite, sortie de calculs par la peau et persistance d'une fistule biliaire. L'augmentation n'est jamais très considérable; nous ne l'avons pas vue dépasser trois à quatre travers de doigt au niveau de la ligne mammaire.

La surface du foie est d'ordinaire lisse; dans un seul cas nous l'avons rencontrée mamelonnée, sans qu'il y ait eu à penser dans ce cas à un néoplasme (Obs. 71). Sauf dans quelques cas où les malades se plaignaient d'une douleur au niveau de la région hépatique et où la percussion était pénible (Obs. 7, 68, 75), la sensibilité du foie n'est pas augmentée. Parfois on constate en même temps une teinte légèrement subictérique (Obs. 60, 73, 76).

C'est le plus souvent à une époque encore peu avancée du diabète qu'on observe l'augmentation de volume du foie. Nous l'avons toutefois constatée chez des malades dont le diabète remontait à deux ans (Obs. 31, 33), à trois ans, (Obs. 20), à cinq ans même (Obs. 34, 61), à dix ans (Obs. 36). Elle se rencontre d'ordinaire chez des malades dont la glycosurie est très prononcée et qui éliminent journellement 100, 120, 180, 200 grammes de sucre. Lorsqu'elle existe chez des malades dont l'urine ne contient que peu de sucre, comme dans nos observations 20, 34, 66, on peut être assuré qu'on se trouve en présence de diabètes qui ont été modifiés par le régime ou par le traitement. Il suffit pour s'en convaincre d'interroger ces malades (Obs. 19, 62, 66), et l'on verra que le chiffre du sucre était beaucoup plus élevé antérieurement et que la glycosurie a longtemps persisté avec une certaine intensité. On constatera, en outre, que certains malades ont perdu notablement de leur poids, preuve indirecte de l'intensité de leur glycosurie (Obs. 31).

Les rapports qui existent entre la tuméfaction du foie et la glycosurie ne laissent, à notre avis, aucun doute sur la cause de cette hypertrophie; pour nous, elle est toujours la conséquence de l'hypersécrétion glycogénique du foie.

Tantôt l'hypertrophie est tenace, persistante; tantôt elle cède d'une façon plus ou moins complète à l'action de certains médicaments, à l'usage des alcalins, par exemple. Bien souvent, en effet, il nous a été possible d'assister au retrait du foie, parfois à son retour à l'état normal, en même temps que nous constations une diminution de la glycosurie.

Dans d'autres cas, au contraire, ce retrait n'était qu'incomplet, parfois même il était tout à fait nul, bien qu'on vît sous l'influence de la médication baisser le chiffre du sucre. Des résultats aussi dissemblables nous conduisent tout naturellement à penser que l'hypertrophie hépatique n'est pas toujours de même nature.

Lorsqu'elle cède rapidement au régime et à la médication, il est vraisemblable qu'elle était due à un simple état congestif avec accumulation de glycogène dans les cellules hépatiques. Nous trouvons parmi les faits que relate Frerichs une observation qui parle en faveur de cette opinion. Il s'agit d'une femme qui, pendant la vie, avait présenté une augmentation de volume du foie et à l'autopsie de laquelle on trouva cet organe rempli de glycogène. Le foie, dit Frerichs, chez cette femme qui était diabétique depuis deux ans, était mou, gros. Le glycogène s'était accumulé au voisinage des veines

hépatiques, les capillaires de la veine porte étaient dilatés.
Lorsque l'hypertrophie persiste, quel que soit le régime
employé, quelle que soit la nature de la médication, c'est que,
sous l'influence de l'hypersécrétion glycogénique, cause du
diabète, il s'est formé des lésions organiques qui ont modifié
la texture même de l'organe. Ces lésions sont assez variables; Frerichs en signale quelques-unes dans ses tableaux
nécroscopiques, malheureusement avec des détails insuffi-
sants. Dans deux cas, le foie était volumineux et injecté. Le
diabète était de date récente dans le premier cas; il remontait à trois ans dans le second. Chez le malade de son observation 31, dont le diabète remontait à six mois, il constata
que le foie était gros, que les acini étaient petits, mal
délimités. Il est évidemment regrettable que l'auteur ne
donne pas une description plus circonstanciée.

Dans un autre cas, Frerichs parle d'une malade qui depuis
trois ans et demi avait présenté les symptômes du diabète et
chez laquelle il trouva à l'autopsie un foie volumineux, jau-
nâtre, manifestement graisseux.

Avec l'âge du diabète, l'hypertrophie du foie diminue et
même disparaît pour faire place à l'atrophie. Ce changement
n'a rien qui doive surprendre, si l'on veut bien réfléchir à la
nature de cette hypertrophie. Comme on vient de le voir,
l'augmentation de volume du foie est due chez les diabétiques en partie à la formation exagérée du glycogène, à son
accumulation dans les cellules hépatiques; en partie à la
congestion qu'amène forcément le fonctionnement exagéré
de la glande. Que le diabète s'améliore, que la formation du
sucre diminue et l'on verra disparaître ces deux causes
d'hypertrophie. C'est ce que nous avons été à même de constater souvent, comme nous l'avons indiqué plus haut. Mais
cette diminution de volume du foie n'est que passagère; elle
peut bientôt faire place à une augmentation nouvelle et il

en est ainsi chaque fois que le diabète s'exagère et qu'une rechute se produit. Que le diabète, au contraire, persiste, que la maladie ait le temps de parcourir son évolution, et l'on verra ces oscillations devenir de moins en moins prononcées, et bientôt l'hypertrophie faire place à l'atrophie permanente de l'organe. Si le malade vit suffisamment longtemps, le processus diabétique pourra même faire place à un nouveau processus morbide, qui n'est autre que celui de la cirrhose atrophique.

Nous avons pu observer plusieurs fois cette terminaison du diabète. Dans un cas, il survint une ascite qui nécessita la ponction abdominale et l'on put constater le retrait du foie sous le rebord des fausses côtes, et une atrophie considérable de cet organe. Dans un autre cas, l'autopsie démontra l'existence évidente d'une cirrhose atrophique chez un malade qui, depuis longtemps guéri de son diabète, présentait des troubles abdominaux relevant d'une cirrhose à son début. Seulement ici la mort était survenue avant que la cirrhose fût assez prononcée pour avoir entraîné tous les symptômes caractéristiques de cet état morbide. Bon nombre de nos malades chez lesquelles nous avons constaté une diminution de volume du foie, avec abaissement du chiffre du sucre, en étaient très probablement arrivées à une période où l'on pouvait redouter l'apparition d'une cirrhose hépatique. Nous avons du reste communiqué à l'Académie de médecine une note relative à la cirrhose hépatique considérée comme terminaison possible du diabète [1]. Et nous pouvons rapprocher de nos observations des faits analogues, rapportés par Bernard, par Hanot, par Frerichs.

L'étude anatomo-pathologique que nous venons de faire nous semble confirmer les idées que nous avons toujours

1. Lecorché. *De la cirrhose atrophique du foie chez les diabétiques.* Acad. de méd., 1881.

émises sur la nature du diabète, qui pour nous relève de l'hypersécrétion glycogénique du foie. En envisageant le diabète à ce point de vue, il est facile de s'expliquer les modifications que présente l'organe hépatique. Au début il n'existe qu'un simple trouble fonctionnel caractérisé par l'hypersécrétion glycogénique. Cette hypersécrétion ne peut durer longtemps sans entraîner un état congestif de la glande ; de là son augmentation de volume. L'augmentation cède en partie sous l'influence d'une médication appropriée, elle disparaît même lorsque le diabète vient à guérir, elle se reproduit dans les cas de recrudescence, elle fait place au bout d'un temps plus ou moins long au retrait, à la sclérose de l'organe, lorsque la congestion par sa persistance a fini par provoquer une hyperplasie du tissu connectif interstitiel.

La colique hépatique a été signalée chez les diabétiques par différents auteurs. Loeb et Hull, qui en relatent des observations, n'hésitent pas à considérer les calculs du foie comme une cause de diabète ; ils pensent que dans ces cas le diabète est la conséquence d'une irritation du plexus hépatique ou des rameaux du nerf vague. Chez leurs malades la colique avait précédé l'apparition du diabète. Dans le cas de Hull la lithiase s'était compliquée de cholécystiste et de fistule. Ce n'est que deux mois après l'apparition de la crise hépatique que se manifesta le diabète. Dans le cas de Loeb, la glycosurie était assez légère et ne dépassait pas 30 grammes de sucre par litre. Dans celui de Hull il s'agissait d'un diabète plus intense ; le malade rendait 5 litres d'urine par vingt-quatre heures, chaque litre contenait, dit l'auteur, une grande proportion de sucre. Dans les deux cas survint du coma qui mit fin à l'existence des malades. Hull put constater à l'autopsie de son malade la présence de quinze calculs dans la vésicule biliaire [1].

1. Loeb. *Deutsch Arch.* (*Klin. med.*, 1880, XXV, 349). — Hull. *Diabetes*

Dans les sept cas où nous avons rencontré la colique hépatique, elle s'était manifestée quatre fois comme phénomène consécutif au diabète (Obs. 1, 60, 61, 105). Deux fois elle n'avait précédé que de bien peu l'apparition du diabète (Obs. 43, 6) et l'on est presque en droit de se demander si le diabète méconnu n'existait pas antérieurement. Dans un seul cas, elle précéda de sept ans la constatation du sucre dans l'urine (Obs. 11).

Les crises s'accompagnaient d'ictère, et revenaient par accès dans l'observation 60 ; dans un autre cas, il se produisit de la cholécystite qui donna lieu à une fistule persistante, et l'on put constater la sortie par cette fistule de calculs biliaires.

Les coliques hépatiques chez nos diabétiques ont fréquemment coexisté avec des névralgies diverses, mais surtout avec de la sciatique (Obs. 11, 61).

Elles affectent avec la glycosurie des rapports intimes, elles ont une influence manifeste sur l'élimination du sucre par les urines et très probablement sur sa formation dans le foie, ainsi que le démontrent les analyses suivantes, analyses faites avant, pendant et après leur apparition.

Action des coliques hépatiques sur la glycosurie et l'azoturie.

Avant la crise : Quantité d'urine 2500 ; densité 1025 ; sucre 30 grammes ; urée 32^{gr},025 ; acide urique 1^{gr},125.

Après la crise : Quantité d'urine 1800 ; densité 1018 ; sucre 19 grammes ; urée 24^{gr},339 ; acide urique 0^{gr},96.

Le lendemain de la crise : quantité d'urine 2000 ; densité 1027 ; sucre 24 grammes ; urée 25^{gr},620 ; acide urique 0^{gr},82.

Le surlendemain : quantité d'urine 2000 ; densité 1027 ; sucre 31 grammes ; urée 19^{gr},215 ; acide urique 0^{gr},77.

Dans ce cas la colique détermine une diminution générale

mellitus following abcess of gall-bladder ; death from coma (Med. News, déc. 1882.

de la quantité d'urine et un abaissement simultané de la proportion de sucre, d'urée et d'acide urique. Il en est de même dans le fait suivant ; la glycosurie, qui est de 230 grammes de sucre avant les coliques, tombe à 50 grammes environ le jour de la crise, pour remonter ensuite à 100, puis à 200 grammes le lendemain et le surlendemain.

La veille de la colique hépatique : quantité d'urine 4500 ; densité 1027 ; acidité 1 ; sucre 53^{gr},2 ; urée 8^{gr},96.

Le jour de la crise : quantité d'urine 1250 ; densité 1026 ; acidité 0^{gr},50 ; sucre 44^{gr},40 ; urée 6^{gr},405.

Le lendemain : quantité d'urine 2000 ; densité 1027 ; acidité 1 ; sucre 49^{gr},95 ; urée 6^{gr},405.

Le surlendemain : quantité d'urine 3000 ; densité 1027 ; acidité 1 ; sucre 65^{gr},49 ; urée 6^{gr},405.

Si l'action de la colique hépatique sur la glycosurie est des plus nettes, il n'en est pas de même des rapports du diabète avec la formation des calculs biliaires. Doit-on penser, avec Loeb et Hull, que le diabète est la conséquence de l'irritation hépatique produite par la colique ?

Nous ne croyons guère à cette hypothèse, qui ne peut d'ailleurs se soutenir que pour les cas où le diabète apparaît consécutivement aux crises biliaires. Mais dans la plupart de nos observations le diabète était antérieur à la lithiase biliaire. La formation des calculs nous semblerait donc plutôt une conséquence du diabète. Peut-être la congestion provoquée par l'hypersécrétion glycogénique du foie détermine-t-elle dans la sécrétion de la bile des modifications qui favorisent la précipitation des sels et de la cholestérine et la formation des graviers. Peut-être aussi n'y a-t-il entre ces deux états pathologiques qu'une simple coïncidence.

II. — MANIFESTATIONS CUTANÉES

Nous avons déjà signalé les troubles secrétoires que l'on constate du côté de la peau dans le diabète, la sécheresse cutanée ou la tendance aux sueurs ; nous n'y reviendrons pas. Nous avons à décrire ici les troubles inflammatoires plus ou moins profonds qui sont si fréquents au tégument externe des diabétiques ; nous les diviserons en trois groupes : les éruptions diffuses exanthématiques, lichen, eczéma, érythème, etc. ; les lésions plus circonscrites, furoncle, anthrax, phlegmons, enfin les lésions gangréneuses et ulcéreuses.

A. — *Exanthèmes diabétiques.* — L'eczéma est la plus commune des éruptions observées dans le diabète ; c'est la plus fréquente des diabétides, pour employer l'expression de Fournier. Son siège de prédilection chez la femme est la vulve, et l'eczéma vulvaire mérite à juste titre le nom d'eczéma glycosurique que lui donne Ricord. Nous avons noté l'eczéma vulvaire 28 fois sur nos 114 cas. Il peut toutefois occuper d'autres régions du corps. Chez huit de nos malades, nous avons vu l'éruption eczémateuse se montrer à la tête (Obs. 50) ; à la face et aux mains (Obs. 61) ; au cou (Obs. 72, 76) ; sur le nez (Obs. 21) ; aux seins (Obs. 77) ; aux avant-bras (Obs. 25) ; aux cuisses et aux oreilles (Obs. 35). Mais ce qui prouve bien la tendance de l'eczéma diabétique à se montrer aux parties génitales, c'est que sur ces 8 observations, 6 fois l'éruption dans les différents points que nous avons énumérés coïncidait avec un eczéma vulvaire, deux fois seulement il y avait absence de manifestation de même nature à la vulve.

L'eczéma diabétique est d'ordinaire un symptôme précoce ; le diabète peut même passer inaperçu, si l'on n'examine pas les urines, les autres signes de la maladie étant encore trop peu marqués pour attirer l'attention. Son siège à la vulve, la coexistence d'un prurit tenace, sa résistance a toute médication locale doivent suffire pour éveiller l'idée de la glycosurie.

On peut le rencontrer à toute âge, même chez l'enfant. Redon en signale une observation chez une fillette de huit ans. Rossbach l'a observé chez une enfant de douze ans, atteinte de diabète d'origine traumatique.

L'eczéma apparaît dans les cas de diabète où la quantité de sucre est de 40 à 50 grammes au moins par litre. Il s'améliore d'ailleurs rapidement sous l'influence des alcalins ; mais il reparaît facilement dès que la glycosurie augmente, à la suite d'un écart de régime ou par le fait seul de l'aggravation de la maladie. C'est donc une manifestation utile à connaître, en ce sens que ses exacerbations et ses amendements paraissent en rapport assez étroit avec la marche même du diabète.

Lorsque l'eczéma occupe la face interne des grandes lèvres, il donne lieu à une série de complications dont nous aurons à reparler : furoncles, anthrax, abcès sous-cutanés, s'étendant sous forme d'érythème à la face interne des cuisses et à la peau de l'abdomen, gagnant même la muqueuse vaginale et donnant lieu à un écoulement plus ou moins abondant.

L'eczéma diabétique coexiste fréquemment avec d'autres manifestations. Dans notre observation 61, il coïncidait ou alternait avec de la sciatique, avec des coliques hépatiques, avec de la pharyngite granuleuse. Ailleurs (Obs. 53), on observait simultanément de la bronchite, des anthrax ; dans un autre cas (Obs. 9), des névralgies dentaires, de la sciatique, de la gangrène des extrémités.

Les autres exanthèmes cutanés sont beaucoup plus rares. Le

lichen, signalé par Pavy, existait chez la malade de notre observation 6. Il était localisé au dos des mains et au cou, et avait résisté au traitement habituel. Le diabète reconnu et une médication rationnelle instituée, l'éruption disparut comme par enchantement, reparaissant par poussées chaque fois que la glycosurie s'accentuait. Le lichen ne semble pas toutefois en rapport avec une glycosurie très intense. Chez notre malade, la quantité de sucre ne dépassait guère 40 à 50 grammes de sucre par litre, à raison de 2 à 3 litres par jour. Comme la plupart des manifestations cutanées du diabète, le lichen semble d'ailleurs réclamer un état général spécial à l'individu, qui agirait comme cause prédisposante.

Le pemphigus n'est guère plus commun. John Cross cite le cas d'une femme de cinquante-six ans, diabétique, qui vit survenir des bulles de pemphigus sur les parties antérieures et internes du pied gauche, sur les orteils et entre les orteils. Les bulles étaient moins nombreuses et plus petites sur le pied droit. Elles s'accompagnèrent d'œdème de voisinage et de douleurs paroxystiques. Elles finirent par se rompre et laissèrent alors à nu une surface rouge et saignante dont la guérison fut lente. Nous n'avons observé qu'un seul cas de pemphigus diabétique (Obs. 78).

· Nous en dirons autant du rupia, de l'urticaire, du purpura, du zona, de l'érysipèle. Nous n'avons rencontré qu'un seul cas de chacune de ces manifestations cutanées chez nos diabétiques (Obs. 7, 11, 12, 18, 44).

B. — *Inflammations circonscrites, furoncles, anthrax, phlegmons.* — Les relations du furoncle et de l'anthrax avec le diabète sucré sont bien connues. Le furoncle paraît plus rare que l'anthrax. Seegen ne l'a guère rencontré que chez quatre de ses malades. Nous ne l'avons observé que trois fois (Obs. 2, 9, 25).

Le *furoncle* peut occuper une région quelconque du corps;

mais son siège habituel est aux cuisses et aux parties génitales. Dans deux cas, c'est à ce niveau que nous l'avons vu se développer. Il apparaît alors sous forme de petites masses indurées, situées sur la face externe des grandes lèvres et dans les parties qui recouvrent le pubis. Une fois il se montra à la tempe (Obs. 25). Nous trouvons dans Marchal des observations de furoncles, chez la femme, qui s'étaient développés à la face, au menton, au cou, à la nuque, aux aisselles. Ils peuvent apparaître chez la jeune fille diabétique comme chez la femme (Redon). Leur nombre est parfois considérable. Libret en a vu jusqu'à 40, 50, se reproduisant en peu de temps chez la même malade.

L'*anthrax* est bien plus fréquent. C'est avec l'eczéma la manifestation cutanée qu'on rencontre le plus souvent chez la femme diabétique; nous l'avons observé 16 fois, et chez plusieurs de nos malades il s'est montré à diverses reprises. On sait que la tendance aux récidives a été donnée par Heine comme un des caractères de l'anthrax diabétique. Cette tendance peut persister pendant des mois et même des années. (Frerichs, Seegen).

On ne peut pas dire que l'anthrax ait comme l'eczéma un siège de prédilection. Nous l'avons vu se manifester sur les différentes parties du corps, à la figure, dans le dos (Obs. 8, 60, 2), sur le ventre (Obs. 57), à l'épaule (Obs. 77), aux bras (Obs. 78), au niveau des genoux (Obs. 50, 44), sur les jambes (Obs. 47), aux grandes lèvres (Obs. 76). Leudet l'a vu apparaître à la nuque chez une femme de soixante-quinze ans. Delpech l'a vu chez la même malade se manifester à la lèvre supérieure, au niveau de la commissure labiale et sur le côté droit du menton.

Comme l'eczéma, l'anthrax se montre très fréquemment au début du diabète, et l'on conçoit très bien qu'on ait soulevé cette question de savoir si le diabète était la cause ou la conséquence de l'anthrax. Il appartient cependant d'ordinaire aux cas de diabète où la glycosurie est intense. Aussi est-on tout surpris, lorsque le diabète avait échappé jusquelà au diagnostic, de constater à l'examen de l'urine d'énormes proportions de sucre. Pour ne citer que quelques exemples, nous dirons que la quantité de sucre éliminée par nos malades était de 240 grammes (Obs. 8), de 280 (Obs. 4), de 180 (Obs. 60). Il y a généralement polyurie dans ces cas. Dans une seule de nos observations la quantité d'urine éliminée ne dépassait pas 1 550 et le chiffre du sucre 70 grammes. .

Le volume atteint par l'anthrax chez nos malades a été parfois considérable ; ainsi dans l'observation 2, il occupait toute la partie latérale gauche du dos, empiétant même un peu sur le côté droit. Sur le ventre, il prend aussi parfois d'assez grandes proportions. Généralement nous l'avons observé moins étendu sur les membres.

Lorsqu'il se localise aux grandes lèvres, il est au contraire peu considérable et ne s'étend pas aux parties voisines. Quelle qu'ait été son étendue, nous ne l'avons pas vu provoquer chez nos malades d'accidents sérieux, car à peine s'il fait monter d'un degré la température normale ; en aucun de nos cas il n'est compliqué de gangrène, bien qu'une de nos malades ait été atteinte plus tard de gangrène spontanée du pied.

Nous avons été particulièrement frappé du caractère relativement bénin de ces anthrax. Il sont peu douloureux, car c'est à peine si les malades se plaignent. La suppuration qu'ils provoquent est certainement moins abondante et moins prolongée que dans les cas d'anthrax ordinaire. Leur durée nous a toujours paru relativement courte, et nous avons été étonné de voir des anthrax, aussi volumineux que celui de notre observation 2 par exemple, se déterger rapidement en quelques jours, alors que nous avions cru à une durée de quinze jours à trois semaines au moins.

L'anthrax, une fois guéri, a laissé chez nos malades des cicatrices plus ou moins foncées, qu'on pourrait confondre avec des cicatrices de nature syphilitique, mais qui s'en distinguent par l'absence de dépression propre à ces dernières.

Diverses autres manifestations ont d'ordinaire accompagné le développement de l'anthrax chez nos malades, manifestations tantôt cutanées, tantôt muqueuses ; c'était de l'eczéma dans les observations 53 et 57, de la bronchite dans les observations 2, 53, 60.

Tandis que Griesinger relève , sur 225 cas de diabète, 22 cas de phlegmons ou d'abcès, pour 6 cas d'anthrax, nous ne trouvons chez nos 114 femmes diabétiques que deux observations d'abcès sous-cutanés (Obs. 9 et 18). Dans l'observation 9, il s'agissait de petits abcès qui apparurent successivement dans l'espace de trois mois, au niveau des téguments du bas-ventre, des reins et des parties génitales. Dans l'observation 18, il n'y eut qu'un abcès développé à la partie supérieure de la cuisse droite.

Ces abcès peuvent d'ailleurs offrir les mêmes caractères que chez l'homme, comme le montrent les cas de phlegmon du pied, de l'abdomen, de la nuque, observés par Marchal, par Duncan, par Demarquay, chez des femmes diabétiques.

On voit parfois se produire une tendance générale à la suppuration, une véritable diathèse purulente, se traduisant par la formation d'abcès multiples sur divers points du corps. Dans une observation de Richet, on constata ainsi chez une femme diabétique, âgée de soixante-cinq ans, une série de collections purulentes, sous forme de tumeurs molles, pâteuses, sans changement de couleur de la peau, tumeurs qui occupaient les muscles et le tissu sous-périostique ; elles siégeaient en différents points, à la malléole externe droite, à la partie supérieure de la cuisse gauche, à la région lombo-sacrée. La quantité de sucre était de 50 grammes par litre.

Nous signalerons ici notre observation 42, où la suppuration amena de graves complications. La malade, âgée de soixante-quatre ans, était diabétique depuis quatre ans ; elle rendait environ 100 grammes de sucre par jour avec deux litres d'urine, lorsqu'elle fut prise d'une arthrite suppurée de la main droite. Cette arthrite nécessita l'ablation du médius et de l'auriculaire. Consécutivement, il survint un érysipèle phlegmoneux de l'avant-bras, qu'il fallut inciser au niveau du coude. Malgré la gravité de la situation, cette double opération n'eut pas de conséquence fâcheuse et donna des résultats relativement satisfaisants.

Parfois les anthrax, très souvent les phlegmons et les abcès apparaissent à une époque avancée du diabète, chez des malades déjà affaiblis et cachectiques. Il n'y a pas toujours élimination exagérée du sucre ; la glycosurie paraît même dans certains cas baisser au moment où les complications cutanées se produisent. Il semble qu'il y ait alors rétention du sucre dans le sang, et que le rein ne pouvant suffire à l'excrétion glycosurique, l'exagération de la glycémie amène comme conséquence l'irritation de la peau et la formation de lésions inflammatoires. Même dans les cas d'ailleurs où la glycosurie est très marquée, l'explication de ces phénomènes cutanés ne nous paraît pas devoir être différente. Si prononcée que soit l'excrétion du sucre, elle n'est pas suffisante pour éliminer l'excès de glycose en circulation dans le sang, et les conditions d'irritation de la surface tégumentaire restent les mêmes. Nous pensons donc que, dans tous les cas, qu'il y ait ou non glycosurie intense, les complications furonculeuses anthracoïdes ou phlegmoneuses ne reconnaissent qu'une même cause, la saturation du sang par le sucre.

C. *Lésions gangréneuses.* — Nous n'avons pas vu chez nos malades la gangrène se produire consécutivement aux diverses inflammations que nous venons de signaler. La gangrène secondaire semblerait donc plus fréquente chez l'homme. Elle s'observe néanmoins chez la femme; dans une observation de Demarquay, on voit une diabétique de soixante ans présenter, à la suite de l'application d'un vésicatoire, un énorme phlegmon gangréneux de la nuque, phlegmon qui amena la mort en quelques jours avec tous les symptômes de l'adynamie.

La gangrène primitive est plus habituelle; elle peut ne pas dépasser l'épaisseur du 'derme, ou gagner en profondeur une partie plus ou moins étendue d'un membre.

Superficielle, elle se présente avec les caractères de l'asphyxie locale de Raynaud, et débute sous forme de plaques noirâtres plus ou moins larges.

Nous l'avons observée chez une de nos diabétiques à la partie moyenne de la jambe gauche; chez une autre à la face interne et supérieure de la cuisse droite. Le plus souvent, c'est aux extrémités inférieures qu'on rencontre ces plaques gangréneuses. Elles apparaissent comme des taches noirâtres qui, rapidement, se recouvrent d'une phlyctène bientôt remplie d'un liquide séro-sanguinolent. Au-dessous de cette bulle se forme l'eschare, qui peut être plus ou moins profonde, mais qui d'ordinaire n'intéresse que les parties superficielles du derme.

Dans l'observation 47, il se forma sur le dos des orteils plusieurs plaques superficielles, noirâtres, indolentes; la gangrène ne s'étendit ni aux parties voisines, ni aux parties profondes, mais elle laissa à sa suite des taches grisâtres qui ne disparurent jamais complètement.

Quand la gangrène est profonde, elle commence aussi par des plaques noirâtres qui peu à peu gagnent en étendue et en profondeur. Dans un cas de Champouillon, une femme de quarante-sept ans, diabétique, présenta au niveau du petit

orteil droit une tache livide qui fut suivie de la mortification
de tout l'orteil ; l'élimination mit 44 jours à se faire. Notre observation 9 est analogue ; c'est par une tache noire de la lar-
geur d'une pièce de 50 centimes que se traduisit d'abord la
gangrène. L'apparition de cette plaque à la base du petit orteil
droit fut précédée de douleurs vives. La plaque gangréneuse
s'accrut rapidement et amena le sphacèle total de l'orteil.
Dans une des observations de Marchal, on voit de même,
chez une femme de soixante-six ans, la gangrène sèche de
l'orteil précédée de taches gangréneuses avec bulles sangui-
nolentes.

Le processus gangréneux peut se borner à ces trois
phases : apparition des douleurs lancinantes, éruptions de
bulles et de plaques, élimination des eschares. Mais parfois
il se complique d'infiltration purulente et de phlegmons
diffus, comme dans une des observations de Demarquay, où,
chez une femme diabétique, la sphacèle du premier et du
deuxième orteil amena un phlegmon total du pied.

Nous avons observé un fait semblable chez une de
nos malades (Obs 8). Cette dame, diabétique depuis 15 ans,
atteinte d'une cataracte double, et qui déjà avait été
affectée d'un anthrax à la région dorsale, vit survenir en
mai 1881, alors qu'elle rendait environ deux litres d'urine
avec 45 grammes de sucre par litre, des plaques au niveau
du troisième orteil gauche de la troisième phalange. La
gangrène s'étendit en profondeur et entraîna bientôt la perte
de cette troisième phalange. Elle gagna ultérieurement le
deuxième et le troisième orteil du même pied, puis la plante
du pied, et enfin le pied tout entier, produisant çà et là des
décollements, s'accompagnant des phlegmons et provoquant
des douleurs atroces. La malade succomba au bout de quelques mois avec des symptômes de septicémie.

La gangrène peut enfin, comme dans un cas de Garrod cité

par Marchal, occuper tout un membre; elle résulte alors de l'oblitération thrombosique d'une des artères ou de l'artère principale de ce membre.

Ces diverses manifestations inflammatoires ou gangréneuses de la peau laissent souvent à leur suite des ulcérations persistantes. De pareils ulcères, même superficiels, donnent lieu, lorsqu'ils finissent par guérir, à des cicatrices pigmentées qui, si elles ne sont pas indélébiles, restent longtemps visibles. Seegen avait déjà été frappé de cette particularité; il la signale à propos d'une femme qui conservait sur le cou les traces d'une série de furoncles qui s'étaient renouvelés pendant trois années.

III. — MANIFESTATIONS PULMONAIRES

Le poumon est un des organes le plus fréquemment lésés chez les diabétiques. Dickinson, sur 27 autopsies, ne l'a trouvé sain que deux fois[1]. Il répartit ainsi les altérations observées dans les autres cas :

Hypérémie	9
Infiltration séreuse	7
Hépatisation rouge	1
Hépatisation grise	4
Masses caséeuses	13
Tubercules miliaires	3
Cavernes	9

On voit que parmi ces lésions c'est la tuberculose qui fournit le plus fort appoint. Comme nous le dirons tout à l'heure, la tuberculose diabétique ne diffère en rien de la tuberculose ordinaire, et la statistique de Dickinson, à défaut d'autres faits, suffirait pour contredire l'assertion de Leyden,

____
1. Dickinson. *Diseases of the kidney*. Part. I. Diabetes, p. 236. Lond. 1875.

qui fait de l'absence des tubercules miliaires l'une des caractéristiques de la phtisie diabétique[1].

Dreschfeld admet cinq variétés de lésions pulmonaires
dans le diabète : 1° la pneumonie croupale; 2° la broncho-
pneumonie aiguë; 3° la broncho-pneumonie caséeuse avec
bacilles; 4° une forme de pneumonie chronique sans
bacilles; 5° la gangrène du poumon[2].

Ces résultats sont basés sur l'étude du diabète en général.
Les manifestations pulmonaires nous ont paru moins
fréquentes chez la femme que chez l'homme. Sur nos 114
malades, nous n'avons rencontré ni gangrène, ni broncho-
pneumonie aiguë; nous n'avons observé qu'un seul cas de
pneumonie franche; la tuberculose pulmonaire elle-même
est certainement moins commune que chez les diabétiques
appartenant au sexe masculin; nous l'avons notée seulement dans huit observations. Ce que nous avons observé
le plus souvent chez nos malades, 25 fois sur 114, c'est
une variété de bronchite tenace, à répétition, que sa
marche, sa terminaison, l'absence bien constatée de bacilles
dans l'expectoration, ne permettent pas de rattacher à la
tuberculose. Nous dirons successivement quelques mots de
ces diverses manifestations.

A. *Bronchite diabétique.* — D'après notre statistique, l'inflammation bronchique dans le diabète chez la femme est
presque aussi fréquente que l'eczéma cutané, lequel, comme
nous l'avons dit, se rencontre dans près du quart des cas.

Comme l'eczéma, elle constitue parfois un des symptômes
de début du diabète. Si l'on ne tenait compte que de certains
faits, et surtout si l'on ne donnait pas à ces faits leur véritable

---

1. Leyden. *Bemerkungen uber d. diabetistche Lungenphtisie.* Zeitsche f. Klin.
med. 18c2, p. 298.
2. Dreschfeld. *On the pathology of the lungs; complications in diabetes.*—
Med. chron. 1884, p. 5.

interprétation, on serait presque en droit de regarder la bronchite comme un des symptômes prodromiques du diabète. Il est des malades en effet, comme celles de nos observations 32, 47, 62, qui disent qu'avant d'être diabétiques elles étaient atteintes de bronchites fréquentes et parfois persistantes, bronchites qui ont cessé avec l'apparition du diabète et qui depuis lors n'ont plus reparu. D'après quelques-unes même l'apparition du diabète aurait amené la guérison de symptômes bronchitiques qui résistaient à toute médication (Obs. 66).

Nous ne saurions accepter une telle manière de voir et nous ne pensons pas que le diabète soit le résultat d'une transformation de la bronchite. Nous croyons que ces bronchites étaient le fait d'un diabète encore latent et que, si elles disparaissent, le diabète déclaré ou plutôt reconnu, c'est qu'on soumet les malades à un traitement qui, tout en modifiant la maladie dominante, agit en même temps sur l'affection locale des bronches, simple épiphénomène sur lequel le traitement anti-diabétique seul pouvait avoir prise.

La bronchite se montre d'ordinaire sans cause appréciable; elle débute souvent par une toux sèche, quinteuse, très fatigante. Dans quatre cas, nous avons noté des accès de toux spasmodique, survenant par quintes extrêmement pénibles; ces quatre malades étaient atteintes d'une pharyngite granuleuse des plus tenaces. Ce n'est qu'au bout d'un temps parfois très long que la toux sèche fait place à une toux plus humide. Cette toux sèche, qui souvent coexiste avec des granulations pharyngées, paraît tenir à l'extension de l'inflammation du pharynx, à la trachée et aux bronches. La trachéite peut rester localisée d'ailleurs et ne pas être suivie de bronchite; la toux sèche disparaît alors progressivement au bout de quelque temps.

La bronchite une fois déclarée présente des caractères

qui ne diffèrent que bien peu de la bronchite vulgaire. Elle est d'ordinaire généralisée et affecte dans certains cas une grande intensité (Obs. 13, 16); on peut alors constater dans la poitrine l'existence de râles plus ou moins abondants.

L'expectoration nous a toutefois paru moins considérable que dans la bronchite commune. La malade ne rend ordinairement que de rares crachats. Exceptionnellement, nous avons rencontré une expectoration analogue à celle de la bronchite commune et, dans ces cas, nous avons toujours été porté à soupçonner l'existence d'une bronchite symptomatique de tubercules. Exceptionnellement aussi, nous avons vu les crachats donner avec la liqueur de Fehling la réaction caractéristique du sucre.

La bronchite diabétique n'est pas toujours généralisée. On ne constate parfois que d'un seul côté la présence de râles muqueux et sibilants. Parfois (Obs. 34) elle est encore moins étendue et se localise à une partie d'un des poumons, au sommet, par exemple (Obs. 78). Ces bronchites unilatérales ont une certaine valeur diagnostique. Elles peuvent faire soupçonner l'existence d'un état général qui leur imprime ce caractère anormal. C'est ce qui est arrivé pour la malade de notre observation 34. Étonné de la persistance de la bronchite, de sa forme spéciale, le médecin eut l'idée d'examiner les urines et constata l'existence du sucre.

Chez la malade de notre observation 78, la bronchite se localisa au sommet du poumon droit, où nous pûmes constater pendant quatre ans l'existence de râles muqueux plus ou moins abondants. Les râles étaient parfois si peu nombreux qu'ils donnaient tout à fait la sensation de craquements humides. Aussi, pendant longtemps, le diagnostic de tuberculose pulmonaire resta-t-il en suspens dans notre esprit. Mais la longue durée de la bronchite était déjà un argument contre un pareil diagnostic. D'autre part, pendant les quatre années que la malade fut soumise à notre observation, jamais les phénomènes locaux ne prirent la moindre extension, et l'état général ne parut nullement influencé par l'affection pulmonaire. Enfin, à maintes reprises, les crachats, qui étaient peu abondants d'ailleurs, furent examinés au microscope et jamais ils ne présentèrent trace de bacilles. La malade succomba au bout de quatre ans à des accidents étrangers aux poumons, sans que nous ayons pu constater aucune modification stéthoscopique dans l'état de son sommet. Existait-il dans ce cas un certain degré de dilatation bronchique et de sclérose péri-bronchique? Il est difficile de se prononcer en l'absence de l'autopsie ; mais nous devons faire remarquer que la percussion ne donnait, au niveau du foyer des râles muqueux, ni matité, ni submatité, et que ces râles existaient sans modification appréciable ni dans le rythme ni dans l'intensité du murmure respiratoire.

Au degré près, ce fait peut être comparé à une des observations de Dreschfeld. Chez le malade de Dreschfeld, les signes physiques étaient beaucoup plus accusés que dans notre cas; les râles avaient le timbre caverneux et on constatait tous les symptômes de la phtisie; mais jamais Dreschfeld, ne put découvrir de bacille dans les crachats. A l'autopsie, on trouva une grosse caverne dans le lobe supérieur du poumon droit; cette caverne était limitée par du tissu conjonctif et par du tissu pulmonaire sclérosé; au sommet gauche existait aussi un noyau d'induration circonscrite. Le reste des poumons était sain, les plèvres épaissies; nulle part on ne trouvait de tubercules. L'examen microscopique montra seulement les lésions de la transformation fibroïde du poumon, de la cirrhose pulmonaire; en aucun point il n'existait de bacilles.

Il ne faut donc pas toujours se hâter de conclure à la tuberculose quand on constate une bronchite tenace chez un diabétique, même quand les signes physiques prédominent ou se localisent vers les parties supérieures d'un des poumons. La longue durée des symptômes bronchiques, leur résistance à toute médication, leurs récidives fréquentes, tels sont les principaux caractères que nous avons reconnus à la bronchite diabétique chez un grand nombre de nos malades.

Cette bronchite coïncide souvent ou alterne avec diverses autres manifestations, avec de la pleurésie (Obs. 10, 15, 62), avec des anthrax (Obs. 1, 2, 47, 53, 60, 73, 78); avec de l'eczéma (Obs. 13, 24, 25, 33, 47, 53); avec une lésion cardiaque (Obs. 34, 73, 80); avec des coliques hépatiques (Obs. 60). Dans la généralité des cas, la bronchite se montre à une époque peu avancée du diabète, parfois même, ainsi que nous l'avons dit, elle paraît en précéder l'apparition. Une fois qu'elle s'est montrée, elle reparaît fréquemment, les malades disent qu'elles ont beaucoup de facilité à s'enrhumer. Elle peut aussi se développer à des périodes déjà avancées. Nous l'avons observée chez des malades dont le diabète remontait à trois ans (Obs. 13), à dix ans (Obs. 2, 25), à quinze ans (Obs. 1).

Lorsque la bronchite se développe, on peut être assuré que le diabète présente un certain caractère d'intensité. Sur nos vingt-cinq malades atteintes de bronchite, trois seulement n'éliminaient journellement que 40 à 75 grammes de sucre (Obs. 80, 1, 62); chez toutes les autres, la glycosurie atteignait 100 à 200 grammes; chez quelques-unes même, elle dépassait 300 grammes (Obs. 33, 47, 73, 78).

B. — *Pneumonie.* — On a voulu attribuer à la pneumonie des diabétiques un certain nombre de caractères distinctifs, tirés soit de sa symptomatologie même, soit de son évolution, soit de son mode de terminaison. On a dit que les signes étaient moins nets, moins francs; que la marche était moins cyclique, la température moins élevée que dans la pneumonie ordinaire, que l'inflammation aboutissait fréquemment à la caséification ou à la gangrène. Ici, comme dans les rapports du diabète avec le traumatisme chirurgical, il convient de distinguer. La pneumonie, maladie accidentelle survenant chez un diabétique, est toujours, au point de vue anatomo-pathologique, une dans sa lésion essentielle, c'est la pneumonie lobaire fibrineuse. Mais les phénomènes subjectifs ou objectifs qu'elle provoque dans l'organisme varient suivant que cet organisme est plus ou moins influencé par le diabète. S'il s'agit d'un diabète peu intense, s'accusant par une glycosurie légère, avec conservation relative des forces et un état général satisfaisant, la pneumonie évoluera à peu de chose près comme chez un individu sain. Ni le frisson, ni le point de côté, ni la température élevée, ni la défervescence brusque ne manqueront, et la terminaison se fera par une résolution franche et rapide, comme dans la pneumonie ordinaire. Si la maladie frappe au contraire un diabétique rendant de fortes proportions de sucre, ou un diabétique épuisé par une longue évolution glycosurique, arrivé à cette période avancée où toute résistance a fléchi, où la défectuosité de la nutrition se caractérise par l'abaissement minimum du chiffre de l'urée excrétée, la pneumonie pourra prendre des allures anormales et acquérir une gravité toute spéciale. C'est en pareil cas qu'on observe ces pneumonies à marche rapide, qui tuent en vingt-quatre ou quarante-huit heures, et que Bouchardat a signalées sous le nom de pneumonies foudroyantes. C'est en pareil cas aussi, par une évolution toute différente, que l'on constate ces pneumonies insidieuses, à symptômes effacés, mais non moins redoutables : le frisson est à peine marqué ; les phénomènes réactionnels font défaut ; la température s'élève à peine de quelques dixièmes de degré, et la mort survient dans le collapsus. Mais ces formes insidieuses n'ont rien de propre au diabète ; elles appartiennent à tous les états cachectiques, elles rentrent dans la classe de ces pneumonies qu'on a nommées pneumonies de *starvation*, et qu'on observe chez les inanitiés, à la période ultime du cancer, chez les hémophiliques, etc.

Il est un point cependant qu'il importe de signaler et qui est spécial à la pneumonie diabétique, c'est le développement de l'intoxication acétonique dans le cours et par le fait de l'inflammation pulmonaire. Dans certains cas, et ici encore il s'agit le plus souvent de diabétiques surmenés ou épuisés, la pneumonie se complique des phénomènes de l'acétonémie. L'odeur caractéristique de l'haleine est perçue en même temps que la réaction de l'acétone apparaît dans l'urine. La dyspnée prend une intensité extrême, des symptômes cérébraux éclatent, et le malade succombe autant par le fait de l'empoisonnement surajouté que par l'extension de la lésion pulmonaire.

Quant à la terminaison de la pneumonie franche par caséification, nous ne saurions l'admettre. La question est aujourd'hui vidée pour la pneumonie fibrineuse ordinaire, elle doit l'être de même pour la pneumonie diabétique. Si des symptômes de phtisie pulmonaire succèdent à une affection qu'on avait qualifiée pneumonie fibrineuse, c'est que l'interprétation première était erronée et fautive et que la tuberculose avait revêtu d'emblée une forme pneumonique et une allure aiguë. La constatation du bacille tuberculeux dans les crachats ne permet pas le doute.

La terminaison par gangrène est plus discutable. On peut faire valoir à l'appui la tendance générale des inflammations diabétiques au sphacèle. Il est possible que cette loi, dont la justesse se vérifie si souvent dans les diverses phlegmasies qui affectent la surface cutanée, soit vraie de même pour les inflammations pulmonaires. Mais il est possible aussi que la prétendue pneumonie terminée par gangrène ne soit qu'une gangrène aiguë d'emblée envahissant d'un coup tout un lobe pulmonaire, de manière à simuler pendant les premiers jours une pneumonie lobaire. Il est difficile de se prononcer entre les deux interprétations. Nous ne nions toutefois pas la possibilité de la gangrène comme terminaison de la pneumonie diabétique; mais nous avouons n'en avoir jamais observé d'exemple chez nos malades.

C. *Tuberculose pulmonaire.* — La découverte de Koch a singulièrement simplifié la question de la phtisie diabétique. Il y a quelques années, on discutait encore pour savoir si cette phtisie était ou non de nature tuberculeuse. Les uns niaient l'existence de la tuberculose avec granulations dans le diabète; les autres admettaient seulement une forme de pneumonie caséeuse disséminée propre à la glycosurie; d'autres pensaient que les cavernes constatées à l'autopsie étaient dues à une pneumonie chronique simple à tendance ulcéreuse. L'observation a fait justice de la première assertion, en montrant que les granulations tuberculeuses s'observaient non seulement dans les poumons du diabétique, mais encore dans le larynx, dans l'intestin, dans le péritoine, etc.; et l'histologie n'avait pas attendu la découverte du parasite spécifique pour établir l'identité de la pneumonie caséeuse et de la pneumonie tuberculeuse.

Aujourd'hui toute discussion de ce genre serait oiseuse. Le problème se limite à ces deux points : 1° Le bacille tuberculeux avec sa réaction colorante spéciale se rencontre-t-il dans les tissus et dans les produits d'expectoration des sujets diabétiques atteints de phtisie? 2° Sa présence est-elle constante chez tout diabétique offrant les symptômes d'une affection chronique des bronches ou des poumons? En d'autres termes, à côté de l'inflammation proprement tuberculeuse du poumon, caractérisée par le bacille de Koch, n'existe-t-il pas dans le diabète des lésions broncho-pulmonaires chroniques de nature purement inflammatoire?

Pour le premier point la question est résolue. Non seulement les lésions macroscopiques et histologiques sont les mêmes dans la phtisie diabétique et dans la phtisie tuberculeuse ordinaire, mais encore la cause première est identique dans les deux cas, et l'on trouve le bacille spécifique dans les tissus malades et dans l'expectoration bronchique. A cet égard, les recherches faites par Riegel, Leyden, Rutimeyer, Merkel sont concordantes, et nous-même, dans plusieurs cas de phtisie diabétique, nous avons constaté la présence du bacille de Koch dans les crachats. Il ne saurait donc être question d'une phtisie spéciale aux diabétiques. Lorsque les symptômes et les signes de la consomption pulmonaire apparaissent chez un glycosurique, c'est que le parasite de la tuberculose a pénétré et a pris racine dans ses poumons. Et sans doute y trouve-t-il un terrain éminemment favorable à son développement et à sa multiplication, car la fréquence de la phtisie est telle chez les diabétiques que plus de la moitié meurent tuberculeux ; et d'autre part, le caractère le plus saillant de la maladie en pareil cas est la rapidité de son évolution et la large extension des lésions produites.

Cela veut-il dire que tous les diabétiques qui toussent d'une manière persistante sont forcément tuberculeux, et que le bacille de Koch est seul capable de déterminer chez eux des lésions pulmonaires chroniques? Évidemment non ; les diabétiques peuvent être atteints de catarrhe bronchique simple, comme nous venons de le voir, de bronchite chronique avec emphysème ; ils peuvent avoir des altérations broncho-pulmonaires d'origine cardiaque ; nous ne faisons même aucune difficulté d'admettre qu'ils peuvent faire de véritables broncho-pneumonies chroniques avec dilatation des bronches et sclérose du poumon. Mais ces faits n'entament en rien le principe de l'unité des deux phtisies diabétique et tuberculeuse. Il n'y a là qu'une question de diagnostic différentiel, qui se présente ici avec les mêmes obscurités' que dans la pratique ordinaire.

Rien de plus délicat en effet que le diagnostic de ces affections chroniques non tuberculeuses des poumons chez les diabétiques. D'une part, l'auscultation donne la plupart des signes physiques de la phtisie pulmonaire; de l'autre, l'épuisement et l'amaigrissement résultant des progrès mêmes du diabète simulent en tout point l'apparence de la consomption tuberculeuse. La recherche des bacilles de Koch dans les crachats permet de faire la différence. Nous avons pu ainsi, chez deux de nos malades, présentant depuis plusieurs années des symptômes qui avaient fait croire à une tuberculose pulmonaire, reconnaître que ces symptômes ne relevaient nullement de la phtisie proprement dite. L'examen des crachats pratiqué à plusieurs reprises a toujours démontré l'absence de tout bacille tuberculeux. Il ne s'agissait évidemment chez ces diabétiques que de bronchite chronique avec induration scléreuse limitée du tissu péribronchique.

Le diabétique peut donc, comme tout autre individu, être atteint de lésions pulmonaires qui simulent la phtisie. Si l'on veut englober les faits de ce genre sous le nom de phtisie diabétique, on crée une confusion inextricable dont nous ne voyons les avantages que pour les médecins peu soucieux d'un diagnostic précis. La dénomination de phtisie diabétique doit être réservée aux lésions produites chez les diabétiques par le bacille spécifique; cliniquement elles ont pour caractéristique essentielle la constatation du parasite dans les produits d'expectoration bronchique. Quand on est assuré de l'absence du bacille, il faut savoir reconnaître un catarrhe chronique avec ou sans dilatation des bronches, une sclérose du poumon, etc., et ne pas venir arguer de ces faits pour édifier à nouveau au profit particulier de la phtisie

diabétique une dualité que l'histoire de la tuberculose ne
permet plus de soutenir au point de vue général.

Quant à la symptomatologie de la phtisie diabétique, on a
voulu y trouver des différences avec la marche ou les symptômes de la phtisie ordinaire, qui nous paraissent fort discutables. Ces différences, si nous en jugeons par ce que nous
avons vu, sont plutôt fondées sur des cas exceptionnels, elles
ne ressortent pas de l'ensemble des faits observés. On a dit
que les hémoptysies étaient plus rares et même manquaient
dans la tuberculose diabétique; que les crachats y étaient
moins abondants, les sueurs moins fréquentes, la température moins élevée, enfin que le début était ordinairement
insidieux et la marche rapide. Sans doute, toutes ces particularités peuvent se rencontrer chez les diabétiques tuberculeux; mais le contraire est au moins aussi fréquent. Les
hémoptysies sont-elles plus rares? Nous l'ignorons; pour en
décider, il faudrait prendre un certain nombre de phtisies
diabétiques et de phtisies ordinaires et comparer, car la
phtisie ordinaire peut évoluer sans crachement de sang. Mais
l'existence même de l'hémoptysie n'est pas niable; elle peut
être aussi abondante (Obs. 24 et 57) et aussi répétée (Obs. 66)
que chez un sujet non glycosurique, et survenir aussi bien
au début que dans le cours ou à la période terminale de la
maladie (Obs. 67). Schmitz déclare même que dans tous les cas
de phtisie diabétique observés par lui, et le nombre en est
assez important, vingt-six, il y a toujours eu des hémoptysies.
Sur nos neuf malades, nous avons observé quatre fois des
hémoptysies abondantes, ce qui représente encore une proportion assez élevée. Les crachats sont-ils moins abondants?
Nous n'en savons encore rien; l'important c'est que leurs
caractères sont les mêmes et que l'élément caractéristique,
le parasite spécifique, n'y fait pas défaut. Pour ce qui est des
sueurs et de la fièvre symptomatique, l'affirmation de Grie-

singer et de Richardson nous paraît erronée. Griesinger va jusqu'à dire que la température dans la phtisie diabétique est abaissée au-dessous de la normale. Pour nous, chaque fois que nous avons noté au thermomètre l'état de la chaleur, nous avons constaté une augmentation ; et, dans nos *Études médicales*, nous avons publié une observation où pendant les deux derniers mois de la vie la température a oscillé, matin et soir, entre 39 et 40°. Le début insidieux est vrai, mais toutes les phtisies n'ont-elles pas des débuts insidieux ? La marche rapide peut s'observer chez le diabétique comme chez tout autre individu. En tout cas, cette rapidité n'est pas aussi foudroyante que l'avance Richardson, qui assigne à la phtisie diabétique une durée de six à huit semaines. La durée habituelle est de six à huit mois. Et il n'est pas rare de voir chez les diabétiques la tuberculose s'enrayer dans son évolution, s'arrêter pendant un temps plus ou moins long, pour reprendre de nouveau et s'arrêter encore, procéder en un mot par poussées successives, suivant les allures qui lui sont habituelles chez les sujets convenablement traités, jusqu'au jour où se produit la poussée dernière qui aboutit à la mort.

Il n'y a donc pas, en réalité, plus de raison d'accorder une description spéciale aux symptômes qu'aux lésions de la phtisie diabétique. Si son évolution paraît plus insidieuse, c'est qu'une de ses conséquences les plus frappantes, celle qui attire tout de suite l'attention chez un individu antérieurement bien portant, le dépérissement rapide, est volontiers rapportée chez le diabétique au diabète même. Et dès lors, le symptôme capital trouvant ainsi une interprétation raisonnable, on attribue à une bronchite simple les phénomènes pulmonaires, premiers indices de la tuberculose, et l'erreur ne cesse que lorsque l'auscultation révèle les signes d'une induration étendue ou d'un commencement d'excavation. Rien d'étonnant par suite que l'affection soit qualifiée d'insidieuse et que sa marche paraisse anormalement rapide, puisque toute sa première phase, grâce à une erreur de diagnostic, a échappé à l'observateur.

Voici un tableau résumant nos neuf observations de phtisie diabétique et montrant les rapports de la tuberculose avec l'âge des malades, la date de leur diabète et la quantité de sucre.

Obser- vations.	Age de la malade.	Age du diabète.	Quantité des urines.	Densité.	Quantité du sucre.
14	60 ans.	12 ans.	1500	1060	158
24	46 —	4 —	5000	1023	228
27	47 —	7 —	5000	1040	380
32	57 —	5 —	3000	1040	135
57	53 —	1 —	2000	1040	133
58	58 —	12 —	4000	1040	232
66	15 —	2 —	4000	1070	Q. consid:
67	65 —	8 —	5000	1035	250
86	49 —	4 —	5000	1035	

IV. — DE L'ÉTAT DU CŒUR DANS LE DIABÈTE

Malgré le nombre déjà considérable des complications qu'on a décrites dans le cours du diabète, on peut, sans risquer de se tromper, affirmer qu'elles sont loin d'avoir été toutes décrites. Une complication qui nous paraît être des plus fréquentes, puisque dans l'espace d'un temps assez court nous avons pu l'observer quatorze fois, c'est l'endocardite chronique. On avait bien, il est vrai, mentionné déjà des altérations portant sur les artérioles. C'est ainsi du moins par l'altération des petites artères qu'on avait cherché à expliquer les hémorragies rétiniennes si fréquentes chez les diabétiques. C'est à des lésions artérielles qu'on avait également attribué les gangrènes sèches, dont ils sont souvent atteints. Mais à ces lésions seules se rapportaient les données fournies par les différents auteurs.

Les observations que nous avons été à même de faire nous paraissent démontrer sans conteste que l'endocardite constitue parfois une des complications graves du diabète, et que cette endocardite précipite la marche de la maladie, en favorisant le développement d'accidents tout à fait étrangers au diabète.

C'est le plus souvent au niveau de l'orifice mitral que se développe cette endocardite chronique, bien que l'orifice aortique ne soit pas toujours à l'abri de l'inflammation, ainsi que l'atteste une de nos observations (Obs. 70). Les artères elles-mêmes paraissent, dans certains cas, participer à cette inflammation (même observation et Obs. 77).

C'est donc sur le cœur et sur le système artériel tout entier que paraît s'exercer l'influence nocive du diabète.

L'endocardite se rencontre surtout dans la forme subaiguë ou chronique. Ce qui semble démontrer tout d'abord que l'influence du diabète a besoin de se faire longtemps sentir avant de provoquer cette inflammation, soit dit sans en préjuger la cause intime.

Nous l'avons plus souvent observée chez la femme, dix fois sur cent quatorze malades (Obs. 21, 34, 73, 67, 68, 69, 70, 71, 75, 76).

L'âge des sujets est variable, vingt-sept, cinquante et un, cinquante-cinq, soixante, soixante et un, soixante-cinq et soixante-dix-huit ans.

Les malades n'avaient présenté, à aucune époque de leur existence, de manifestation de nature rhumatismale et chez beaucoup d'entre elles nous pûmes assister au développement de l'endocardite.

Le diabète existait le plus souvent déjà depuis longtemps lorsqu'on constatait l'existence de l'endocardite. Elle n'apparut que la troisième année, la cinquième chez les malades des observations 69, 70 ; la septième chez notre malade de l'observation 67. Chez une seule de ces malades, elle se produisit au bout de cinq mois (Obs. 70).

On ne saurait chez ces malades douter de la nature de leur affection. Il s'agissait bien réellement du diabète et non point d'une simple glycosurie. Nous avons pu les suivre pour la plupart avant qu'apparût l'endocardite et chez elles le diabète n'était pas douteux. Du reste, chez la plupart, les symptômes rationnels de cette maladie avaient tout d'abord attiré l'attention. Il y avait eu de la soif, un appétit exagéré ou de l'amaigrissement. Presque toutes nous ont accusé une perte notable de leur embonpoint. Une particularité qu'on peut rencontrer chez beaucoup et qui est commune dans le diabète à forme chronique, c'est une intermittence des plus nettes dans l'intensité de ces symptômes. Plusieurs de ces malades en effet ont vu, avant l'apparition de l'endocardite, baisser de temps à autre le chiffre du sucre spontanément ou sous l'influence d'un régime approprié. Le diabète même paraît avoir cessé complètement chez les malades des observations 67, 71, et ce n'est qu'au moment de l'une des récidives que se serait manifestée l'endocardite.

Le diabète qui se complique d'endocardite chronique ne présente pas toujours le même degré d'intensité.

Il est des malades, il est vrai, chez lesquels la quantité de sucre était assez considérable. La malade de notre observation 77 en perdait en moyenne 180 à 200 grammes par jour. Mais chez la généralité des autres malades, la quantité de sucre était beaucoup moins considérable. Chez la plupart, cette quantité n'avait pas dépassé 50 à 100 grammes par jour, et lorsqu'apparut l'endocardite, le chiffre avait le plus souvent notablement baissé. C'est donc moins à l'intensité du diabète qu'à sa longue persistance que semble due cette complication.

C'est sans doute ce qui explique que nous ne l'ayons pas rencontrée chez les jeunes sujets que nous avons eu l'occasion d'observer, la forme subaiguë ou chronique du diabète étant une rareté à une époque peu avancée de l'existence.

Pas plus que la glycosurie, la polyurie chez ces diabétiques n'avait été bien considérable. Chez deux de nos malades, la quantité d'urine émise (Obs. 69, 76) dans les vingt-quatre heures était d'environ cinq litres. Chez les autres, elle ne dépassa pas trois à quatre litres. Elle fut d'ordinaire de deux à trois litres. Une de ces malades, il est vrai, avait au début de son diabète rendu jusqu'à dix à douze litres d'urine par vingt-quatre heures (Obs. 76); mais lorsque se manifesta l'endocardite, la quantité d'urine rendue ne dépassait guère deux litres et demi.

L'endocardite paraît donc avoir sur la polyurie du diabète une action marquée. Elle semble en diminuer l'intensité, en abaissant la force de tonicité du cœur.

Chez aucune de ces malades il n'y eut d'albumine dans l'urine. On ne saurait donc attribuer aucune influence au rein sur le développement de la lésion cardiaque.

Les complications concomitantes ou antérieures à l'apparition de l'endocardite furent nombreuses et variées chez nos malades. Ces complications sont celles du diabète. Nous ne parlerons pas actuellement de celles qui se développèrent sous l'influence de l'endocardite et dont nous nous occuperons plus loin. Plusieurs malades avaient perdu leurs dents par suite d'une périostite alvéolo-dentaire, ou avaient de l'amblyopie (Obs. 69, 9); d'autres avaient eu des poussées fréquentes de bronchite (Obs. 67, 68, 75, 76, 77). La malade de notre observation 77 avait eu un anthrax qui avait aidé au diagnostic de son diabète, et qui plus tard s'était compliqué d'un eczéma persistant des grandes lèvres. Il en était également survenu chez la malade de l'observation 76.

Chez deux autres, il existait de la tuberculose pulmonaire (Obs. 67, 68), et la malade de notre observation 70 qui, à l'époque de l'apparition de son diabète, avait été prise d'hémoptysie, avait vu se développer ultérieurement un kyste de l'ovaire qui nécessita son entrée à la maison Dubois.

On avait en outre observé de l'eczéma des seins et des parties génitales chez la malade de l'observation 77 ; des névralgies sciatique et dentaire chez la même malade; des
ulcères profonds des mollets et des pieds chez la malade de
l'observation 68.

Le traitement du diabète avait été des plus variés chez la
plupart, et nul chez d'autres (Obs. 69). Le plus souvent il
avait été rationnel et avait consisté, d'une façon passagère
ou permanente, dans l'usage du gluten, dans la suppression
des féculents (Obs. 67, 68, 70, 71, 76); mais chez aucune
il n'avait été d'une grande sévérité. Deux de ces malades
étaient allées faire des cures, l'une à Vichy (Obs. 77) et
l'autre à Carlsbad (Obs. 70).

C'est tantôt par la gêne cardiaque et tantôt sans trouble
précurseur que s'annonce l'endocardite.

Cette gêne cardiaque se traduit par un sentiment d'oppression, par des palpitations qui forcent parfois la malade
à s'arrêter. Au bout d'un temps plus ou moins long, on
constate de l'œdème des extrémités inférieures. Ce n'est
parfois qu'à ce moment qu'on est amené à constater les
signes locaux de l'endocardite chronique. Chez toutes
nos malades, nous l'avons vue se localiser au niveau de
l'orifice mitral. Chez toutes, elle se traduisait par un bruit
de souffle s'entendant au premier temps et ayant son maximum à la pointe. Une seule fois, nous l'avons vue s'accompagner d'un second bruit de souffle siégeant au premier
temps et à la base, s'étendant sur le trajet de l'aorte
(Obs. 70). Le siège du bruit dans cette observation ne laisse
aucun doute sur l'altération dont l'aorte était le siège. L'endartérite s'accompagnait ici de douleurs thoraciques intolé-
rables. Cette malade n'est pas du reste la seule parmi celles
qui sont l'objet de nos observations, chez laquelle le système
artériel semble avoir été touché. La malade de notre obser-

vation 77 avait également les artères manifestement athéromateuses. Ces faits, bien qu'encore peu nombreux, semblent démontrer que le diabète, à un moment donné,
peut porter atteinte non seulement au cœur, mais encore au
système artériel. On avait du reste déjà soupçonné des
lésions de cette nature lorsqu'on rapportait à l'endocardite
les gangrènes et les hémorragies qui se manifestent parfois
chez les diabétiques.

L'endocardite ne nous semble pas toujours se traduire,
surtout au début, par le bruit de souffle dont nous venons de
parler. Il est des cas, et les malades de nos observations 77,
9, 72, 35, 80 en font foi, où l'on constate des intermittences
et des irrégularités du pouls, alors qu'il n'existe pas encore
de bruit de souffle cardiaque, bien que l'œdème des extrémités et l'irrégularité du pouls ne laissent aucun doute sur
l'existence d'une lésion du cœur.

L'endocardite peut même rester longtemps à l'état fruste,
ainsi que l'attestent ces observations, puisque nous avons
pu suivre ces malades depuis un an et demi (Obs. 9, 77) sans
constater l'existence d'un bruit de souffle cardiaque.

Chez tous nos malades, l'endocardite déclarée, nous avons
noté de l'œdème des extrémités, d'abord des extrémités
inférieures. Ce n'est qu'au bout d'un temps plus ou moins
long, après des alternatives d'apparition et de disparition,
que nous l'avons vu se généraliser et gagner les extrémités
supérieures. Il atteignit parfois des proportions telles qu'on
fut dans l'obligation de le combattre par des piqûres souvent
répétées, sans que nous ayons été à même de voir les piqûres
se compliquer de gangrène. Dans une de nos observations
(Obs. 68), cet œdème provoqua l'apparition de phlyctènes,
puis d'ulcères] profonds sur les jambes, ulcères qui persistèrent plusieurs mois jusqu'à la mort de la malade.

L'œdème de provenance cardiaque n'est pas le seul qu'on

rencontre dans le cours du diabète; il en est d'autres variétés, il ne faut pas l'oublier, qui tiennent soit à la cirrhose atrophique du foie que nous avons décrite, soit à la néphrite consécutive. L'œdème, dans certains cas enfin, ne reconnaît pas d'autre cause que l'état cachectique des malades atteints de cette affection.

Dans plusieurs de nos observations, l'œdème se compliqua d'ascite. Cette ascite atteignit même de telles proportions dans l'observation 68, qu'il fallut avoir recours à la ponction.

Une particularité qui nous frappa chez les malades atteintes d'œdème prononcé, c'est que cet œdème envahit d'une façon des plus nettes le derme, dont il amena un très considérable épaississement.

En même temps que se manifestait l'œdème sous-cutané, nous pûmes constater chez nos malades de l'œdème des poumons (Obs. 67, 68, 71), du catarrhe gastro-intestinal (Obs. 78).

Mais la complication qui nous a paru digne du plus grand intérêt et qui se produisit chez deux de nos malades atteintes d'endocardite (Obs. 68, 76), c'est l'hépatite. Cette hépatite fut caractérisée chez ces malades par une teinte subictérique, par une douleur plus ou moins vive au niveau de la région du foie, par de la fièvre et par une modification notable de l'urine. L'urine, à ce moment, devint rare, colorée, chargée de sels; elle prit en somme tous les caractères d'une urine cardiaque renfermant du pigment biliaire. Le pouls s'accéléra et l'on put constater l'existence manifeste d'un état fébrile. Avec les symptômes d'hépatite, baissa la glycosurie, qui disparut même complètement chez la malade de notre observation 76, dont l'analyse de l'urine ne dénotait plus que des traces de sucre.

Cette modification dans l'intensité du diabète, sa dispari-

tion même par le fait d'une hépatite, nous semblent venir à
l'appui de l'opinion de ceux qui placent dans le foie le siège
du diabète, car, si la fièvre peut faire baisser et même disparaître le sucre de l'urine, cette fièvre n'était point ici assez
considérable pour amener un pareil résultat. Nous l'avons
vue bien plus intense, liée à la lésion d'un autre organe, tel
que le poumon, et ne point avoir sur la glycosurie une pareille influence. Nous pensons qu'il est plus rationnel d'expliquer cette modification de la glycosurie par l'altération
que subit le foie atteint d'inflammation. L'organe producteur
du sucre étant lésé, rien de plus naturel que d'en voir baisser la sécrétion.

Les observations que nous avons réunies sont peut-être
trop peu nombreuses pour se risquer à formuler de cette
complication diabétique un pronostic exact. Tout ce qu'on
peut dire, c'est que l'endocardite chronique chez les diabétiques constitue un véritable danger; c'est qu'elle semble
abréger la durée de la maladie.

C'est par le fait de l'extension et de la généralisation de
l'œdème que survient la mort parfois; deux fois elle a été le
fait de l'hépatite (Obs. 68, 76). Chez la malade de notre
observation 75 la mort fut due à une pneumonie. La malade de l'observation 67 mourut subitement dans la rue,
avec hémoptysie considérable. Peut-être y eut-il une rupture
vasculaire des vaisseaux pulmonaires. Quant à la malade de
l'observation 69, elle s'éteignit brusquement, comme il
arrive à certains diabétiques, sans cause appréciable. Les
ponctions, faites pour vider le kyste ovarique qu'elle portait,
ont peut-être provoqué cette terminaison rapide.

Bien que l'apparition de l'endocardite chronique ait souvent coïncidé avec une notable diminution de la glycosurie,
on peut sans crainte de se tromper affirmer que son influence sur le diabète est à peu près nulle. Ainsi chez notre

malade de l'observation 77, chez laquelle nous avons constaté l'existence de l'endocardite depuis au moins dix mois, le chiffre du sucre éliminé chaque jour reste très élevé, oscillant entre 160 à 200 grammes. Ce n'est que lorsque l'œdème se généralise, lorsqu'il envahit le poumon ou lorsque survient de l'hépatite qu'on voit baisser la glycosurie (Obs. 76). C'est alors, mais seulement alors, que le sucre peut disparaître de l'urine.

En présence de ces faits, nous nous sommes tout d'abord demandé si nous avions réellement affaire à de l'endocardite chronique. Les diabétiques, on le sait, sont toujours, au bout d'un certain temps, plus ou moins anémiques. Aussi pouvait-on penser à attribuer le bruit de souffle, malgré son siège au niveau de la pointe du cœur, à un souffle de provenance anémique. Mais ce souffle ne se prolongeait pas vers la base du cœur, ne se retrouvait pas sur le trajet des vaisseaux du cou, et d'autre part on voyait survenir, au bout d'un temps parfois très court, des manifestations qui venaient lever toute hésitation : nous voulons parler de l'œdème des extrémités ou du poumon, œdème qui dans certains cas atteignit des proportions considérables. Une lésion située au niveau de l'orifice mitral pouvait seule donner l'explication de cet œdème.

On ne pouvait pas davantage, et pour la même cause, s'arrêter à l'idée possible qu'il existât chez ces malades une simple atonie du cœur avec dilatation ventriculaire, conséquence d'une dégénérescence musculaire. La contraction cardiaque en outre était chez ces malades trop énergique pour accepter cette manière de voir. Ces contractions étaient telles chez quelques-unes qu'elles provoquaient de pénibles palpitations.

C'est donc bien à une endocardite que nous avons eu affaire chez nos diabétiques, et cette endocardite, on n'en peut douter, est une conséquence du diabète. On ne saurait en effet admettre que dans ces cas il s'agisse d'endocardites primitives dont le diabète ne serait qu'une conséquence. Les cas sont rares des maladies de cœur, dans le cours desquelles on constate dans l'urine la présence du sucre, et dans ces cas c'est de la glycosurie qu'il s'agit et non du diabète véritable. D'autre part, l'endocardite ne s'est montrée chez nos malades qu'un temps plus ou moins long après le début du diabète. On ne serait pas plus autorisé à ne voir ici qu'une simple coïncidence; le chiffre bien que restreint de nos observations est trop considérable pour qu'on puisse admettre une semblable opinion.

Il s'agit donc bien d'une endocardite et cette endocardite nous paraît être sous la dépendance du diabète.

La diathèse rhumatismale ne saurait être incriminée dans ces cas, puisque aucune de nos malades, nous l'avons dit, n'avait été atteinte de rhumatisme.

Le diabète, il est vrai, amène parfois indirectement chez les malades qui en sont atteints des phénomènes de goutte et de gravelle, conséquence fatale du régime par trop azoté auquel on les soumet. Mais aucun de nos malades ne nous avait présenté de phénomènes goutteux, aucune n'avait eu de gravelle et, d'autre part, quand la goutte fait sentir sa funeste influence sur le système vasculaire, ce sont les artères qui sont de préférence touchées; c'est l'orifice aortique qui est lésé. Or les signes locaux ne nous ont permis qu'une seule fois de placer la lésion cardiaque à l'origine de l'aorte (Obs. 70). La goutte ne saurait donc nous donner l'explication de l'endocardite chronique dont nous nous occupons en ce moment.

Nous ne saurions pas admettre davantage que l'alcoolisme, qu'on peut soupçonner chez tout diabétique par le fait d'ingestion exagérée de boissons, pût dans les cas particuliers

que nous citons légitimer l'idée d'une endocardite de nature
alcoolique, attendu que nous pouvons affirmer que chez aucune de ces malades, que nous avons longtemps suivies, il n'y
eut d'excès alcooliques et qu'aucune ne présenta des symptômes dus à cette intoxication. Nous sommes donc par la
force des choses amené à décrire cette endocardite sous le
nom d'endocardite diabétique. C'est-à-dire que nous pensons
que c'est le diabète qui, en tant que diabète, est susceptible
de donner naissance à cette inflammation.

Le sucre contenu dans le sang des diabétiques agirait
comme certains toxiques, et amènerait à la longue un trouble
de nutrition qui dans le cœur siégerait de préférence au
niveau de l'orifice mitral. C'est à ce trouble de nutrition,
sans nul doute de nature inflammatoire, que seraient dus
les différents symptômes caractéristiques de l'endocardite
diabétique. Cette influence nocive qui paraît avoir besoin,
pour se faire sentir, d'une longue durée du diabète, d'une
imbibition prolongée des tissus par un sang vicié par la
présence du sucre, ne localise assurément pas son action
seulement sur les éléments de l'endocarde. Nous avons vu
que le diabétique est assez fréquemment atteint de cirrhose atrophique du foie. Bien que nous ayons émis
l'opinion que cette cirrhose ne reconnaît peut-être pas
d'autre cause que l'alcoolisme, il pourrait bien se faire, on
le comprend, qu'elle soit due à la présence du sucre contenu
dans le sang de la veine porte. Ce sang par un contact longtemps prolongé pourrait bien amener une irritation d'abord,
puis une inflammation du tissu connectif des espaces inter-
acineux.

L'inflammation de l'endocarde ne constitue pas la seule
lésion que puisse présenter le cœur. Une fois nous avons
rencontré le cœur gros et graisseux (Obs. 19); une autre
fois il était seulement hypertrophié. La malade était at-

teinte de néphrite interstitielle (Obs. 37). Enfin cinq fois il n'existait que des troubles fonctionnels sans souffle, c'est-à-dire des irrégularités et des intermittences (Obs. 35, 9, 72, 77, 80).

V. — ALBUMINURIE ET NÉPHRITES DIABÉTIQUES

On constate fréquemment de l'albumine dans les urines des diabétiques. Von Dusch estime la fréquence de l'albuminurie à plus du quart des cas de diabète, et Bouchard à près de la moitié. Pour arriver à une semblable évaluation, il faut tenir compte de tous les faits où l'albumine peut être décelée dans l'urine, qu'on emploie les réactifs ordinaires, chaleur et acide nitrique, ou les procédés les plus délicats, que l'albumine s'observe d'une manière continue ou d'une façon intermittente et passagère, qu'elle existe en fortes proportions ou à l'état de traces à peine perceptibles. L'importance de l'albuminurie diabétique dans ces différents cas n'est sûrement pas la même au point de vue pronostique, et la constatation de traces infinitésimales d'albumine, à l'aide du réactif de Tanret par exemple, n'entraînera pas les mêmes craintes que la présence de 1 à 2 grammes d'albumine rendue évidente en premier examen par la chaleur. Il n'en est pas moins vrai que nous raisonnons ainsi sans aucune donnée absolue et que, en fait, nous ne pouvons pas affirmer qu'un diabétique, qui rend d'abord seulement des traces d'albumine, ne deviendra pas à la longue un albuminurique véritable, un brightique, menacé de tous les accidents qu'entraîne une lésion profonde des reins.

Toutefois, la fréquence de l'albuminurie légère chez les diabétiques, sans autre complication attribuable à proprement parler à une maladie de Bright, est telle que depuis longtemps on a cherché à établir des différences pathogéniques entre cette albuminurie légère et l'albuminurie grave accompagnée d'œdème ou d'anasarque. Celle-ci étant liée à une altération rénale, on a rapporté celle-là à des causes diverses indépendantes de toute lésion inflammatoire locale. L'expérience de Claude Bernard montrant que la piqûre du quatrième ventricule produit, suivant le point lésé, tantôt la glycosurie, tantôt l'albuminurie, a créé une première hypothèse. On a supposé que l'albuminurie diabétique était due à la même cause qui provoque le diabète, à une irritation bulbaire. D'après Beneke, ce serait l'augmentation de la pression vasculaire dans les vaisseaux du rein qui déterminerait le passage de l'albumine dans l'urine. Mais il est aujourd'hui démontré par les expériences de Runeberg, d'Overbeck, etc., que la filtration de l'albumine n'est pas en rapport avec un excès de pression, mais, au contraire, avec une diminution de la tension, jointe à un ralentissement du courant sanguin. Pour Pavy, l'albuminurie diabétique reconnaîtrait un défaut d'assimilation des substances albuminoïdes ingérées en excès. Bouchard admet de même qu'elle est la conséquence d'une désassimilation viciée et que la matière protéique qui passe dans l'urine n'est pas chimiquement l'albumine du sang. Mais nos connaissances sur les diverses variétés d'albumine éliminée par le rein sont encore trop obscures pour servir de base à une classification, et pour le cas particulier, la réaction indiquée par Bouchard, le défaut de rétraction de la matière albumineuse sous l'influence de la chaleur, ne constitue pas un caractère différentiel dont la constatation ait la valeur que lui avait primitivement supposée son auteur.

Que l'albumine soit excrétée en faible ou en forte proportion, nos réactifs ne nous permettent que de constater ce caractère physique ; chimiquement dans les deux cas, la constitution doit être tenue pour la même. Et pour nous, la cause qui donne naissance à l'albuminurie nous paraît identique dans les deux circonstances. Nous continuerons à croire, comme nous l'avons toujours professé, que l'albumine ne saurait filtrer par le rein sans une altération préalable des épithéliums. Que cette filtration se fasse uniquement par le glomérule, ou à la fois par le glomérule et par les tubuli contorti, peu importe; la lésion épithéliale de ces parties constituantes de l'organe est le fait fondamental et nécessaire. Cette lésion peut être passagère ou permanente, et il est vraisemblable de l'attribuer ici à l'irritation produite par le passage d'un sang chargé de glucose; mais, passagère ou permanente, l'albuminurie ne fait que traduire cliniquement l'existence de la modification anatomique.

Maintenant les modifications épithéliales ne méritent-elles le nom de néphrite que lorsque la lésion persiste? Le nom de néphrite légère, superficielle, ne convient-il pas aussi justement aux modifications analogues, mais moins profondes, de l'épithélium glomérulaire? Nous ne voyons aucune raison de séparer par des dénominations différentes des processus semblables. Qu'on discute, comme on l'a fait, la nature inflammatoire ou dégénérative du mal de Bright, soit; mais ce n'est pas ici le lieu de renouveler cette discussion. Et puisque nous tenons pour démontré que le mal de Bright, avec albuminurie persistante, est une inflammation parenchymateuse profonde, nous pouvons logiquement conserver aux formes légères, avec albuminurie transitoire, le nom de néphrite superficielle.

Ces lésions rénales dans le diabète avaient déjà été signalées depuis longtemps par Thénard et Dupuytren. Griesinger indique 16 cas de néphrite sur la totalité des malades diabétiques dont il donne la statistique, soit environ pour la femme 4 cas pour 50. Sur les 9 cas relevés par Seegen chez 140 diabétiques, il s'en trouve 6 chez l'homme et 3 seulement chez la femme. La proportion donnée par Hertzka est de 3 cas de néphrite pour vingt femmes diabétiques. Cantani n'a cité aucune observation chez la femme.

Sur nos 114 observations nous avons rencontré treize fois de la néphrite parenchymateuse. Mais il est nécessaire d'établir une distinction entre ces faits au point de vue de l'importance et de la gravité de la lésion rénale. Dans 7 cas, il ne s'agissait que de néphrite légère, se traduisant par de l'albuminurie intermittente ou peu considérable. Dans 6 cas seulement (Obs. 14, 21, 37, 39, 57, 58), la néphrite était profonde et l'albuminurie abondante et permanente. D'après ce que nous avons vu, la fréquence de la néphrite parenchymateuse dans le diabète, au moins chez la femme, est donc beaucoup moins grande que ne porteraient à le croire les assertions des auteurs cités plus haut.

Armanni et Ebstein ont décrit chez les diabétiques une altération histologique spéciale des reins, caractérisée par une dégénérescence hyaline de l'épithélium des canalicules. Cette dégénérescence est limitée à une région restreinte de l'organe, la zone dite limitante du rein, et porte sur les deux branches, montante et descendante, de l'anse de Henle. Ehrlich a signalé dans cette même zone l'infiltration des cellules par la matière glycogène.

Strauss vient de rappeler récemment l'attention sur ces altérations[1]. Pour lui, l'altération hyaline et l'infiltration glycogénique constituent une même lésion ; la différence des dénominations s'explique par l'emploi des réactifs. Sur les reins de six diabétiques, il a constaté 2 fois la lésion d'Armanni et d'Ehrlich. Ehrlich l'avait observé 13 fois sur 14. Ce qui est certain, c'est que cette altération ne se rencontre pas en dehors du diabète ; jamais Strauss ne l'a retrouvée dans les reins de sujets non diabétiques. Elle serait donc caractéristique du diabète.

Strauss. *Lésions des reins chez les diabétiques. Soc. biolog.*, 4 août 1885.

Mais, jusqu'à présent, la lésion de la zone limitante reste un phénomène d'ordre purement anatomo-pathologique. Ses rapports avec l'albuminurie ne sont pas indiqués par les différents auteurs dont nous venons de parler et restent encore à établir.

L'inflammation rénale peut s'observer à tout âge, même chez l'enfant comme le montre une des observations de Redon, dans laquelle, chez une petite fille de un an, diabétique, on trouva à l'autopsie, les reins doublés de volume, d'une couleur blanc grisâtre avec taches plus foncées, d'une consistance ferme et résistante au toucher, présentant en outre des points de suppuration dans leur substance corticale. Mais de pareils faits sont rares et le plus souvent il s'agit de diabétiques adultes. Les malades de Seegen avaient de quarante à cinquante-huit ans, et les nôtres de quarante-cinq à soixante-sept ans.

Bien que la néphrite parenchymateuse constitue pour les diabétiques une complication sérieuse, nous ne saurions lui attribuer dans tous les cas la même importance. Nous l'avons vue si souvent paraître et disparaître sans aggraver la marche du diabète, persister même pendant longtemps sans prendre une grande intensité, que la présence de l'albuminurie dans l'urine, même en quantité notable, ne saurait nous alarmer outre mesure. Toutefois nous ne pouvons partager l'opinion des auteurs qui faisaient de l'albuminurie un signe de guérison. Il est certain que ces auteurs se basaient uniquement pour émettre cette assertion sur la diminution de la glycosurie et la disparition de la polyurie, qui sont en effet les conséquences, dans certains cas, du développement de la néphrite parenchymateuse. Or, c'est précisément dans ces cas que la complication rénale acquiert une gravité exceptionnelle, et, loin d'être un signe de guérison, l'apparition de l'albuminurie dans de pareilles conditions, c'est-à-dire avec disparition du sucre et de la polyurie, est, au contraire, un indice du plus fâcheux augure.

La néphrite parenchymateuse n'affecte pas en effet dans tous les cas la même allure. Tantôt elle est peu prononcée et ne domine jamais la scène pathologique ; tantôt elle paraît occuper la scène tout entière et fait, pour ainsi dire, taire le diabète. Elle en obscurcit presque tous les symptômes. (Obs. 28, 58). Elle est tantôt intermittente, comme dans nos observations 22, 80, et tantôt, d'emblée, continue (Obs. 28, 58, 59). Parfois, d'abord intermittente au début du diabète, elle devient permanente à une époque plus avancée, surtout à sa période terminale.

Quelle que soit l'évolution de la néphrite, lorsqu'elle est peu intense, elle n'imprime à l'urine que des modifications en apparence peu importantes et dont la principale, sinon, la seule caractéristique est la présence de l'albumine. En effet la densité n'est pas celle qu'on rencontre d'ordinaire dans l'urine des malades atteints de néphrite parenchymateuse essentielle. Elle est relativement élevée : 1020, 1025. Le chiffre de l'urée est loin de tomber aussi bas que dans les cas de néphrite essentielle. Il était encore de 10 à 17 grammes par litre chez la malade de notre observation 58, de 8 grammes par litre chez la malade de notre observation 28. L'urine n'en est pas moins nettement albumineuse, c'est-à-dire qu'elle se coagule sous l'influence de la chaleur, de l'acide nitrique, car nous n'entendons pas parler de cesurines qui ne présentent de traces de coagulation que sous l'influence de certains réactifs spéciaux.

Lorsque la néphrite est intense, l'urine contient de grandes proportions d'albumine, 3^{gr},74 (Obs. 28) 5^{gr},80, 8^{gr},60, et même 9^{gr},30 (Obs. 58) et l'on comprend très bien qu'en présence de ces cas, Frerichs ait admis que le diabète pouvait se terminer par la néphrite parenchymateuse. On voit alors diminuer la densité de l'urine, baisser le chiffre du sucre qui peut même disparaître, baisser le chiffre de l'urée, cesser la polyurie.

Les caractères de l'urine diabétique ont disparu pour faire place à ceux de l'urine albuminurique. Elle renferme des débris épithéliaux, des cylindres de nature diverse, ainsi que nous l'avons maintes fois constaté. Les analyses faites sur l'une de nos malades (Obs. 58) donneront une idée saisis sante de cette transformation.

	Densité.	Sucre.	Albumine.	Urée.	Acide urique.
1867.........	1043	85.72	0		
1874..........	1040	58	0	16	0.43
1875.........	1023	27.50	0	16	
1876.........	1038	57			
1877.........	1025	49.95	0	10	
1878, janvier.	1037	49	1.60		
— 5 nov..	1022	7.70	1.20		
— 23 nov..	1020	0	5.80		
— 27 nov..	1025	5	8.96	9.90	
— 14 déc..	1023	7.90	9.30	16.90	

La moyenne de l'urine, qui avait été de 2500cc à 3000cc avant l'apparition de la néphrite parenchymateuse, était tombée, par le fait de cette maladie, au-dessous de 1000. Comme chez la malade de cette observation, nous voyons également baisser la quantité d'urine chez notre malade de l'observation 28, alors que se montre la néphrite parenchymateuse, et avec elle diminuer la glycosurie; le chiffre du sucre tombe de 45 grammes à 2 grammes par litre, et la quantité d'urine émise n'est plus que de 1600cc au lieu de 3000cc.

C'est dans ces cas qu'on a bien le droit de dire que le diabète a fait place à l'albuminurie (néphrite parenchyma-teuse), puisque non seulement on voit se modifier les carac-tères de l'urine, mais encore se développer les symptômes de la néphrite parenchymateuse et le malade succomber aux complications qui, d'ordinaire, se produisent dans le cours de cette dernière maladie. La malade de notre observation 58 succomba à des accidents de nature urémique, après avoir présenté un œdème généralisé, de la congestion pulmonaire, etc. La malade de notre observation 28 présenta également tous les symptômes caractéristiques de la néphrite parenchymateuse et succomba aux suites d'une congestion pulmonaire.

Seegen rapporte un fait qui nous paraît pouvoir être rapproché de ces cas. Il s'agit d'une femme âgée de cinquante-huit ans qui fut prise d'un diabète assez intense. Elle éliminait environ 300 grammes de sucre par jour et rendait 6 litres d'urine. Le foie était dur et volumineux. Sous l'influence des eaux de Carlsbad, la quantité du sucre tomba à 80 grammes par jour et celle des urines à 3710^{cc}. Mais au mois de janvier suivant, les urines devinrent rares et albumineuses et bientôt l'on vit se manifester des vomissements, une céphalalgie intense avec perte de connaissance, état comateux, et la mort survint le troisième jour. Tout porte à croire qu'on eut affaire dans ce cas à de l'urémie, complication du reste assez rare dans le cours du diabète, mais qui cependant paraît avoir été observée déjà par Camplez, Clark et Colin.

On pourrait être porté à penser que ces deux maladies, diabète et néphrite parenchymateuse, ne sont que l'expression morbide d'un même état diathésique, tel que la goutte, et l'on aurait quelque droit à admettre cette opinion, lorsqu'on voit le diabète s'atténuer avec l'apparition de cette néphrite, lorsqu'on considère que bon nombre de nos malades sont goutteux et accusent chez leurs ascendants ou chez leurs collatéraux des manifestations goutteuses. Mais nous croyons qu'il est plus rationnel de regarder la néphrite parenchymateuse comme la conséquence d'une irritation des tubuli rénaux par la présence du sucre contenu dans l'urine, et nous pensons qu'elle est la conséquence du diabète au même titre que l'eczéma, que l'anthrax, que l'endocardite, que la pneumonie. Elle a même plus de raison d'apparaître que l'une quelconque de ces complications, puisqu'elle est la la conséquence, comme toutes ces complications, de l'irritation produite sur les tissus du rein par le sucre contenu dans le sang, et puisqu'elle peut également naître de l'irritation directe des tubuli par le sucre que l'urine charrie en plus ou moins grande abondance.

Nous venons de voir que la néphrite parenchymateuse peut apparaître dans le cours du diabète et que son apparition ne semble pas due à une simple coïncidence. Le diabète peut affecter d'autres rapports avec la néphrite et se montrer dans le cours d'une néphrite interstitielle, ainsi qu'il ressort de notre observation 37.

Il existait chez cette malade une néphrite interstitielle datant de plusieurs mois lorsqu'apparut le sucre.

	Densité.	Urée par litre.	Albumine.	Sucre par litre.	Centim. cubes.
4 nov........	1012	11.52	0	0	4000
8 —	1017	7.56	Traces.	28	4000
15 — matin	1022	8	1.77	50	2500
soir..	1023	5	1.73	55	2500
18 —	1015	5	Traces.	17	
19 — matin	1020	7.68	Traces.	33.30	2500
soir..	1015	8.96		24.42	2500
21 — matin	1018	7.65	Traces.	33.30	2500
soir..	1020	7.65	—	37.64	
25 — matin	1014	4	0.94	28.86	3000
soir..	1013	3.84		28	2000
29 — matin	1013	6.40	Traces.	17.76	4500
soir..	1015	5.52	—	22.20	4500
4 déc. matin	1012	5.50	Traces.	15.54	2000
soir..	1012	4	—	22.20	3000

Morte avec des accidents d'acétonémie.

<h3 style="text-align:center">VI. — TROUBLES NERVEUX</h3>

Les troubles nerveux qu'on observe chez les diabétiques, signalés depuis longtemps par la plupart des auteurs qui ont écrit sur le diabète, ont fait l'objet dans ces derniers temps de deux travaux d'ensemble intéressants, la revue critique de MM. Féré et Bernard et la thèse de M. Dreyfous[1]. Nous insisterons surtout ici sur les faits que nous avons personnellement relevés chez nos malades et qui forment d'ailleurs un tableau varié des manifestations les plus importantes.

A priori, ces troubles peuvent être rapportés soit à des lésions matérielles et grossières des centres cérébro-médullaires, soit à des modifications plus délicates, subies par les éléments nerveux au contact d'un sang adultéré ou d'une circulation artérielle insuffisante. Ces deux ordres de troubles névropathiques se relient-ils par une sorte de chaîne ininterrompue, et les lésions étendues et profondes du premier groupe ne sont-elles que l'expression dernière des altérations légères et insaisissables pour ainsi dire qui provoquent les manifestations atténuées de la deuxième catégorie? La fréquence des lésions nerveuses indiquées par Dickinson dans le diabète semblerait autoriser cette hypothèse. Il est impossible d'admettre l'opinion primitivement émise par l'auteur anglais et de regarder ces lésions comme la cause même du diabète. Mais le fait en lui-même n'en est pas moins réel, et l'on constate habituellement, disséminés dans les différentes parties de l'axe cérébro-spinal, de petits foyers limités de thrombose ou de désintégration, des lacunes, de petites extravasations de sang ou de pigment, etc. Ces diverses altérations expliquent peut-être un certain nombre de phénomènes nerveux observés chez les diabétiques, et pourraient sinon servir de substratum anatomique aux troubles

___

1. *Des troubles nerveux chez les diabétiques.* Féré et Bernard, in *Arch. de neurologie*, 1882, t. IV, p. 336.

Dreyfous. *Pathogénie et accidents nerveux du diabète sucré.* Th. agrég., 1883.

névropathiques, dits *sine materia*, relevés chez les malades, au moins établir une transition entre les manifestations regardées comme purement dynamiques et celles qui se rattachent d'une façon indiscutable à des foyers de ramollissement ou d'hémorrhagie. Mais la relation directe entre l'existence ou le siège de ces altérations et les divers phénomènes nerveux n'a pas été établie, jusqu'ici, d'une manière satisfaisante; et jusqu'à nouvel ordre, il nous paraît prudent de maintenir une ligne de démarcation entre les symptômes liés manifestement à des lésions en foyer et les troubles multiples de ce qu'on pourrait appeler la névropathie diabétique. Ceux-ci, qu'ils portent sur la sensibilité, la motilité ou l'intelligence, constituent pour nous les vraies manifestations nerveuses du diabète. Les autres, relevant le plus souvent de l'hémorrhagie et du ramollissement, ne se rattachent qu'indirectement à la maladie générale par l'intermédiaire des altérations du système vasculaire.

A. *Manifestations nerveuses directes.* — Les troubles de cet ordre que nous avons observés chez nos malades sont des plus variés; nous les diviserons en troubles sensitifs, troubles moteurs et troubles intellectuels.

1° *Troubles sensitifs.* — Les troubles sensitifs affectent les sens spéciaux ou la sensibilité générale. Ils peuvent intéresser la vue, l'ouïe, le goût, l'odorat, le toucher. L'amblyopie, plus ou moins prononcée est le symptôme le plus souvent observé (22 fois sur 114 observations). Nous reviendrons tout à l'heure sur ce sujet que nous avons du reste déjà traité ailleurs[1]. La surdité est moins fréquente (Obs. 36,37,39.). Chez une de nos malades (Obs. 55), la surdité était limitée à l'oreille gauche. Parfois, la vue et l'ouïe sont compromises en même temps (Obs. 56). Les troubles de l'odorat et du

---

1. Lecorché. *De l'amblyopie diabétique. (Gaz. hebd.,* 1861.)

goût, sont encore plus rares; nous n'avons noté que deux fois les perversions de ces sens (Obs. 39,40).

Dans d'autres cas, c'est la sensibilité tactile qui est atteinte. Les malades de nos observations 78 et 79 ne sentaient qu'imparfaitement les objets qu'elles prenaient à la main. Elles avaient de la peine à saisir les petits objets, une épingle, une plume. En cousant, l'une d'elles laissait échapper son aiguille qu'elle ne sentait plus. Lorsqu'elle ne regardait pas l'objet qu'elle tenait, elle le laissait presque toujours tomber. Chez ces malades, la sensibilité était très émoussée aux membres supérieurs; on constatait à l'aide du compas de Weber que l'écart était le double de ce qu'il est à l'état sain.

Voici d'ailleurs les chiffres précis que nous avons notés dans l'exploration comparée des deux côtés du corps avec le compas, chiffres qui permettent de se rendre compte du degré de l'anesthésie.

Écart du compas de Weber pour donner lieu à la sensation des deux pointes.

	Côté droit.	Côté gauche.
Paume de la main.............	1 centim.	1/2 centim.
Face palmaire des doigts.......	1 —	1/2 —
Face dorsale de la main........	2 —	1 — 3/4

	Côté droit.	Côté gauche.
Face palmaire de la main........	1 centim.	1 centim.
Face palmaire des doigts........	1/2 —	1/2 —
Face interne de l'avant-bras.......	2 —	2 — 1/2
Face dorsale du pied............	2 —	3 —
Jambe, quart inférieur...........	5 —	4 —
Jambe, trois quarts supérieurs.....	7 —	7 —

Dans une deuxième exploration, faite quelques semaines plus tard, on obtenait les résultats suivants :

Face dorsale de la main..........	3 centim.	3 centim.
Face palmaire de la main........	1 —	1 —
Face palmaire des doigts.........	1/2 —	1/2 —
Face dorsale de l'avant-bras......	5 — 1/4	5 — 1/4
Face palmaire de l'avant-bras.....	3 —	4 —

Au lieu d'anesthésie, on peut observer de l'hyperesthésie cutanée. Les malades se plaignent de fourmillements, de picotements, et surtout de démangeaisons. Les démangeaisons sont parfois généralisées, comme dans notre observation 11. Mais le plus souvent elles se localisent à certaines parties du corps et de préférence aux organes génitaux. Elles s'exaspèrent par crise, surtout la nuit, sous l'influence de la chaleur des draps. Ce prurit génital peut avoir pour conséquence une véritable excitation génésique des plus pénibles et des plus tenaces. Une de nos malades s'en montrait absolument scandalisée. Disons ici que nous n'avons pas remarqué chez la femme cette anaphrodisie si commune chez les malades de l'autre sexe.

L'hyperesthésie peut être limitée à d'autres régions, à la cuisse, au bras, au sein; signalons chez une de nos malades l'hyperesthésie du cuir chevelu qui s'accompagnait de vertiges. La peau hyperesthésiée en un point peut être anesthésiée en d'autres. Chez la même malade nous avons noté l'hyperesthésie du cuir chevelu et l'anesthésie des doigts; il existait en même temps des arthralgies du membre supérieur gauche.

L'exaspération de la sensibilité peut être en effet plus profonde et occuper les articulations, se traduisant par des sensations de compression, de serrement, d'élancement. Certaines de nos malades se plaignaient d'avoir les poignets comme cerclés de fer, les pieds comme serrés dans des étaux. Ces arthralgies, qui portent sur les jointures de l'épaule, du poignet, des pieds, des mains, sur le talon, ont pu faire croire à des complications rhumatismales du diabète (Obs. 22, 25, 30, 39, 53).

Un autre trouble de la sensibilité générale qui nous a particulièrement frappé et qui est presque caractéristique du diabète, c'est une sensation de fatigue et de courbature

qui se localise surtout aux cuisses, à l'union du tiers inférieur
et des deux tiers supérieurs. Cette sensation de courbature
a ceci de particulier qu'elle est constante, plus prononcée,
peut-être, le matin au lever qu'au coucher. Elle paraît très
distincte de la sensation de courbature due à la fatigue, et
qui cesse avec le repos. La courbature diabétique ne disparaît point avec le repos ; elle peut même être assez marquée
pour troubler le sommeil ; elle ne s'aggrave nullement par
l'exercice qui semble, au contraire, la dissiper. Elle traduit
assez bien les oscillations que présente la glycosurie, s'aggravant lorsque l'élimination du sucre augmente, s'atténuant, au
contraire, lorsqu'elle diminue. Le bromure en diminue parfois l'intensité ; mais comme ce médicament agit en même
temps sur la glycosurie, il est probable que c'est en faisant
baisser la glycosurie qu'il a prise sur la courbature.

La céphalalgie a été fréquemment observée chez nos malades
sous les formes les plus diverses. Tantôt les malades accusent
une sensation de pesanteur au niveau de la région postérieure
ou antérieure de la tête, il leur semble qu'elles ont comme
du plomb sur les yeux (Obs. 5). Tantôt il s'agit de véritable
migraine s'accompagnant de vomissements (Obs. 39), cédant
avec la diminution de la glycosurie (Obs. 31, 38). Parfois cette
migraine revêt le caractère de la migraine ophtalmique
(Obs. 82, 61) ; dans d'autres cas, il n'y a qu'une simple pesanteur de tête (Obs. 33). Enfin une des formes les plus communes de la céphalalgie diabétique est la céphalalgie occipitale
avec douleur localisée à la nuque (Obs. 45, 56, 59, 72).

Mais c'est le plus souvent sous forme de névralgies que se
traduisent les troubles de la sensibilité générale.

Ces névralgies diabétiques ont été étudiées par différents
auteurs, Loeb[1], Buzzard, Schmitz, Tischemacher, Berger,

1. Loeb, *Deutsche Arch. f. klin. Med.*, 1880. — Buzzard, The *Lancet*, 1882,
p. 302. — Schmitz, *Deutsche med. Wochens.*, 1882. — Tischemacher, *Deutsche*

Drasche, Worms; elles affectent le sciatique, le crural, les nerfs intercostaux, frontal, occipital, cervico-occipital; elles n'ont que peu de rapports avec l'intensité de la glycosurie.

Ce qui les caractérise, suivant Berger, c'est :

1° Leur spontanéité;

2° Leur localisation à quelques branches terminales du sciatique, le sural et le plantaire;

3° Leur tendance à la bilatéralité;

4° Leur violence, la longue durée des paroxysmes rappelant tout à fait les névralgies dues à des lésions de la moelle;

5° L'apparition rapide de troubles vaso-moteurs dans la zone des nerfs affectés;

6° Leur résistance à tout traitement ordinaire, leur amélioration par le traitement anti-diabétique.

Cinq fois nous avons constaté l'existence de la sciatique (Obs. 9, 11, 38, 39, 61). Elle accompagne, précède ou suit l'apparition d'autres névralgies, telles que des névralgies dentaires (Obs. 9), des névralgies intercostales (Obs. 11), la gastralgie (Obs. 38), la migraine (Obs. 38, 39).

C'est le plus souvent à gauche qu'elle s'est manifestée chez les malades que nous avons observées. Nous n'avons constaté qu'une fois (Obs. 35) la sciatique double, symétrique, indiquée par Worms et Drasche.

Chez cette dernière malade, la sciatique reparut à plusieures reprises et chaque fois son retour coïncida avec une recrudescence de la glycosurie.

La gastralgie ne nous a pas semblé moins fréquente. Nous l'avons rencontrée six fois (Obs. 11, 27, 38, 52, 54, 55). Comme la sciatique, elle annonce parfois la recrudescence de la glycosurie et cesse lorsque celle-ci diminue ou disparaît (Obs. 38). Comme elle aussi, elle accompagne, précède ou suit

med. Wochens., 1883. — Berger, *Breslauer ärtzl. Zeitsch.*, 1882. — Drasche, *Wien. med. Wochens.*, 1882. — Worms, *Bull. acad. méd.*, 1882.

d'autres névralgies, telles que les névralgies intercostales (Obs. 11), la névralgie faciale (Obs. 55). Elle provoque souvent des vomissements (Obs. 27, 39).

Parmi les autres névralgies qu'il nous a été donné d'observer chez la femme diabétique, nous citerons encore la névralgie faciale (Obs. 55, 76), des névralgies dentaires (Obs. 9), oculaires (Obs. 82), des coliques utérines (Obs. 34), la névralgie de l'ovaire (Obs. 38).

Ces troubles si variés de la sensibilité coexistent fréquemment chez le même sujet. Il n'est pas rare d'observer chez la même malade, à des intervalles plus ou moins rapprochés, de la sciatique, des névralgies intercostales, de la gastralgie (Obs. 11) ; ailleurs, de la migraine, des douleurs articulaires des mains, des coliques néphrétiques (Obs. 23); ailleurs encore de la migraine, une sciatique, de la gastralgie, des crises de névralgie de l'ovaire (Obs. 38). Ce qui démontre bien que la cause de ces hyperesthésies de siège si différent est de même nature, c'est qu'on les voit souvent alterner ensemble, c'est qu'on les voit se modifier, diminuer d'intensité et disparaître lorsqu'on est arrivé, à l'aide d'une médication appropriée, à faire baisser le sucre éliminé par les urines. Elles résistent le plus souvent à toute autre médication.

2° *Troubles moteurs.* — La motilité paraît moins souvent atteinte, chez les diabétiques, que la sensibilité. Lasègue et Charcot ont signalé cependant un certain nombre de cas de diabète où se sont produits des troubles paralytiques qui ne paraissaient pas liés à des lésions profondes du système nerveux. Ces paralysies ont pour caractère d'être passagères, incomplètes et limitées; elles occupent le plus souvent un membre ou un groupe de muscles, parfois même un muscle isolé ; en général elles sont associées à divers troubles sensitifs, anesthésie ou hyperesthésie. Nous devons dire qu'aucune de nos malades ne nous a présenté de phénomènes de ce genre. Ce que nous avons observé assez souvent, c'est une sorte d'atonie musculaire, surtout sensible vers les extrémités inférieures, et qui rend la marche difficile, sinon impossible. Cette parésie, qui semble liée à la présence dans le sang d'une quantité excessive de sucre, augmente par la marche et cède à la médication alcaline. Chez notre malade de l'observation 47, ce sentiment de faiblesse paraissait limité à l'un des côtés. Chez une autre (Obs. 97), il y avait parésie du bras gauche; mais nous sommes porté à croire que dans ce cas il existait un commencement de ramollissement cérébral.

Il n'est pas rare d'observer aux stations thermales des malades qui, à leur arrivée, ne pouvaient se tenir sur leurs jambes, ou dont la force baissait rapidement, par suite de mouvements exagérés, et qui au bout d'un temps même restreint, alors que la glycosurie avait baissé, pouvaient se livrer à l'exercice de la promenade. Dans ces cas, on ne peut attribuer l'amélioration à la reconstitution de l'individu, puisque souvent l'embonpoint n'avait pas reparu. Il resterait à se demander si c'est en agissant sur le muscle ou sur le système nerveux que le sucre arrive à produire ces effets de parésie, mais nous avouons qu'il est encore actuellement impossible de se prononcer sur cette question.

Quelques malades se plaignent de crampes limitées au membre supérieur. Dans un cas nous avons observé des troubles de motilité qu'il nous paraît intéressant de signaler, bien que nous ne soyons pas convaincu de leur nature diabétique. Nous voulons parler des phénomènes que nous avons observés chez une femme de quatre-vingts ans (Obs. 49). Cette femme, qui rendait chaque jour 2 litres d'urine contenant 50 grammes de sucre par litre, fut prise tout à coup de crampes tétaniques des avant-bras et des jambes. Ces crampes se manifestaient par crises qui se répétaient quinze à vingt fois par jour; chaque crise durait à peine trente secondes. Elles s'accompagnaient de douleurs assez vives. Le moindre mouvement suffisait pour en provoquer le retour. Il n'y avait pas trace de paralysie dans l'intervalle; l'intelligence était intacte; la sensibilité parfaite. L'apparition de ces crises avait coïncidé avec une augmentation du chiffre du sucre éliminé par les urines. Elles se dissipèrent avec l'abaissement de la glycosurie.

3° *Troubles intellectuels.* — L'intelligence peut être plus ou moins compromise. Deux fois nous avons observé la crainte de la mort passée à l'état d'idée fixe (Obs. 10, 57). Une de nos malades (Obs. 51) ne pouvait rester seule sans éprouver un violent désir de se jeter par la fenêtre de son appartement ou d'un wagon. Elle en était effrayée et craignait de ne pouvoir résister à cette impulsion. Deux autres (Obs. 43, 78) furent atteintes de délire de persécution avec hallucinations. Chez la malade de notre observation 43, il se manifesta à plusieurs reprises avec des retours de lucidité; chez la malade de notre observation 78 il précéda de très peu l'issue fatale, et la malade mourut délirante. Bien qu'on puisse toujours chez une diabétique soupçonner dans ces cas l'existence d'une intoxication alcoolique, nous ne croyons pas que l'éthylisme fût en jeu dans les deux cas que nous rapportons; du reste, il n'y avait ici aucun autre symptôme d'alcoolisme.

Un rien agite ces malades, la moindre émotion les bouleverse. Elles ne peuvent supporter un bruit inattendu sans en éprouver une sensation désagréable.

Le vertige s'observe souvent chez les femmes diabétiques (Obs. 11, 20, 24, 44, 53, 55, 57, 79). Il est tantôt objectif comme chez la malade de notre observation 44, et tantôt à la fois objectif et subjectif. Il peut, dans certains cas, entraîner la chute de la malade (Obs. 55) ; il ne s'accompagne qu'exceptionnellement de céphalalgie, ce qui le distingue du vertige symptomatique d'une lésion cérébrale en voie d'évolution. Il apparaît dans des cas où l'anémie n'est point assez prononcée pour qu'on puisse lui attribuer les accidents vertigineux, et chez des malades qui bien souvent ne présentent pas de troubles gastriques. Tout porte donc à croire qu'il peut exister un vertige de nature diabétique.

Nous avons observé un cas d'aphasie qui dura quinze jours et qui s'accompagna de céphalalgie. Cette aphasie se déclara chez une malade âgée de quarante-huit ans (Obs. 49) assez fortement diabétique, rendant 4700 centimètres cubes d'urine avec 40 grammes de sucre par litre. Tout en relatant ce fait, nous nous demandons s'il s'agit bien réellement d'un trouble essentiellement dynamique et de provenance diabétique. Ce qui nous porte à émettre ce doute, c'est que, chez cette malade, survint une hémorragie rétinienne, et que, d'autre part, le diabète de cette femme s'était compliqué d'albuminurie. Elle rendait 2^{gr},35 d'albumine par litre, lorsque survint l'aphasie ; de sorte qu'on est presque aussi bien en droit de faire de cette aphasie le symptôme d'une lésion cérébrale ou rénale qu'une manifestation diabétique.

L'insomnie n'est pas rare. Elle est souvent pour ainsi dire toute mécanique et due au besoin fréquent d'uriner. Mais, dans d'autres cas, elle se produit spontanément et paraît liée à un trouble nerveux (Obs. 72). Il est parfois difficile de la faire disparaître. C'est d'autres fois la somnolence qui fatigue les malades comme dans nos observations 11, 42, 72. Cette somnolence persistante, invincible, n'existe parfois que le jour. Elle devient alors une cause d'insomnie, comme chez la malade de notre observation 11. Il existe assez fréquemment des cauchemars.

Le caractère est souvent modifié ; c'est de la tristesse qu'on remarque chez les malades, de l'irritation (Obs. 19, 20), une sensibilité exagérée.

La fréquence des troubles cérébraux et intellectuels trouve son explication dans les antécédents héréditaires nerveux qu'on relève habituellement chez les diabétiques. La malade de notre observation 17 avait eu un frère épileptique, elle avait été elle même atteinte d'épilepsie dans son enfance. Une autre (Obs. 47) avait deux de ses neveux aliénés, elle avait été elle-même frappée d'aliénation quelques années avant l'apparition de son diabète, et l'on avait été obligé de la mettre dans une maison de santé; il en avait été de même dans l'observation 98. La malade de notre observation 78 avait un frère aliéné.

B. *Manifestations nerveuses indirectes.* — Nous rangeons sous ce titre les phénomènes nerveux qui se rattachent à des lésions matérielles évidentes du système central. Ces lésions ne sont pas absolument rares chez les diabétiques. Nous avons déjà indiqué les altérations signalées par Dickinson et les conclusions exagérées et erronnées que cet auteur a cru pouvoir tirer de ses recherches au sujet de la pathogénie du diabète. En dehors de ces faits, il existe des cas assez nombreux de ramollissement et d'hémorragie cérébrale coexistant avec un diabète indiscutable, et d'après les observations de Seegen, de Gilles, de Golden, de Richardson, de Griesinger, il semblerait que le diabète puisse être la conséquence de ces lésions. Une pareille conséquence doit être tenue pour exceptionnelle. Bien que Ollivier ait constaté la fréquence de la glycosurie à la suite des hémorragies cérébrales, cette glycosurie a toujours été passagère. Nous pouvons même dire que cette variété de glycosurie nous a semblé moins commune qu'à Ollivier; car, bien que nous ayons souvent recherché le sucre dans l'urine des sujets frappés d'hémorragie cérébrale, nous n'avons que rarement constaté l'existence de la glycosurie dans ces conditions.

Chez la femme comme chez l'homme, les phénomènes céré-braux qui coexistent avec la présence du sucre dans l'urine nous paraissent plutôt un effet qu'une cause du diabète. La plupart des faits cités par Leudet, par Libert doivent être interprétés dans ce sens. Lorsqu'on analyse leurs observations, on arrive facilement à se convaincre que des symptômes d'un diabète indiscutable préexistaient aux manifestations ner-veuses. Ainsi, dans le premier fait de Leudet, il s'agit d'une femme de trente-deux ans, qui, avant l'apparition des acci-dents cérébraux, avait présenté des troubles de la vue accom-pagnés d'une polydipsie telle qu'elle absorbait de 6 à 8 litres de boisson par jour. De même, on ne pourrait que difficilement faire du cinquième fait de Libert un cas de diabète sympto-matique de lésion cérébrale; la malade, en effet, âgée de cinquante et un ans, avait eu de nombreux furoncles, et l'on avait même constaté la présence du sucre dans ses urines antérieurement à l'éclosion des troubles nerveux.

Les manifestations symptomatiques de lésions matérielles tantôt se développent progressivement, tantôt apparaissent brusquement. Dans le premier cas, elles sont souvent pré-cédées de la plupart des phénomènes que nous avons signalés comme manifestations directes du diabète et qui attestent évidemment la mauvaise nutrition des diverses régions de l'encéphale, changement de caractère, tristesse, irritabilité, insomnie, cauchemars, vertiges, céphalalgie. Aussi est on en droit de redouter quelque accident grave quand on voit persister d'une manière anormale ces différents troubles né-vropathiques.

Dans d'autres cas, les symptômes éclatent subitement sous forme d'ictus apoplectique ou d'attaque convulsive, suivis de paralysie intéressant le plus souvent toute une moitié du corps. Ces manifestations, toujours fort graves, peuvent ne pas mettre immédiatement la vie de la malade en danger. Elles peuvent s'amender graduellement; mais, d'ordinaire elles ne disparaissent qu'incomplètement, se reproduisent facilement et entraînent tôt ou tard une terminaison fatale. Parfois la mort survient à la première attaque, en quatre ou cinq heures. Il n'est pas douteux qu'il ne s'agisse dans ces cas de lésions vasculaires, analogues à celles qui se produisent dans la rétine, donnant lieu à des épanchements sanguins dans les masses nerveuses ou dans les enveloppes de l'encéphale. Seegen signale quatre cas d'hémorragie cérébrale ou méningée, rapidement suivie de coma et de mort. Bien d'autres auteurs, Nicolas, Bouchut, Redon, Rossbach ont rapporté des observations semblables. Pour nous, si nous avons rencontré dans le cours du diabète chez l'homme des cas analogues à ceux de Seegen, c'est-à-dire des cas de pachyméningite ou d'hémorrhagie méningée avec convulsions suivies de coma, nous n'avons observé chez la femme que des cas de ramollissement (Obs. 20, 21, 90, 97) et d'hémorragie cérébrale (Obs. 18, 63).

Chez la première de nos malades atteinte de ramollissement on ne constatait encore que de la perte de la mémoire, des vertiges, une faiblesse extrême des jambes qui lui rendait la marche difficile et presque impossible.

Chez la deuxième, les symptômes étaient plus prononcés; outre les vertiges et la perte de mémoire, il y avait une sensiblerie maladive qui la portait à pleurer sans raison, et une parésie marquée, d'abord du bras gauche, puis de la jambe du même côté.

Chez notre troisième malade, un an environ avant la mort, on constata un trouble des plus marqués de son intellect. Cette femme, d'une intelligence supérieure, avait perdu non seulement la mémoire des noms, mais encore celle des lieux. Elle ne pouvait s'aventurer dans sa petite ville natale. Elle ne retrouvait plus le chemin pour rentrer à son logis, s'égarait à sa porte; elle ne se retrouvait même plus dans l'intérieur de sa maison. Ainsi allant au cabinet elle ne savait plus rentrer dans sa chambre à coucher. Sa démarche était en outre vacillante. Elle tomba dans un état comateux qui, au bout de vingt-quatre heures, se termina par la mort. Ces malades, bien que n'étant déjà plus jeunes, n'avaient point encore atteint l'âge où se manifeste d'ordinaire le ramollissement. La plus âgée (Obs. 21) n'avait que soixante ans. Aussi, a-t-on quelque droit de considérer dans ce cas le ramollissement comme le fait du diabète. Le diabète dont elles étaient affectées était du reste assez prononcé; elles ne rendaient pas moins de 120 à 150 grammes en moyenne de sucre par jour. Il n'avait pu être qu'assez médiocrement modifié par le traitement. Dans l'observation 20, la glycosurie avait cependant à peu près disparu sous l'influence des eaux de Contrexéville, mais elle n'avait pas tardé à reparaître avec plus d'intensité.

Quant à nos deux faits d'hémorragie cérébrale, ils se produisirent dans les conditions suivantes. L'une de nos malades (Obs. 18) était diabétique depuis trois à quatre ans quand elle fut frappée brusquement d'une paralysie de tout le côté gauche du corps. La paralysie se dissipa assez rapidement, et la malade, tout en restant diabétique, put vivre encore huit ans avec toute l'intégrité de son intelligence. Cette femme, écrivain distingué, continua à produire avec autant de succès qu'avant son attaque. Elle succomba aux atteintes d'un érysipèle qui l'emporta en quelques jours. Chez notre deuxième malade (Obs. 63), une première attaque fut suivie d'une hémiplégie qui s'amenda et guérit aussi à peu près complètement. Mais elle succomba quatre ans après à une nouvelle hémorragie.

C. *Troubles oculaires.* — Bien que les troubles oculaires

dans le diabète ne relèvent pas tous de lésions rétiniennes et nerveuses, la fréquence de l'amblyopie, comparée à celle de la cataracte chez nos malades, nous engage à étudier de préférence ces troubles de la vue à la suite des manifestations nerveuses proprement dites.

La cataracte diabétique n'est certainement pas rare ; nous ne l'avons cependant observée que neuf fois chez la femme. Dans huit cas, elle était double et avait débuté par l'œil gauche. Ce sont là d'ailleurs ses caractères ordinaires : début par le côté gauche, extension rapide aux deux cristallins. D'abord centrale, elle ne tarde pas à se généraliser. Elle peut se montrer à tout âge. Seegen l'a rencontrée chez une jeune fille de douze ans. Elle nous semble toutefois plus fréquente lorsque le diabète se développe après la ménopause. Elle n'apparaît d'ordinaire que dans des cas de diabète rebelle ou difficilement modifié par le régime. Phénomène tardif, la cataracte existe fréquemment avec diverses autres complications, telles que la tuberculose, la néphrite parenchymateuse, des furoncles, l'eczéma vulvaire.

Certains médecins ont de la tendance à nier l'existence de la cataracte diabétique, à ne voir en elle qu'une cataracte due à l'âge des malades. Nous ne saurions admettre cette opinion. Nos malades atteintes de cataracte étaient bien, il est vrai, déjà d'un certain âge, mais il est difficile de croire que le diabète n'ait eu aucune action sur la production de cette cataracte qui s'est manifestée 9 fois sur 114 cas. Une particularité qui nous a frappé chez ces diabétiques, c'est que chez toutes, excepté chez une, le diabète datait de plusieurs années lorsque s'est montrée la cataracte, comme on en peut juger par le tableau suivant :

Observations.	Age de la malade.	Age du diabète.
2	55 ans	10 ans
8	61 —	15 —
15	65 —	14 —

Observations.	Age de la malade.	Age du diabète.
16	65	4
49	80	1
50	63	8
58	58	12
81	60	2
106	60	10

Nos malades nous ont bien plus souvent présenté de l'amblyopie, 26 fois sur 114. Tantôt elles n'accusaient qu'une simple diminution de l'acuité visuelle ; tantôt elles se plaignaient d'une sensation de brouillard plus ou moins épais, de nuages interposés devant les deux yeux, parfois de sensations lumineuses, de lueurs brillantes, d'étincelles. Nous n'avons jamais constaté l'hémiopie, dont la fréquence chez les diabétiques a été cependant bien établie par de Græfe. Ces troubles visuels sont souvent passagers, d'autres fois ils persistent et tiennent alors le plus souvent à des lésions rétiniennes, comme dans notre observation 12, où l'on constata l'existence d'hémorragies ponctuées et de taches graisseuses de la rétine, comme dans notre observation 16, où l'ophtalmoscope montra également une rétinite hémorragique.

Parfois, c'est de la presbytie rapide et précoce (Obs. 6) ou de la diplopie, ou de l'inégalité pupillaire que l'on observe. Dans le premier cas, il s'agit d'une parésie de l'accommodation, qu'on peut corriger à l'aide de verres appropriés. La diplopie a été notée par Seegen. Girard l'a aussi rencontrée chez une jeune fille de dix-huit ans, qui guérit par l'emploi des douches. Ce phénomène doit être rapproché des paralysies mobiles et passagères de la troisième paire, signalées chez les diabétiques du sexe masculin par Ogle, Charcot, Galezowski.

Ces diverses modifications de la vision n'apparaissent qu'à une époque avancée du diabète. On les voit quelquefois s'amender sous l'influence du régime, comme dans certaines des observations de Seegen. Mais elles peuvent aussi s'aggraver et aboutir à des troubles permanents de la vue.

LE COMA DIABÉTIQUE ET L'ACÉTONÉMIE

Depuis la publication de notre *Traité du diabète*, où nous exposions l'état de la science sur cette question, l'histoire de l'acétonémie s'est enrichie de faits nombreux et intéressants qui nécessitent une étude nouvelle. Aussi croyons-nous utile de refaire ici sur un plus large plan un exposé complet des théories et des divers aspects du coma diabétique. Nous indiquerons au préalable les principaux travaux qui méritent d'être plus spécialement consultés sur ce sujet.

Prout. — *On stomach and renal diseases.*

Bence Jones. — *Lectures on pathology*, 1854.

Petters. — *Beobachtungen über Diabetes. Prag. Vierteljahr.*, 1855.

Kaulich. — *Prag. Viertelj.*, 1860.

Kussmaul. — *Deutsch. Arch. f. klin. Med.*, 1874.

Cantani. — *Le diabète sucré.* Trad. fr., 1876.

Pavy. — *On diabetes.*

Dickinson. — *On diseases of Kidneys*, 1877.

Lambl. — *Virchow's Archiv*, 1857.

Rupstein. — *Dubois Reymond's Archiv*, 1874.

Berti. — *Giorn. Venet. di scien. med.*, 1874.

Hilton Faggs. — *Guy's Hosp. Reports*, 1874.

Seegen. — *Der Diabetes mellitus*, 1875.

Scott Donkin. — *On relation between diabetes and food*, 1875.

W. Harris. — *Saint-Barth. Hosp. Reports*, 1875.

J. Cyr. — *De la mort subite dans le diabète. Arch. méd.*, 1877.

Kien. — *Gaz. méd. Strasbourg*, 1878 et 1880.

Quincke. — *Uber Coma diabeticum, Berlin. klin. Woch.*, 1880.

Sanders et Hamilton. — *Edimb. med. Journ.*, 1879.

Tappeiner. — *Zeitschr. f. Biol.*, 1880, XVI.

Hertz. — *Deutsch. med. Woch.*, 1881.

Ebstein. — *Deutsch. Arch. f. klin. Med.*, 1881.

Schmitz. — *Deutsch. med. Woch.*, 1881.

Jœnicke. — *Deutsch. Arch. f. klin. Med.*, 1881.

Jaksch. — *Deutsch. chem. Gesell.*, 1882.

Taylor. — *Guy's Hosp. Rep.*, 1882.

Dreyfous. — *Th. agrég.* Paris, 1883.

De Gennes. — *Th. doct.* Paris, 1884.

Frerichs. — *Ueber des Diabetes*, 1884.

Hertzka. — *Die Zuckerharnruhr*, 1884.

Peuzoldt. — *Deutsch. Arch. f. klin. Med.*, 1883, XXXIV.

Legal. — *Bresl. ärtzl. Zeitschr.*, 1883.

Le Nobel. — *Arch. f. experim. Path.*, XVIII.

Albertoni. — *Arch. italiennes*, 1884.

I. — PATHOGÉNIE DU COMA DIABÉTIQUE

Les nombreuses théories, proposées pour expliquer le développement des symptômes graves qui terminent souvent l'évolution du diabète, peuvent se diviser en deux groupes distincts. Dans le premier nous rangerons les diverses hypothèses qui attribuent les accidents mortels à des altérations matérielles et appréciables subies par les tissus ou les liquides du diabétique; le deuxième groupe comprend les théories qui font de la mort brusque ou rapide le résultat d'une intoxication par quelqu'un des produits de la fermentation anormale du glycose, que ce produit soit l'acétone ou un des composés voisins de ce corps. On va voir que cette division répond en réalité à la distinction que nous établissons dans la manière de comprendre le coma ultime des diabétiques, sans que toutefois cette distinction paraisse avoir guidé en quoi que ce soit les auteurs dans la conception de leurs théories.

Premier groupe.—*Lésions matérielles.*—Il est bien évident qu'on ne saurait s'attacher à discuter longuement la valeur des diverses modifications signalées pour certains cas dans les centres nerveux. Si l'on veut parler de lésions grossières, d'hémorrhagies ou de ramollissements du cerveau, c'est sortir de la question ; le diabétique, en raison de l'état de ses vaisseaux, est exposé, tout comme un autre athéromateux ou scléreux, à faire une attaque d'apoplexie ou une hémiplégie, qui n'ont rien de commun avec ce que l'on est convenu d'appeler proprement le coma diabétique. Si l'on invoque l'anémie, la congestion ou l'œdème cérébral, que signifient des lésions aussi disparates pour expliquer un état symptomatique qui a son autonomie et sa caractéristique propre? L'anémie, la congestion, l'œdème du cerveau se rencontrent dans le rhumatisme cérébral, dans le mal de Bright, dans bien d'autres maladies à manifestations cérébrales; ils sont les effets de la cause première qui provoque la perturbation générale terminée par le coma : ils ne sauraient l'expliquer.

Dans un travail récent, Abeles a signalé chez trois diabétiques morts avec des accidents acétonémiques, l'accumulation de glycogène dans la substance cérébrale[1]. On trouvait aussi du glycogène dans le foie, les reins, le pancréas; il n'y en avait pas dans les muscles. Or, d'après les recherches de

____

1. Abeles, *Glycogengehalt Verschiedenerorgan im diab. Coma.* — *Centr albl. f. med. Wissch.*, 1885.

Seegen, de Kratschmer, de Paschutin, d'Abeles lui-même, le cerveau à l'état normal ne contient pas de glycogène. Chez deux autres diabétiques, morts l'un de phthisie, l'autre de furonculose, Abeles ne constata pas non plus la présence du glycogène dans le cerveau, ni du reste dans les autres organes. On pourrait donc se demander si l'accumulation de cette substance dans les centres nerveux ne joue pas un rôle dans la production du coma. Mais Abeles ne soulève même pas cette question ; il se contente de dire que le dépôt du glycogène dans le cerveau et dans les différents organes est le fait du diabète même, et que, si ce dépôt a pu être constaté dans le cas de mort par acétonémie, c'est que la terminaison fatale a été plus rapide que chez les deux diabétiques morts d'épuisement à la suite de furoncles ou de tuberculose. Il n'y a donc pas lieu d'insister sur ce point.

Est-il nécessaire de |s'étendre sur les lésions rénales? Qu'importe que Griesinger ait constaté 32 fois sur 64 des altérations des reins chez les diabétiques, ou que Dickinson sur 27 autopsies n'ait trouvé que deux fois les reins normaux? Cela nous semblerait plutôt un argument pour mettre les reins hors de cause ; car il est certain que les 32 malades de Griesinger et les 25 diabétiques de Dickinson ne sont pas tous morts avec les symptômes du coma dit diabétique. Sans doute il est possible que le diabète se complique d'une maladie de Bright et que le malade meure avec l'ensemble symptomatique désigné sous le nom d'urémie. Mais est-ce une raison pour confondre le coma urémique avec le coma diabétique? Cliniquement, de l'aveu général, ces deux états ne présentent pas une analogie qui autorise la confusion. D'autre part, savons-nous au juste ce qu'est pathogéniquement l'urémie? Est-ce autre chose qu'une expression clinique? Abstraction faite de toute les théories, dont aucune n'est démontrée, en nous en tenant aux faits mêmes, l'urémie est l'ensemble des phénomènes d'intoxication générale qui surviennent dans le cours des maladies des reins. Ce qui revient à dire que c'est le diagnostic de la lésion rénale qui permet le diagnostic de l'urémie. Or, si un diabétique succombe dans le coma sans avoir présenté le moindre signe de lésion rénale, ni albuminurie, ni anurie, et c'est le cas dans la plupart des observations de coma diabétique, de quel droit conclure à l'urémie? Et lorsque le clinicien fait la différence des deux états, comment admettre que le pathogéniste fasse la confusion, sans profit même pour lui? Quant aux lésions histologiques, à la nécrose épithéliale des tubuli signalée par Ebstein, nous en parlerons plus loin. Ce n'est là qu'un fait accessoire, si intéressant qu'il soit, en le supposant vrai dans tous les cas, et qui, même dans la pensée de l'auteur, est primé par l'existence d'un produit toxique, cause réelle des accidents.

Une part plus importante doit être faite aux lésions constatées du côté du cœur. L'atrophie du muscle cardiaque a été observée chez un certain nombre de diabétiques (Dickinson, Paget). Scott Donkin, s'appuyant sur ce fait a rapporté la mort subite dans le diabète à une syncope. Richard Schmitz soutient la même hypothèse; il y a pour lui chez la plupart des diabétiques un état d'atonie du myocarde, qui à un moment donné aboutit à une véritable insuffisance cardiaque et à un état syncopal rapidement mortel. Frerichs admet aussi une dégénérescence et une destruction granulograisseuse des fibres du cœur, qui dans certains cas détermine une véritable paralysie cardiaque avec collapsus. Les faits de ce genre ne nous paraissent pas discutables; nous en avons observé plusieurs pour notre part. Mais si le collapsus cardiaque peut expliquer un certain nombre d'observations de mort rapide dans le diabète, il ne saurait constituer un mode d'interprétation applicable à tous les cas.

Restent les altérations du sang lui-même; on en a décrit

trois principales : des changements dans la forme et les fonctions des globules sanguins, une augmentation de la viscosité du plasma par excès de sucre, l'hyperglycémie avec déshydratation des tissus; la surcharge graisseuse du sang avec embolies capillaires. Pour ce qui est des déformations subies par les hématies, elles sont fort discutables, car la plupart des auteurs qui ont examiné le sang pendant la vie n'ont rien constaté d'anormal dans les formes des globules rouges. Le fonctionnement défectueux des hématies est possible, probable même; mais de quelle nature est-il? Il est difficile d'admettre un trouble analogue à celui que détermine l'intoxication par l'oxyde de carbone, car rien ne ressemble moins au coma asphyxique que le coma diabétique. L'hyperglycémie avec déshydratation des tissus est une hypothèse qui ne s'appuie que sur la disparition brusque du sucre urinaire au moment des accidents; mais cette suppression de la glycosurie est exceptionnelle dans les cas de coma, et d'autre part elle s'observe fréquemment chez les diabétiques d'une manière plus ou moins passagère, sans qu'il en résulte le moindre trouble cérébral ou dyspnéique. La théorie de Sanders et de Hamilton est certainement la plus spécieuse. Elle repose sur un fait vrai, la présence en excès de matières grasses dans le sang des diabétiques. Dans trois cas de coma diabétique, ces auteurs ont observé que le sang, après la mort, se séparait par le repos en deux couches, l'une inférieure, rouge, formée par les globules sanguins, l'autre supérieure, d'un blanc laiteux, composé d'une véritable émulsion de globules huileux. Les capillaires du poumon étaient remplis de gouttelettes graisseuses mises en évidence par l'acide osmique; on en trouvait aussi, mais en moindre abondance, dans les reins et les autres organes. Voit et Hertz ont constaté cet état lipémique du sang dans deux autres cas de coma diabétique. Starr prétend même avoir reconnu sur le vivant à l'aide de l'ophthalmoscope des embolies graisseuses des vaisseaux rétiniens. Mais d'une part ces observations sont trop peu nombreuses pour entraîner la conviction; de l'autre, Frerichs nie formellement avoir jamais pu vérifier dans une autopsie l'existence d'embolies graisseuses des capillaires. Enfin, il faut remarquer que dans les cas de Sanders et de Hamilton il est dit expressément que le sang exhalait une forte odeur d'acide acétique. Or, la présence de matières grasses en excès dans le sang étant un fait commun chez le diabétique, n'est-il pas vraisemblable que c'est la transformation acide du liquide sanguin après la mort qui a rendu plus facile et plus nette la séparation de ces matières grasses en une couche surnageant au-dessus du caillot cruorique, comme il arrive dans un mélange mal battu d'huile et de vinaigre?

Deuxième groupe. — Empoisonnement par un produit de la fermentation du glycose. — Les hypothèses qui s'inspirent de cette idée se résument en somme dans la théorie de l'acétonémie. C'est Petters et Kaulich, qui, frappés de l'odeur spéciale de certaines urines diabétiques, eurent les premiers la pensée d'y rechercher l'acétone et d'attribuer à une intoxication par cette substance les phénomènes comateux qui terminent parfois le diabète. Pour Kaulich, l'acétone se forme dans l'estomac, par fermentation, aux dépens du sucre et de ses dérivés, l'alcool et l'acide acétique, la muqueuse gastrique étant préalablement altérée par une inflammation catarrhale. L'absorption de l'acétone formée en excès et son passage dans le sang détermineraient l'explosion des accidents. Gehrardt et Rupstein ont depuis admis que l'acétone pouvait se produire directement dans le sang même, aux dépens de l'éthyldiacétate de soude.

Kussmaul chercha à démontrer expérimentalement la théorie. En injectant sous la peau ou en faisant inhaler à des animaux de 8 à 10 grammes d'acétone, il provoqua chez eux des symptômes d'ivresse et d'assoupissement analogues à ceux que provoquent, à moins forte dose, l'éther et le chloroforme. Il admit comme probable que l'acétone, passant d'une manière continue et prolongée dans le sang, amène à la longue un empoisonnement chronique qui, surtout chez les individus déjà débilités, pourrait prendre brusquement une allure aiguë, de la même façon que l'alcoolisme chronique aboutit peu à peu chez les buveurs de profession au délirium tremens.

Cette théorie, si séduisante, parut trop simple. Il arriva alors ce qui déjà était arrivé pour la cholémie et l'urémie. L'empoisonnement par l'urée n'ayant paru possible chez les animaux qu'à des doses excessives, on avait incriminé la transformation de l'urée en carbonate d'ammoniaque, puis successivement toutes les substances contenues dans l'urine, les matières extractives, les sels de potasse, l'urine en nature, les ptomaïnes, sans arriver à aucun résultat décisif. De même, pour l'acétonémie, on invoqua de préférence à l'acétone quelques-uns des produits voisins de ce corps, l'acide éthyldiacétique, l'éther éthyldiacétique, l'acide acétyl-acétique. Et finalement Frerichs aboutit à cette conclusion, que le mot d'acétonémie doit être banni de la pathologie, l'empoisonnement résultant pour lui non d'un produit déterminé, mais d'une série de transformations dans le sang dont les différents stades intermédiaires nous échappent et dont nous ne connaissons que les produits ultimes, l'acide acétique et l'acétone.

Telles sont les théories. Aucune à notre avis ne peut rendre un compte satisfaisant de tous les faits. Mais, comme nous l'avons déjà dit, il importe de faire des distinctions. Le nombre des théories s'explique, si l'on songe que chacun, jugeant d'après un petit nombre d'observations, édifiait une hypothèse, qui ne s'adaptait qu'aux cas restreints dont il avait été témoin. Aujourd'hui le nombre des faits est assez considérable pour permettre de se dégager de l'impression du moment et d'embrasser la question d'une vue plus générale.

Or, abstraction faite des apoplexies par lésion cérébrale grossière, ramollissement ou hémorrhagie, et des accidents urémiques liés à une complication brightique évidente, qui ne doivent même pas entrer en ligne de compte, il existe deux ordres de faits bien distincts dans l'ensemble des accidents observés et publiés sous le nom de coma diabétique. Ces deux ordres de faits, nous les différencions par ce point fondamental pour nous, la présence ou l'absence de l'acétone dans les urines ou dans l'air expiré. Dans l'un, à aucun moment des accidents qui amènent la mort, on ne constate ni l'odeur acétonique de l'haleine ni la réaction caractéristique dans l'urine. Dans l'autre, au contraire, l'urine traitée par le perchlorure de fer donne la réaction rouge-bourgogne et le malade exhale cette odeur aigrelette, éthérée, qui indique une imprégnation par l'acétone; odeur si nette, si spéciale, que nul ne la méconnaît après l'avoir une fois constatée.

Cliniquement, les différences symptomatiques ne sont pas moins bien tranchées. Dans le premier cas, les malades tombent progressivement ou brusquement dans un état de torpeur, de faiblesse générale, d'anéantissement, qui aboutit rapidement au coma; il y a d'emblée un refroidissement général; le pouls est imperceptible, les battements du cœur se sentent à peine, et cependant il n'existe aucune trace d'asphyxie, la face est pâle et les téguments décolorés.

Dans le second cas, les phénomènes débutent par une période d'excitation parfois extrêmement marquée. Il y a une agitation plus ou moins grande, une sensation de malaise, des douleurs dans le ventre et l'hypochondre droit. L'excitation cérébrale se traduit par une vivacité inaccoutumée, une loquacité qui rappelle la première période de l'ivresse; la parole est brève, rapide, bredouillée; l'excitation peut aller jusqu'à un véritable délire maniaque et chez l'enfant jusqu'aux convulsions. En même temps, survient cette dyspnée spéciale avec inspirations énergiques, sans signe physique à l'auscultation. Le pouls est vif, précipité, et la température s'élève jusqu'à 38°,5 et 39°. Ce n'est qu'après cette phase d'excitation, qui peut durer plus ou moins longtemps et même ne pas aboutir, qu'apparaît le coma, que la température baisse et que la mort survient dans la prostration et le refroidissement.

A deux ensembles symptomatiques aussi différents une même explication pathogénique ne saurait convenir. Et c'est parce qu'on a confondu ces deux catégories de faits sous le nom de coma diabétique qu'aucune théorie n'a pu sembler satisfaisante et applicable à tous les cas.

Les faits de notre premier groupe peuvent s'expliquer par l'hyperglycémie, par la déshydratation ou le dessèchement des tissus. Mais nous croyons que c'est surtout de la théorie de Scott Donkin et de Schmitz qu'ils sont justiciables. L'affaiblissement et l'insuffisance cardiaque nous paraissent dominer la situation. On pourrait désigner cette première catégorie sous le nom de *coma diabétique simple* ou plutôt de *collapsus diabétique*.

Quant au deuxième groupe de faits, il n'a certainement aucune parenté pathogénique avec le premier. Le coma ici est précédé par une période d'excitation et de réaction avec élévation de la température qui n'existe jamais dans le collapsus diabétique. L'analogie de ces deux phases successives d'excitation et de dépression est évidente avec la marche des phénomènes dans l'ivresse alcoolique ou chez les individus soumis à l'inhalation du chloroforme ou de l'éther. Le diabétique en pareil cas est soumis à l'action d'une cause semblable. Il est intoxiqué par un produit accidentellement formé dont les effets sur le système nerveux sont voisins de ceux de l'alcool, du chloroforme ou de l'éther. Ce produit, il nous reste à en discuter la nature et le nom; mais le fait de l'intervention d'une substance toxique dans le développement des accidents nous paraît hors de cause; il ne s'agit plus d'un simple collapsus; il s'agit d'un *coma par intoxication*.

Cette substance toxique quelle est-elle? On peut ramener à trois les opinions émises à ce sujet : ou c'est l'acétone, ou c'est un corps voisin de l'acétone, éther ou acide éthyl ou acétylacétique; ou bien c'est toute la série des corps intermédiaires entre le sucre, l'acide acétique et l'acétone. Cette dernière opinion, qui est celle de Frerichs, ne nous paraît pas soutenable. La manière dont les accidents se produisent, leur similitude dans tous les cas, semblent bien indiquer qu'ils résultent de l'action sur l'organisme d'un produit déterminé et toujours le même, et non de l'empoisonnement par une série de substances se métamorphosant et se détruisant au fur et à mesure de leur formation. Le produit toxique est une aldéhyde, si l'on veut, ou un éther, ou un acide, ou une acétone, mais ce n'est pas successivement et en même temps ces divers corps en voie de transformation. D'ailleurs, en déclarant que les stades des processus chimiques antérieurs à l'acétone nous sont inconnus et nous seront difficiles à découvrir en raison de la rapidité des changements que subissent les substances de cette série, Frerichs reconnaît l'impossibilité de toute démonstration effective de son hypothèse et nous en ôte jusqu'à l'espoir.

L'idée d'attribuer les phénomènes d'intoxication à un des corps voisins de l'acétone plutôt qu'à l'acétone même est plus vraisemblable. Elle est peut-être vraie. Il est possible que la substance toxique soit en réalité l'éther, ou l'acide éthylacé tique, ou l'acide acétylacétique, ou quelque autre dérivé analogue. Mais nous ne voyons, dans l'état actuel de nos connaissances, aucune raison péremptoire de donner la préférence à un de ces composés plutôt qu'à l'acétone. Expérimentalement, on produit avec l'acétone, chez les animaux, des symptômes qui ne diffèrent pas plus de ceux du coma diabétique que les accidents provoqués par Quincke ou par Gehrardt avec l'éther ou l'acide éthyldiacétique. Chimiquement, il est aussi difficile de comprendre ou d'expliquer la formation dans l'organisme de ces différents corps que celle de l'acétone. Il n'y a donc aucune raison valable et démonstrative pour renoncer à la théorie de l'acétone en faveur de celle de l'éther ou de l'acide éthyldiacétique. D'ailleurs, il est certain que d'autres composés chimiques, de constitution analogue, sont capables de produire des accidents semblables à ceux de l'acétonémie. La démonstration ne sera complète que le jour où, expérimentant successivement chacun des termes de la série chimique, on en aura trouvé un dont les effets pathologiques se rapprochent au plus près des symptômes constatés dans le coma par intoxication des diabétiques. Jusqu'à ce jour, nous ne voyons rien qui nous oblige à rejeter l'idée que cette intoxication est due à la présence de l'acétone dans le sang.

Quelles objections a-t-on en effet opposées à cette manière de voir? La difficulté de s'expliquer la formation de l'acétone dans l'organisme humain aux dépens du glycose? Mais la chimie a-t-elle pu encore expliquer la formation de la xanthine ou de l'acide urique aux dépens des matières albuminoïdes? L'organisme vivant n'est-il pas la plus puissante des cornues, apte aux décompositions et aux combinaisons les plus complexes dont aucune cornue de chimiste n'est capable? Ce n'est d'ailleurs pas le cas pour l'acétone. En distillant du sucre et de la chaux on fait de l'acétone. Pourquoi le tube

digestif ne serait-il pas capable de cette opération? Ne savons-
nous pas que dans l'estomac le sucre peut subir la fermentation alcoolique, et l'alcool à son tour la fermentation acétique?
Est-il étonnant que d'autres transformations puissent aussi
se produire et aboutir en dernier terme à l'acétone? D'ailleurs
ce n'est là qu'une question afférente à celle qui nous occupe.
Peu importe comment l'acétone se forme dans l'organisme,
le point capital est qu'elle s'y forme et qu'elle y existe. Or, la
présence de l'acétone chez les diabétiques n'est pas contestée.
L'affirmation de Kaulich a été vérifiée par bien d'autres
auteurs. Lambl a trouvé l'acétone dans l'estomac et le sang,
Mosler dans la salive; il est inutile d'énumérer tous ceux qui
en ont constaté l'existence dans l'urine. Berti l'a extraite par
distillation du cœur, du foie, du cerveau. Il est sans doute
intéressant pour le chimiste de chercher par quelles transformations successives a passé la matière pour se trouver à
l'état d'acétone dans les tissus; il suffit au pathologiste de
savoir qu'elle s'y trouve.

A cela on répond qu'elle s'y trouve en trop petite quantité
pour donner lieu aux accidents mortels dont on la rend
responsable. Mais l'acétone n'est-elle pas une substance
volatile? Une partie peut avoir disparu quand on pratique
l'analyse des tissus ou des liquides. Trouve-t-on beaucoup de
chloroforme dans le corps des individus qui succombent à
l'intoxication par ce produit? D'ailleurs cette objection est
connexe à la suivante, et la réponse aux deux arguments se
confond.

La principale objection, en effet, des adversaires de l'acétonémie est la résistance opposée par les animaux à des doses
même considérables d'acétone, et Kussmaul lui-même l'a
formulée en ces termes : « Ce qui empêche, dit-il, l'esprit
d'admettre une acétonémie aiguë spontanée, c'est qu'il
faudrait des quantités considérables d'acétone pour produire

chez l'homme une intoxication et le coma, d'autant plus qu'il
n'est nullement prouvé que ce corps, qui se volatilise si
facilement par les poumons, peut se développer dans l'organisme en grande abondance et s'y accumuler. » Le fait n'est
pas niable; Kussmaul a dû employer 5 ou 6 grammes en
injections sous-cutanées, et 20 grammes en inhalations pour
amener non la mort, mais des symptômes d'ivresse et d'assoupissement chez de jeunes chiens. Il a fallu à de Gennes
150 et 180 gouttes d'acétone en injection hypodermique pour
déterminer la mort de cobayes adultes.

Ebstein a essayé de répondre à cette difficulté en préten-
dant que la nécrose de l'épithélium rénal était la vraie cause
de l'intoxication, que, les reins altérés n'éliminant plus l'acétone, celle-ci s'accumulait et amenait les accidents mortels.
Mais cette hypothèse ne résiste pas à la critique; le rein n'est
pas la seule voie d'élimination de l'acétone; il est probable
même, étant donné le peu d'acétone obtenue par distillation
de l'urine, que ce n'est qu'une voie accessoire. L'acétone,
substance volatile, s'élimine surtout par les poumons; peu
importe donc que l'épithélium rénal soit ou non altéré,
puisque la voie pulmonaire reste toujours libre.

Ce n'est pas le rein qu'il faut incriminer, c'est l'organisme
tout entier. Comment comparer les animaux en expérience,
vigoureux, bien portants, auxquels on injecte sous la peau
une certaine quantité de poison et le diabétique épuisé qui
succombe à l'acétonémie? Dans un empoisonnement il ne
faut pas seulement considérer la dose de poison absorbée, il
faut aussi tenir compte de la résistance individuelle de l'organisme intoxiqué. Pour le chloroforme par exemple, ne
voit-on pas certains sujets rester sans danger pendant plusieurs heures soumis à l'action des vapeurs toxiques,
d'autres, au contraire, succomber brusquement dès les premières doses inhalées? Les diabétiques eux-mêmes offrent

une résistance variable suivant les cas à l'action de l'acétone. On en voit présenter pendant un temps plus ou moins long l'odeur et la réaction spéciales de l'urine, et cela à diverses reprises, sans autres accidents qu'un peu d'excitation ou de dépression et quelques vertiges. Puis, à un moment donné, quand la vitalité cellulaire est épuisée, que les tissus mal nourris n'ont plus de réaction, que le système nerveux affaibli est sans défense, l'intoxication devient fatale et tue. Est-il nécessaire que la dose d'acétone ait été plus forte? Rien ne le prouve; il est aussi juste de dire que la dose, insuffisante pour atteindre dans sa vitalité un organisme encore vigoureux, est devenue suffisante pour tuer un organisme débilité. Enfin, si la question de quantité préoccupe encore l'esprit comme une objection valable, on doit remarquer que les conditions de l'acétonémie expérimentale ne sont, à un autre point de vue, nullement celles de l'acétonémie pathologique. On injecte à un animal 8 à 10 grammes d'acétone sous la peau; cette acétone est absorbée, puis éliminée plus ou moins rapidement; elle agit en tout cas d'un seul coup pour ainsi dire et pendant un temps assez court. Le diabétique, au contraire, est sous le coup d'une intoxication continue; l'acétone est en vain éliminée par les urines et par les poumons; elle continue à se former dans le tube digestif et dans le sang, et à imprégner l'organisme. Le diabétique acétonémique est dans les conditions d'un animal qui vivrait dans une atmosphère saturée d'acétone. Peut-on savoir dans cette occurrence quelles proportions d'acétone se produisent dans les tissus, et, puisque l'élimination se fait à mesure, peut-on juger par la quantité trouvée après la mort de la quantité formée pendant la vie?

En résumé, on le voit, les objections opposées à la théorie de l'acétonémie ne nous paraissent pas suffisantes pour

nous la faire rejeter. Cette théorie nous semble expliquer
d'une manière rationnelle les faits qui ressortissent à notre
deuxième groupe, le coma par intoxication. C'est à ces faits
que nous donnons le nom de *coma acétonémique*, le nom
de *coma diabétique simple* ou *collapsus diabétique* servant
à différencier les accidents de tout autre nature dont nous
avons formé notre première catégorie.

II. — FORMES CLINIQUES DU COMA DIABÉTIQUE

I. *Coma diabétique simple* ou *collapsus diabétique*. — Les
accidents que nous réunissons sous ce titre doivent être
absolument distingués de l'acétonémie proprement dite.
Comme l'acétonémie, ils se caractérisent par un état d'anéantissement et un coma terminal plus ou moins complet, mais
ils en diffèrent par trois faits principaux :

Le défaut de symptômes d'excitation au début ;

L'absence de l'odeur chloroformique de l'haleine ;

L'absence de la réaction acétonique dans l'urine.

Le type est ainsi constitué. Un diabétique avéré, après une
évolution plus ou moins longue de son diabète, est pris brusquement d'une sensation de faiblesse extrême ; rapidement
cet état de faiblesse devient tel que le malade ne peut se
soutenir et est obligé de garder le lit ; on ne constate cependant aucune trace de paralysie proprement dite, bien que le
sujet ait à peine la force de mouvoir ses membres ; la face
est pâle, la voix éteinte ; l'intelligence est conservée. Le pouls
et les battements de cœur s'affaiblissent et deviennent difficilement perceptibles, et en vingt-quatre ou quarante-huit
heures le malade succombe, sans avoir présenté d'autres
symptômes que cet aspect d'épuisement, de torpeur générale,
tantôt avec toute sa connaissance, tantôt dans une sorte de
demi-coma.

Il n'est pas douteux qu'un certain nombre de cas décrits
par les auteurs depuis Prout, et rangés indifféremment sous
le nom de coma diabétique, ne rentrent dans cette catégorie
de faits; mais, d'après la lecture des observations, il est assez
difficile d'en faire la distinction avec le vrai coma acétonémique, les observations étant d'ordinaire fort incomplètes
et l'aspect comateux du malade ayant seul frappé l'attention
du médecin. Aujourd'hui que la possibilité d'accidents
comateux comme terminaison du diabète est une chose connue, hors de conteste, il importe de pénétrer dans l'analyse
et dans le détail des divers symptômes qui précèdent ou
accompagnent ces accidents. Or, ni le début ni les caractères
objectifs du collapsus diabétique ne sont ceux du coma de
l'intoxication acétonique. On ne constate pas la phase d'excitation, analogue à l'ivresse alcoolique ou chloroformique.
Ce qui d'emblée domine la situation, c'est la perte rapide des
forces, c'est l'affaissement général du sujet. Cet anéantissement, qui dès les premiers moments révèle la gravité fatale
des accidents, s'accompagne d'un abaissement de la température centrale et périphérique. Le thermomètre est au-
dessous de la normale, en même temps que les extrémités
pâlissent et se refroidissent. Il n'y a pas à proprement parler
de perte de connaissance, mais seulement de la somnolence,
d'où il est en général facile de tirer le malade, un état de
torpeur intellectuelle analogue à la torpeur musculaire. Les
pupilles sont dilatées, mais sensibles à la lumière. Cet état
ne mérite pas en réalité le nom de coma, mais plutôt celui
de collapsus; c'est quelque chose de semblable au collapsus
qui marque parfois la défervescence brusque de la pneumonie chez les vieillards et qui peut aussi en pareil cas
devenir mortel.

Ce qui pour nous fait la gravité de ce collapsus et sans doute
l'explique en grande partie, c'est l'atonie du cœur. Dès le

début, en effet, le pouls, tantôt normal comme fréquence, tantôt très accéléré, atteignant cent vingt, cent trente pulsations par minute, devient faible, petit, tout en restant régulier dans son rhythme. Les battements du cœur vont s'affaiblissant et finissent par devenir à peine perceptibles. Néanmoins la respiration est normale, le nombre des inspirations étant de vingt à vingt-cinq par minute; en tout cas, la dyspnée caractéristique de l'acétonémie manque complètement.

Mais, en dehors de cet ensemble symptomatique déjà spécial, il est un fait qui nous paraît essentiel comme élément de diagnostic et qui ne permet pas de confondre le collapsus simple des diabétiques avec l'intoxication acétonique, c'est l'absence de toute odeur d'acétone dans l'air expiré, caractère négatif qui a pour corollaire l'absence de la réaction de l'urine par le perchlorure de fer ou les autres réactifs de l'acétone. Si l'on n'observe pas d'élimination acétonique par les deux émonctoires ordinaires de cette substance, les reins et les poumons, c'est donc qu'il n'y a pas formation anormale d'acétone dans l'organisme; l'acétone ne saurait donc être rendue responsable de ces accidents de collapsus. Par cette seule raison que l'odeur et la réaction de l'acétone font défaut, ces observations de collapsus nous semblent devoir être absolument séparées des cas de coma où ces deux signes se constatent.

Il faut ajouter que la quantité d'urine rendue est plutôt augmentée que diminuée chez ces malades, et la fonction glycogénique du foie ne paraît pas sensiblement entravée. Frerichs a noté que, chez un de ses diabétiques mort avec les symptômes que nous venons de décrire, la vessie était remplie d'urine et cette urine contenait 50 grammes de sucre par litre. Mais nous devons dire que le même fait peut se rencontrer dans le coma acétonémique.

Quant aux causes qui provoquent le collapsus diabétique, elles restent encore fort obscures, en raison du petit nombre de faits bien étudiés. Frerichs n'a pu relever aucune étiologie digne d'être notée chez une jeune fille, âgée de vingt-deux ans, devenue diabétique à la suite de chagrins d'amour. Cette jeune fille rendait en moyenne de 2 à 3 litres d'urine par jour, contenant 40 à 50 grammes de sucre par litre. Son état s'était sensiblement amélioré sous l'influence de l'opium, du quinquina et des eaux de Carlsbad, lorsque tout à coup, et sans raison appréciable, on vit augmenter la quantité d'urine rendue; la peau et les muqueuses pâlirent, en même temps que survenait une accélération anormale des battements cardiaques et une faiblesse extrême de la force contractile. Au bout de quelques jours, se produisit une faiblesse générale de la malade, sans perte de connaissance, suivie rapidement d'un affaiblissement de plus en plus marqué des pulsations du cœur et de mort en quelques heures.

Dans une autre observation toutefois, le collapsus paraît avoir été provoqué, comme le coma acétonémique, par une fatigue intempestive. Une femme, âgée de quarante ans, qui perdait de 480 à 600 grammes de sucre par jour avec 6 litres d'urine, fut prise tout à coup, à la suite d'un voyage de 12 milles, de somnolence bientôt suivie de coma, et mourut en six heures.

II. *Intoxication et coma acétonémiques.* — L'intoxication est caractérisée, pour nous, par quatre ordres principaux de phénomènes :

1° La réaction spéciale de l'urine et l'odeur de l'haleine;

2° Des troubles gastro-intestinaux;

3° Des troubles respiratoires;

4° Des troubles nerveux.

Ces différents symptômes se rencontrent réunis dans les

cas typiques; ils peuvent se combiner de diverses manières dans les cas incomplets; mais l'odeur aigrelette de l'haleine ou la réaction de l'urine doivent de toute nécessité exister pour justifier la nature acétonémique des accidents; et, réciproquement, chaque fois que ces deux phénomènes existent, que la réaction symptomatique soit complète ou incomplète, le malade est pour nous un acétonémique. Nous précisons ce point, parce que nous ne saurions admettre, comme le veut Frerichs, deux groupes d'accidents, suivant que l'on observe ou non la douleur thoracique et la dyspnée. Sans doute la dyspnée est un des symptômes les plus caractéristiques de l'intoxication. Mais ce symptôme peut manquer ou s'atténuer devant les phénomènes nerveux ou gastro-intestinaux, sans qu'on soit en droit de catégoriser les observations de ce genre dans une classe à part, distincte de l'acétonémie. Que l'urémie se traduise par de la dyspnée, des vomissements ou du coma, elle n'en reste pas moins l'urémie. Il n'y a pas lieu de raisonner autrement pour l'acétonémie.

1° *Odeur de l'haleine et réaction de l'urine.* — L'odeur de l'haleine a été comparée à l'odeur du chloroforme, à celle de la pomme trop mûre. Ces comparaisons peuvent donner une idée de cette odeur éthérée toute spéciale; en réalité c'est l'odeur même de l'éther éthyldiacétique ou de l'acétone. Les émanations acétoniques peuvent être plus ou moins marquées; tantôt on ne les constate qu'en flairant en quelque sorte le malade, tantôt elles sont tellement intenses et pénétrantes qu'elles saturent pour ainsi dire l'air de la chambre au point d'incommoder les assistants. L'odeur de l'haleine est parfois le premier indice des accidents graves qui menacent le diabétique; dans d'autres cas, elle ne se produit qu'au cours même des phénomènes d'intoxication. A elle seule elle permet le diagnostic; et, sans autre renseignement, en présence d'un individu plongé dans le coma ou se plaignant de malaises nerveux divers, de vertiges, de troubles dyspeptiques, la constatation de l'haleine acétonique autorise à affirmer le diabète.

L'urine peut donner la même sensation odorante; mais il est préférable de recourir pour déceler l'acétone à un des deux procédés suivants :

Le premier et le plus usité est la réaction que fournit le perchlorure de fer. Il suffit d'ajouter quelques gouttes de ce réactif à une urine où l'on soupçonne la présence de l'acétone pour mettre cette substance en évidence; sous l'influence du perchlorure de fer, on obtient immédiatement une belle coloration *rouge rubis*. On comprend que suivant la quantité d'acétone contenue dans l'urine la réaction sera plus ou moins nette, et la teinte obtenue variera du rouge clair au rouge du vin de Bourgogne.

Le deuxième procédé est celui de Le Nobel. Les réactifs nécessaires sont : 1° une solution forte d'ammoniaque; 2° une solution au cent cinquantième de nitro-prussiate de soude (10 centigrammes pour 15 grammes d'eau). On ajoute à l'urine une certaine proportion de la solution ammoniacale; puis on y verse quelques gouttes de nitro-prussiate et l'on voit se développer lentement une coloration *violette*.

2° *Troubles gastro-intestinaux*. — Ces troubles marquent en général la période de début de l'intoxication; ils consistent en inappétence, nausées, vomissements et diarrhée, avec ou sans douleurs concomitantes. Leur fréquence est telle que, d'après Kaulich, l'acétonémie est toujours liée à un certain degré de gastrite catarrhale nécessaire à la production de l'acétone. Pour nous, ces symptômes d'irritation gastro-intestinale sont le fait de l'élimination de la substance toxique par la muqueuse digestive; le mécanisme nous paraît le même que pour l'urémie gastro-intestinale. En tout cas, ils ne méritent le nom de phénomènes acétoné-

miques qu'autant qu'ils coexistent avec l'odeur éthérée de
l'haleine ou de la réaction urinaire, car la dyspepsie n'est
pas rare chez les diabétiques à l'état de complication accidentelle et sans aucune relation avec l'intoxication acétonique.

Ces troubles digestifs sont parfois à peine accusés ; il
faut les rechercher et on ne constate que de l'inappétence
et quelques nausées. D'autres fois, au contraire, ils attirent
toute l'attention au point d'égarer le diagnostic. Taylor a signalé la fréquence des douleurs gastriques et abdominales,
et ces douleurs, jointes à des vomissements répétés, ont pu
donner l'idée d'une complication péritonitique. Buhl a observé
un cas où la diarrhée était assez abondante pour mériter le
nom de cholériforme, et Tappeiner, dans ses expériences sur
les oies, a reproduit ces phénomènes diarrhéiques. Mais à
ce degré d'intensité, l'acétonémie gastro-intestinale est un
fait exceptionnel ; tout se borne d'ordinaire à quelques
symptômes d'embarras gastrique ; la langue est blanche,
chargée, comme poisseuse ; il y a du dégoût pour les aliments, une constipation habituelle, parfois quelques selles
liquides ; le ventre est sensible à la palpation, légèrement
ballonné.

3° Troubles respiratoires. — La *dyspnée* est un des phénomènes les plus caractéristiques de l'acétonémie. C'est une
dyspnée sans lésion matérielle, semblable à la dyspnée
urémique. L'auscultation montre que le murmure vésiculaire
est ample et normal dans toute l'étendue de la poitrine ;
les battements de cœur sont réguliers, un peu accélérés
seulement. Kussmaul et Kien ont bien décrit l'aspect particulier de cette dyspnée. « La respiration, dit Kussmaul, se fait
comme si la malade avait soif d'air, avec une violence singu-
lière qui contraste avec son épuisement général. » En pareil
cas, la gêne respiratoire se produit sous forme de véritables

crises, débutant brusquement avec une violence extrême et
aboutissant rapidement au coma mortel. Dans d'autres cas,
l'intensité est moindre ; les malades se plaignent d'une sensation de dyspnée continuelle ; ils éprouvent d'une manière incessante le besoin de faire de profondes inspirations ; la respiration est haute et entrecoupée, comme celle de quelqu'un
en proie à une émotion vive. Parfois, la dyspnée s'accompagne de douleurs vives, occupant l'un ou l'autre hypochondre, le plus souvent l'hypochondre droit, et présentant
les caractères d'une névralgie intercostale. Certainement,
nous le répétons, cette dyspnée est pour ainsi dire pa-
thognomonique ; mais elle peut manquer complètement,
sans que pour cela l'intoxication acétonémique soit moins
évidente.

4° *Troubles nerveux.* — Il faut distinguer ici deux ordres
de faits : les phénomènes initiaux qui marquent le début de
l'empoisonnement ; ce sont des symptômes d'excitation qui
résultent du premier contact de la substance toxique avec la
matière nerveuse ; les phénomènes terminaux, phénomènes
de dépression qui aboutissent à la mort et qui sont la conséquence de la saturation toxhémique de l'organisme.

La première action de l'acétone sur le système nerveux,
comme celle de l'alcool, du chloroforme, de l'éther, est une
action excitante. Il est vraisemblable que les malades réagis-
sent dans une certaine mesure suivant leur caractère propre,
et que, ici comme dans l'ivresse alcoolique, il faut tenir compte
de l'idiosyncrasie individuelle ; mais les observations faites
dans cet ordre d'idées font défaut. Ce qui est certain, c'est
que chez l'enfant, par exemple, on constate assez souvent
l'existence de convulsions (Leroux), qui manquent d'habitude
chez l'adulte. Chez celui-ci, ce sont les troubles psychiques
qui dominent ; un changement brusque dans les habitudes
cérébrales du malade, une gaieté ou une vivacité anormale,

une irritabilité excessive, une succession plus rapide d'idées
ou de mots, un ton plus bref peuvent être les premiers
indices de l'intoxication. Parfois, on observe une certaine in-
cohérence de la pensée ou du langage. Dans un cas de véritables accidents de manie aiguë ont été signalés. D'autres
fois, ce sont des éblouissements, des vertiges, des tintements
d'oreille, de la céphalalgie, qui ont été notés, ou bien quelques douleurs vagues ou des douleurs névralgiques en différents points du corps.

Il n'y a pas de fièvre à proprement parler, mais seulement
une légère excitation fébrile, constatable néanmoins au thermomètre. On a dit que dans l'acétonémie la température était
au-dessous de la normale. Cela est vrai, d'une manière constante, à la période terminale, dans la phase comateuse. Mais
au début, si l'on prend, soir et matin, la température du malade, on note assez souvent une élévation appréciable, qui ne
dépasse pas en général 38° à 38°,2 ; nous avons observé
38°,5, 38°,6 et 39 dans les premiers jours (Obs. 38, 84).

Cette phase d'excitation est d'ordinaire assez courte ; elle
peut passer inaperçue, et comme le médecin n'est souvent
appelé qu'au moment où les accidents inquiétants se produisent, on comprend que certains ont pu dire que le coma se
produisait d'emblée. Nous croyons que le coma ne survient
jamais d'emblée dans l'acétonémie et que, à défaut de l'observation personnelle, un interrogatoire détaillé de l'entourage du malade permet toujours de relever quelques-uns
des symptômes d'excitation préalable que nous avons indiqués.

Quoi qu'il en soit, les phénomènes de dépression ne tar-
dent pas à se manifester. Le premier en date, car il existe
déjà au moment de la phase d'excitation, est cette sensation
de faiblesse générale, d'anéantissement physique, qu'accusent tous les malades et qui n'est d'ailleurs que l'exagération

de la sensation de fatigue habituelle à tous les diabétiques. Ils deviennent indifférents à tout ce qui les entoure, répondant à peine aux questions, ne demandant qu'une chose, c'est qu'on les laisse tranquilles.

Puis survient un état de somnolence, une torpeur irrésistible ; on peut encore attirer momentanément l'attention du malade, mais il retombe aussitôt dans sa somnolence demi-comateuse.

Bientôt le coma devient de plus en plus profond ; il n'y a pas de paralysie, et la sensibilité à la douleur, à la piqûre, au pincement, bien qu'obtuse, est conservée. Mais toute excitation est infructueuse à provoquer un mouvement ; les membres soulevés retombent flasques et inertes. Les extrémités sont froides ; la température centrale s'abaisse à 36°, 35° (Obs. 75) et même au-dessous ; le pouls reste toujours accéléré. La face est pâle et immobile, les pupilles dilatées en général. Le malade s'éteint ainsi peu à peu, sans convulsions, en faisant de temps à autre de longues et profondes inspirations.

Variétés et marche. — Tels sont les différents symptômes qui traduisent l'action de l'acétone sur l'organisme. Le tableau peut être plus ou moins fruste, plus ou moins complet. Il semble *a priori* qu'on pourrait, comme pour l'urémie, décrire trois variétés principales, suivant la prédominance symptomatique des accidents, et admettre une acétonomie *gastro-intestinale*, une acétonémie *respiratoire* et une acéto-némie *nerveuse*. Mais, si on en juge par les faits connus, la division en catégories aussi tranchée est loin d'être si nette que pour l'urémie. En réalité, les trois ordres de symptômes coexistent presque toujours, à des degrés divers il est vrai, mais en connexion assez constante pour qu'il ne soit pas permis d'en faire des formes distinctes.

La constitution de variétés cliniques, au point de vue de la marche des accidents, est plus légitime. La plus commune,

celle que visent habituellement les auteurs dans leurs des-
criptions, est la forme à marche rapide et continue aboutissant à la mort en trente-six ou quarante-huit heures à dater
du début des symptômes d'intoxication. Cette forme est le
type de l'acétonémie à sa plus haute puissance. Certains auteurs admettent une évolution encore plus foudroyante, le
coma pouvant, d'après eux, survenir d'emblée et entraîner la
mort en quelques heures ; mais nous avons déjà dit que les
observations de ce genre nous paraissaient sujettes à caution, à moins qu'elles ne rentrent dans le groupe de faits que
nous avons réunis sous le nom de collapsus diabétique
simple.

1° *Acétonémie aiguë.* — L'acétonémie aiguë présente dans
son évolution deux périodes : une période initiale, d'excitation, et une période terminale, de coma. Le thermomètre
peut, dans une certaine mesure, caractériser ces deux phases,
la température étant au-dessus de la normale dans la première, et au-dessous dans la seconde. Mais il faut savoir que
l'élévation thermométrique initiale n'est ni aussi marquée
ni aussi constante que la baisse terminale, et que c'est à peine
si parfois le thermomètre accuse quelques dixièmes de degré
au-dessus du chiffre normal, tandis qu'il descend facilement
pendant le coma au-dessous de 36°. Outre cette légère réaction fébrile, les symptômes de la première période sont
de la céphalalgie, des vertiges, une sensation de malaise
général, des douleurs en divers points du corps, ou bien une
excitation cérébrale anormale, semblable à celle d'une légère
ivresse, des troubles digestifs, parfois quelques vomissements,
avec constipation ou un peu de diarrhée, enfin un besoin
continuel de faire de profondes inspirations, s'exaspérant par
moments sous forme de crises dyspnéiques. La deuxième
période s'annonce par une somnolence et une torpeur invin-
cibles ; puis, progressivement ou brusquement, cette somno-

lence fait place à un état comateux avec refroidissement général, qui va s'accentuant jusqu'à la mort.

Même dans cette forme aiguë de l'acétonémie, les accidents n'ont pas toujours une évolution aussi précipitée qu'on l'a dit. Au lieu de trois à quatre jours, durée maxima assignée à l'affection, les phénomènes d'intoxication peuvent se prolonger pendant huit à dix et douze jours avant d'aboutir à la mort. C'est sur la période d'excitation que porte cette prolongation ; car, du moment que survient la phase comateuse, on peut prédire à bref délai la terminaison fatale. C'est ainsi que chez la malade de notre observation 37 l'acétonémie se traduisit d'abord par de la céphalalgie, des vertiges ; puis se montra une douleur assez vive, persistante, localisée à la région dorsale et à l'épigastre, accompagnée d'une dyspnée intense qui forçait parfois la malade à passer assise une partie de ses nuits, sans qu'on pût constater à l'auscultation des poumons le moindre indice d'une lésion quelconque. L'haleine dès les premiers jours était aigrelette ; la soif vive, la constipation opiniâtre. La sensibilité était diminuée aux membres supérieurs ; l'affaissement était considérable ; la malade n'avait pas la force de tenir les objets qu'elle essayait de prendre. Cet état persista quelque temps, s'aggravant ou s'améliorant d'un jour à l'autre, jusqu'au moment où l'affaissement fit place à un état comateux, accompagné de quelques mouvements convulsifs du membre supérieur droit. Ce coma se termina en quatre jours par la mort ; il n'y eut pas de paralysie ; mais à deux ou trois reprises, le dernier jour, il se produisit de véritables attaques de convulsions généralisées. En même temps que la gravité de l'état général s'accentuait, la quantité de sucre diminuait de moitié ; pendant toute la durée des accidents, outre l'odeur de l'haleine, nous pûmes constater à différentes fois la réaction de l'acétone dans les urines.

2º *Acétonémie chronique.* — Les faits de ce genre servent en quelque sorte de transition entre les formes rapides de l'intoxication et ce que nous appelons l'acétonémie chronique. Les symptômes accusés par le malade sont les mêmes que dans l'acétonémie aiguë ; mais ils se prolongent pendant plusieurs semaines avant d'amener le coma mortel. Ce qui domine, c'est l'état d'accablement, d'affaissement, commun à toutes les formes d'acétonémie. Le malade épuisé, torpide, se meut avec peine ; il reste de préférence couché ou assis ; il est indifférent à tout, ennuyé de tout effort intellectuel ou physique. Sa respiration est pénible, suspirieuse ; il fait de temps à autre de profondes inspirations, où toutes les forces thoraciques semblent entrer en jeu. Dans la journée la somnolence est habituelle ; les nuits, au contraire, sont agitées, troublées à la fois par la gêne respiratoire et par l'impossibibilité de dormir. Le dégoût pour tout aliment est insurmontable ; le ventre est légèrement douloureux et ballonné. L'haleine exhale cette odeur pénétrante (Obs. 7, 52, 104), qui imprègne parfois la chambre du malade au point d'incommoder les personnes qui s'y trouvent. L'urine, pendant tout ce temps, donne, en général d'une manière irrégulière, la réaction rouge bourgogne par le perchlorure de fer ; ce n'est qu'après cinq à six semaines de ces manifestations morbides que se produit enfin le coma, prélude de la mort. Cette allure chronique de l'acétonémie ne peut s'expliquer que de deux façons : ou bien l'acétone est produite en trop faible quantité pour déterminer immédiatement des accidents graves ; ou bien l'organisme du malade est encore suffisamment résistant pour lutter avec succès contre les effets du poison, et annihiler en partie sa puissance. Le coma survient quand l'équilibre est rompu au profit de l'acétone.

3º *Acétonémie intermittente.* — A côté de ces deux formes à évolution continue et fatalement mortelle, il faut faire une

place pour les cas où l'acétonémie, s'essayant en quelque sorte
avant d'aboutir au coma, procède par poussées passagères,
apparaissant et disparaissant à plusieurs reprises dans le cours
du diabète, sans conséquences graves (Obs. 7, 47, 52, 104).
On voit ainsi des diabétiques présenter, à intervalles plus ou
moins éloignés, l'odeur aigrelette de l'haleine et la réaction
acétonique de l'urine, en même temps que se manifestent
sous une forme atténuée quelques-uns des symptômes fonctionnels décrits plus haut; tantôt, et le plus souvent, ce sont
des troubles digestifs, langue chargée, embarras gastrique,
constipation persistante, ou bien diarrhée légère, parfois
vomissements répétés; tantôt c'est une gêne respiratoire plus
ou moins marquée; d'autres fois, on constate une irritabilité
ou une vivacité anormale; plus habituellement un état de
somnolence diurne avec sensation d'affaissement extrême.
Puis, au bout de quelques jours, ces symptômes se dissipent,
la réaction et l'odeur acétonique disparaissent, et le malade
reprend son état de santé antérieur. Mais, après une succession plus ou moins fréquente, plus ou moins prolongée
de ces attaques passagères et avortées, une dernière crise
finit par revêtir la forme grave aiguë et le malade succombe
dans le coma à une intoxication plus complète.

Notre observation 47 nous offre un exemple de cette variété
d'acétonémie intermittente. Pendant plusieurs années nous
avons pu constater chez cette femme, à différentes reprises,
des tentatives d'acétonémie, avec odeur spéciale de l'haleine
et réaction acétonique de l'urine. Ces accès passagers coïncidaient toujours avec une diminution de la glycosurie, la proportion de sucre tombant de 75 ou 80 grammes à 20 ou
25 grammes. Ils se produisaient d'ordinaire à la suite de
troubles digestifs et ne duraient que quelques jours. Sous
l'influence du régime seul, on voyait rapidement disparaître
les troubles fonctionnels en même temps que la réaction

acétonurique. En août 1884, à la suite de fatigue et de surmenage, une nouvelle crise acétonémique se manifesta, mais
cette fois l'intoxication fut rapidement fatale et la malade succomba en quatre jours. Le samedi, elle fut prise de phénomènes dyspnéiques, s'accentuant surtout la nuit et se montrant par accès, et d'une sensation de fatigue extrême; elle
crut d'abord à des accès d'asthme et ne modifia pas son
régime. Les accidents s'aggravèrent dans la nuit du dimanche
au lundi; la dyspnée devint intense; le mardi survinrent des
vomissements et dans la soirée la malade succomba dans une
crise respiratoire.

Nous ne savons s'il est permis de regarder comme un
exemple d'acétonémie avortée le fait curieux signalé dans
notre observation 49. La malade était une femme de quatre-
vingts ans, reconnue diabétique en 1877; elle rendait 100 gr.
de sucre par jour et environ deux litres d'urine. La glycosurie diminua sous l'influence des alcalins. Mais en 1878,
l'urine ne renfermant plus que des traces de sucre, cette
femme fut prise de convulsions toniques des bras et des
jambes. Ces convulsions survenaient par crises qui ne duraient guère plus d'une demi-minute à une minute; elles se
renouvelaient quinze à vingt fois par jour, sous l'influence
du moindre mouvement volontaire, du moindre contact.
L'intelligence n'était pas atteinte; on constatait un certain
degré d'hyperesthésie, mais pas de paralysie. Au bout de
quelques jours, ces symptômes cédèrent au traitement alcalin. S'agissait-il là d'une attaque passagère d'acétonémie?
Les convulsions sont rarement le fait de l'intoxication acétonique en dehors de l'enfance, bien qu'elles puissent s'observer chez l'adulte, comme le prouve notre observation citée
plus haut. Mais nous n'avons pas recherché chez cette malade
la réaction acétonurique. Ce qui est certain, c'est que ces
troubles convulsifs n'étaient pas liés à une lésion cérébrale.

Si on rejette l'acétonémie, on ne pourrait guère les attribuer qu'à la diminution trop rapide et trop marquée de la glycosurie.

Causes occasionnelles. — Les symptômes que nous venons de décrire s'observent aussi bien chez la femme que chez l'homme. Au point de vue symptomatique, le sexe ne paraît avoir aucune influence sur la marche de l'acétonémie. En a-t-il une sur sa fréquence? Sur les 32 observations réunies par J. Cyr dans son intéressant travail, 12 seulement ont trait à des femmes. Frerichs de même a observé moins souvent des accidents acétonémiques chez la femme que chez l'homme. Pour nous, nos observations nous donnent une fréquence égale dans les deux sexes. Sur nos 114 cas, nous avons noté sept fois le coma acétonémique.

Si la cause intime, première, qui détermine la fermentation acétonique nous échappe encore, les conditions qui paraissent favoriser ce travail chimique, ou du moins l'action nocive du poison formé, les causes occasionnelles en un mot de l'intoxication sont assez bien connues. La plus fréquente est à coup sûr le *surmenage brusque* de l'organisme par une fatigue anormale, comme une longue course ou un voyage. Cette cause est indiquée dès les premières observations de Prout; elle a frappé depuis tous ceux qui ont eu l'occasion d'observer des cas d'acétonémie. Elle se trouve signalée dans plus de la moitié des cas colligés par J. Cyr, 17 fois sur 32. D'ordinaire, c'est à la suite d'un voyage entrepris pour venir consulter un médecin ou pour se rendre aux eaux que les accidents éclatent. Nous avons rapporté dans nos *Études médicales* l'histoire de ce diabétique qui, venu de Bordeaux pour nous consulter, par un temps très froid, fut pris en arrivant à Paris d'un malaise avec affaissement général, bientôt suivi de coma, et succomba en trente-six heures avec tous les symptômes d'une acétonémie suraiguë.

Affections aiguës intercurrentes. — Dans d'autres cas, l'acétonémie apparaît dans le cours ou à la suite d'une affection intercurrente ou d'une complication qui épuise le diabétique. Dans notre observation 75, les accidents se sont développés dans la convalescence d'une bronchite. L'acétonémie n'est pas rare dans le cours des pneumonies lobaires qui se produisent chez les diabétiques usés et elle en rend le pronostic presque nécessairement fatal. Parfois ce sont des troubles digestifs qui semblent provoquer l'intoxication; mais ici l'étiologie n'est pas aussi nette, les troubles digestifs faisant eux-mêmes partie du tableau symptomatique, il est assez difficile d'ordinaire de se prononcer sur leur rôle pathogénique. Le traumatisme (Verneuil) a été aussi observé comme cause des accidents.

Albuminurie. — Chez deux de nos malades (Obs. 37 et 74), nous avons constaté que l'acétonémie survint consécutivement à l'apparition de l'albuminurie. Existe-t-il une connexion, un rapport entre ces deux états? En tout cas, la connexion est loin d'être ni nécessaire, ni fréquente. Nous nous sommes d'ailleurs déjà suffisamment expliqué sur ce point; il est possible que l'existence d'une néphrite favorise la production de l'intoxication, en altérant un des principaux émonctoires de l'acétone; mais l'acétonémie ne peut être regardée comme forcément liée à l'albuminurie.

Influence du traitement. — D'après Pavy, et Lasègue répétait volontiers l'assertion de l'auteur anglais, le diabète grave non traité se termine par la phthisie pulmonaire, le diabète traité aboutit à l'acétonémie. L'opinion de Pavy est sans doute trop absolue; mais elle est vraie dans de certaines limites. Le diabète peut être traité sans aboutir à l'acétonémie, mais il doit être traité avec prudence. Nous avons déjà répété bien des fois qu'il faut se garder de s'attacher à faire disparaître complètement et trop brusquement

le sucre de l'urine des diabétiques. La suppression rapide de
la glycosurie les expose non seulement à l'acétonémie, mais
à des complications de toute nature. Qu'un traitement intempestif ait été institué ou que d'autres causes occasionnelles
puissent être invoquées, il est certain que presque toujours
le début de l'acétonémie coïncide avec une diminution et
parfois même une disparition du sucre urinaire.

Influence de la diète carnée. — Certains modes de traitement ont été plus spécialement incriminés, en particulier la
diète *carnée*. Jœnicke, dans le service de Biermer, a vu l'acétonémie se produire chez des malades soumis au régime
exclusivement carné; les accidents disparaissaient après la
suppression du régime. La même observation a été faite par
Ebstein; d'après ce dernier, la diète carnée agirait en favorisant la nécrose épithéliale des tubuli, véritable cause pour
lui de l'intoxication acétonémique.

Influence des opiacés. — Enfin, d'après plusieurs faits de
Taylor et de Hilton Fagge, il semblerait que l'emploi des
opiacés puisse aider au développement des accidents toxiques.
Il est difficile d'attribuer d'une manière générale une semblable action à l'opium. Nous administrons couramment
l'opium aux diabétiques et nous n'avons jamais observé d'acétonémie dans ces conditions. Ce qu'il faut dire, c'est que les
opiacés sont évidemment contre-indiqués chez les diabétiques qui font de l'acétonémie. Donnés à un pareil moment,
ils ne peuvent que précipiter la phase d'assoupissement et
de coma; leur effet narcotique vient s'ajouter aux effets
toxiques de l'acétone, mais il ne les provoque pas.

FORMES CLINIQUES

MARCHE ET TERMINAISONS

I. — FORMES CLINIQUES DU DIABÈTE

Frerichs, espérant sans doute donner au sujet qu'il traitait une plus grande clarté, a multiplié les formes du diabète ; il a décrit des formes anatomo-pathologiques, des formes étiologiques et des formes cliniques. Nous ne pensons pas qu'il y ait lieu d'admettre, à son exemple, cette multiplicité de formes qu'il ne fait du reste qu'indiquer, et qui pour la plupart se confondent au point de vue clinique. La seule division qui nous paraît utile est celle qui repose sur les manifestations symptomatiques. Aussi ne décrirons-nous que des formes cliniques.

Une division qui se présente tout naturellement à l'esprit est celle que déjà nous avons indiquée dans notre *Traité du diabète*, et qui est basée sur la gravité ou la bénignité des symptômes. De là une forme aiguë ou grave et une forme subaiguë ou légère. Une autre division, qu'admet Frerichs, serait caractérisée par l'absence ou par la présence de la polyurie. Mais cette particularité symptomatologique, bonne à connaître, ne nous semble pas assez importante pour légitimer deux formes distinctes de diabète, un diabète sucré polyurique et un diabète oligurique. Sauf l'absence de polyurie, qui en somme est assez rare, puisque nous ne l'avons signalée que neuf fois, les caractères et l'allure du diabète ne sont nullement, en pareil cas, modifiés.

En dehors des deux formes aiguë et chronique, toutes les autres nous paraissent irrationnelles; ces variétés, tout étiologiques, ne seraient d'aucune utilité pour le clinicien, la symptomatologie ne présentant rien de particulier à signaler. Ainsi Frerichs admet l'existence d'un diabète d'origine cérébrale; d'autres auteurs décrivent des diabètes d'ordre réflexe. Nous ne nions point que certains diabètes aient une semblable origine. Chez quelques-unes de nos malades, en effet, le diabète paraît s'être montré comme conséquence d'une tumeur utérine, d'une affection hépatique. Mais dans ces cas la symptomatologie était la même, la cause seule paraissait distincte. Nous en dirons tout autant du diabète traumatique.

Dans d'autres cas, nous avons vu le diabète s'annoncer ici par une bronchite persistante à forme spéciale, là par une ulcération de l'utérus, ailleurs par un eczéma vulvaire ou par des anthrax. Ainsi, dans notre observation 34, nous voyons le médecin conduit à soupçonner le diabète par la résistance qu'opposait à la médication habituelle la bronchite dont sa malade était atteinte.

Dans notre observation 10, c'est également la persistance d'une lésion utérine qui fait soupçonner l'existence du diabète. Dans bon nombre d'autres cas, l'existence d'un eczéma siégeant aux parties génitales, ses retours fréquents donnent l'éveil au médecin et lui font examiner l'urine. Toutes ces particularités utiles à connaître ne sauraient toutefois nécessiter l'admission d'une forme utérine, d'une forme bronchitique, d'une forme cutanée, attendu que, dans ces cas, ces différentes manifestations n'étaient que l'expression d'un diabète méconnu jusque-là, et que ce diabète n'a jamais présenté dans son allure rien qui le différenciât du diabète vulgaire.

On ne saurait pas davantage admettre une forme cérébrale, cardiaque, hépatique ou gastro-intestinale, par la seule raison que, dans certains cas, on constate ici des manifestations cérébrales (ramollissement, hémorragie cérébrale) ou cardiaques (endocardite), ou gastro-intestinales (troubles dyspeptiques ou névralgiques). Ces manifestations peuvent se rencontrer en plus ou moins grand nombre chez la même malade, succéder les unes les autres à des âges différents du diabète, mais n'ajoutent rien de particulièrement insolite à la physionomie de l'affection.

A côté du diabète ordinaire, il convient cependant de signaler comme une forme spéciale le diabète qui survient chez les goutteux et qui, en raison de ses allures, mérite une description à part.

P. Frank avait indiqué, sous le nom de *diabète decipiens*, l'existence d'une forme trompeuse de diabète, où l'on constate du sucre dans l'urine sans augmentation de la quantité d'eau, c'est-à-dire sans polyurie. Bence Jones a signalé d'autre part un *diabète intermittent*, dans lequel le sucre n'apparaît que de temps à autre, par périodes irrégulières, dans l'urine[1]. Ce sont là les deux aspects principaux que revêt le diabète goutteux, et il est probable que les malades observés par ces deux auteurs étaient affectés de la diathèse urique. Mais la première indication nette des rapports de la goutte avec le diabète appartient à Stosch, de Berlin, qui décrit un *diabète métastatique*, survenant après la disparition de la goutte[2]. Son travail date de 1828; l'année suivante Nau-

---

1. Bence Jones. — *On intermitting diabetes and on diabetes of old age.* *Med. Chir. Trans.*, 1853, p. 403.
2. Stosch. — *Versucheines Path. und Ther. des Diab. mellitus.* Berlin, 1828.

mann, dans son *Traité de médecine clinique*, mentionne à son tour la goutte parmi les causes du diabète secondaire [1]. Prout, en Angleterre, et Rayer, en France, ont fait remarquer la coïncidence fréquente du diabète avec la gravelle urique et avec la goutte articulaire [2]. — « On voit, dit Claude Bernard, quelquefois des malades goutteux présenter tout à coup des symptômes diabétiques et les urines se charger de sucre, c'est-à-dire la goutte se changer en un accès de diabète. M. Rayer cite un certain nombre de ces cas, et moi-même j'en connais un qui est très caractérisé [3]. » Marchal (de Calvi), Seegen, Charcot, Brongniart, Dyce Duckworth [4] ont fourni des documents à l'étude de cette question ; nous-même, dans notre *Traité de diabète* et dans notre *Traité de la goutte*, nous avons eu déjà l'occasion d'aborder ce sujet du diabète goutteux [5].

Les auteurs ne s'entendent pas sur la fréquence de la coexistence des deux affections. Tandis que sur 225 diabétiques, Griesinger dit n'avoir rencontré que *trois* goutteux, Galtier Boissière, cité par Marchal, affirme avoir constaté la glycosurie chez la majorité des goutteux ; et Marchal lui-même, allant encore plus loin, déclare que le diabète n'est autre chose que la goutte dans le sang, définition qui manque de clarté, mais qui se comprend mieux sous cette autre forme, que la variété commune du diabète n'est qu'une manifestation de la goutte.

---

1. Naumann. — *Handbuch der med. Klin.* Berlin, 1825.
2. Prout. — *On stomach and renal diseases*, London, 1846.
3. Cl. Bernard. — *Leçons de phys. expérim. appliquée à la médecine*, 1855, p. 429.
4. Marchal (de Calvi). — *Rech. sur les accidents diabétiques.* Paris, 1864. — Charcot. *Leçons sur les mal. des vieillards*, 2e édit., 1874, p. 98. — Seegen. *Beiträge zur Casuistik der Melliturie. Virchow's Arch.*, 1864. — Brongniart. *Contrib. à l'étude du diabète goutteux.* Paris, 1876. — Dyce Duckworth. *Diabetes in relation to arthritism. Guy's Reports*, 1883.
5. Lecorché. — *Traité du diabète*, p. 273, et *Traité de la goutte*, 1884, p. 438.

Formulée ainsi, cette opinion est inacceptable; il existe une forme de diabète, manifestation de la goutte, au même titre que la colique néphrétique ou la gastrite; mais faire de cette forme spéciale le type du diabète commun est contraire à l'observation.

La proportion indiquée par Seegen, trois cas de goutte sur trente et un diabétiques, se rapproche davantage de la réalité.

Sur six cents cas de diabète traités par Schmitz de Neunahr, quarante-cinq fois la maladie était directement imputable à la goutte; les symptômes goutteux avaient existé, sous les formes les plus variées, longtemps avant l'apparition du diabète. Sur vingt-deux observations de glycosurie chez des personnes âgées de cinquante ans et au-dessus, Ord a trouvé ce symptôme associé à la goutte dans huit cas[1]. Sur les cent cinquante observations de goutte consignées dans notre *Traité de la goutte*, nous avons relevé vingt-trois fois la coexistence du sucre dans l'urine.

Bien que moins fréquent chez la femme que chez l'homme, comme nous l'avons dit plus haut, nous n'en avons pas moins observé le diabète goutteux, chez nos malades, dans la proportion du sixième des cas, dix-neuf fois sur cent quatorze observations. Sur huit cas cités par Dyce Duckworth, trois appartiennent au sexe féminin. Un des cas manque de détails; dans les deux autres, les phénomènes articulaires précèdent de plusieurs années l'apparition du diabète, qui appartenait à la forme subaiguë, avec glycosurie et polyurie peu abondantes.

L'intimité des connexions de la goutte avec le diabète n'est pas la même dans tous les cas. A ce point de vue nous avons distingué quatre ordre de faits :

1° Les cas ou la symptomatologie de la goutte domine la

---

1. Ord. — *Brit. med. Journ.*, nov. 1882.

situation, le diabète étant relégué au second rang, et parfois à un tel point qu'il passe inaperçu;

2º Les cas où la goutte ayant dominé dans une première
période sous une forme ou sous une autre, le diabète lui
succède et tient désormais la première place;

3º Les cas où le diabète constitue la maladie principale,
les accidents goutteux n'apparaissant que d'une manière
secondaire sous une forme atténuée;

4º Les cas où la goutte et le diabète coexistent dans la
même famille, mais chez des individus différents.

Sept de nos dix-neuf observations appartiennent aux deux
premières catégories qui constituent ce qu'il faut entendre
à proprement parler par diabète goutteux. Nous n'avons
qu'une observation qui entre dans la troisième variété. Le
plus grand nombre se range dans le quatrième groupe; il
s'agit de femmes diabétiques issues de famille dont un ou
plusieurs membres ont été affectés de goutte.

1º *Cas dans lesquels la goutte articulaire coïncide avec
le diabète.* — C'est là, avons-nous dit, le véritable diabète
goutteux. Nous en admettons trois variétes :

Le diabète latent;

Le diabète intermittent;

Le diabète atténué.

La première variété correspond à ce que Frank avait
nommé diabète *decipiens.* C'est plutôt de la glycosurie que
du diabète. Comme l'avait déjà remarqué Prout, cette glycosurie reste le plus souvent latente pendant longtemps;
elle n'est découverte qu'au moment où quelque symptôme
anormal, comme la polyurie ou la polydipsie, commande
l'examen des urines. Aussi est-il prudent, ainsi que le
recommande Charcot, d'examiner de temps à autre les
urines goutteuses pour y rechercher la présence du sucre.
C'est ainsi que nous avons constaté de la glycosurie chez

plusieurs de nos malades, qui n'accusaient aucun symptôme susceptible de faire soupçonner le diabète.

La deuxième variété répond au *diabète intermittent* de Bence Jones. Ici encore, les phénomènes peuvent se borner à la présence du sucre dans l'urine d'une manière intermit_ tente (Obs. 23). D'autres fois, cette glycosurie s'accompagne de tous les signes généraux du diabète (Obs. 38). Les intermittences se produisent parfois sans qu'on puisse en saisir la cause; dans d'autres cas, c'est sous l'influence du traitement qu'on voit le sucre disparaître. D'une manière générale, le diabète goutteux est très sensible à l'action des alcalins. Chez une de nos malades, le sucre disparaissait à la suite de crises gastralgiques violentes, traitées par des injections de morphine.

A la longue, le diabète intermittent finit par devenir continu ; mais, même alors, on remarque de temps à autre des exacerbations que n'explique pas la nature du régime.

Des attaques de goutte, articulaire ou viscérale, peuvent se produire à intervalles plus ou moins éloignés ; ces manifestations paraissent toutefois, en général, moins fréquentes qu'avant l'apparition du diabète.

Dans notre troisième variété, le diabète est continu et le tableau symptomatologique ne diffère guère de l'aspect du diabète ordinaire. Le trait distinctif le plus net consiste dans l'atténuation générale de tous les symptômes. La polydipsie existe, mais le plus souvent elle se borne à une simple sécheresse de la bouche; la faim est peu marquée. L'amaigrissement est lent à se produire et en tout cas peu prononcé. La polyurie est peu abondante, elle ne dépasse pas deux à trois litres dans les vingt-quatre heures, de façon que les malades ne songent guère à s'en plaindre. La quantité de sucre est assez médiocre, elle n'atteint jamais les chiffres habituels du diabète commun, et ne paraît pas dépasser 50 grammes par litre. Il est assez ordinaire de constater dans l'urine un dépôt rouge et sédimenteux d'acide urique. Pour Marchal et Duroy, l'acide urique serait toujours en excès dans cette variété de diabète. L'influence du traitement par les alcalins existe ici comme pour la forme intermittente, mais elle est moins accusée, et le plus souvent il n'y a qu'une simple diminution de la quantité de sucre excrétée. Les attaques de goutte se produisent peut-être plus rarement chez les goutteux diabétiques. En raison de la faible quantité d'eau et des variations quotidiennes que présente normalement la glycosurie, il est assez difficile de dire l'influence qu'exerce l'accès de goutte sur la proportion de sucre éliminée.

2° *Cas dans lesquels le diabète remplace la goutte.* — A côté des faits où l'on voit le diabète apparaître dans le cours de la goutte, alternant ou coexistant avec les manifestations goutteuses, il en est d'autres où la goutte, après avoir existé pendant de longues années, est remplacée complètement par les symptômes du diabète. C'est le *diabète métastatique* de Stosch. Il n'y a plus ni attaques articulaires, ni aucun trouble qu'on puisse rapporter à l'uricémie proprement dite. Les manifestations morbides, aussi bien que les complications qui peuvent survenir, relèvent directement du diabète. Cette substitution ne se fait, en général, que tardivement. Tantôt la goutte a été tenace, à manifestations fréquentes et multiples; tantôt elle est atténuée, limitée; parfois même il n'y a qu'une seule attaque de goutte précédant l'apparition du diabète. Ici encore, le caractère principal du diabète goutteux existe; la glycosurie et la polyurie ne dépassent pas le chiffre moyen de 30 à 40 grammes de sucre par litre, de deux à trois litres d'urine dans les vingt-quatre heures.

Au lieu de manifestations articulaires, ce sont des coliques néphrétiques qui peuvent traduire la maladie goutteuse et précéder pendant plus ou moins longtemps l'apparition du diabète (Obs. 22, 23, 37). Dans l'observation 37, les crises de coliques néphrétiques duraient depuis quinze ans et s'étaient compliquées de pyélite et d'albuminurie quand le diabète se produisit.

3° *Cas dans lesquels le diabète se complique de manifestations articulaires goutteuses.* — Ici les signes de la goutte sont consécutifs au développement du diabète. Le malade est depuis longtemps un diabétique avéré quand surviennent quelques douleurs vagues dans les orteils ou dans les mains, ou que se montre la gravelle urinaire. Les symptômes de goutte ne sont jamais très accentués. Les accès articulaires ne sont pas francs : ce sont plutôt des souffrances irrégulières, erratiques, qu'une crise proprement dite. De même la gravelle consiste plutôt en dépôts intermittents de sable rouge qu'en véritables coliques. Chez une de nos malades, le diabète existait depuis cinq ans quand les douleurs apparurent dans diverses articulations, aux orteils, dans les genoux.

Doit-on considérer ces faits comme des exemples de diabète goutteux ? Le diabète antérieur est-il, comme dans les autres cas dont nous avons parlé, sous la dépendance de la maladie goutteuse ? nous ne le pensons pas. Il s'agit tout simplement de phénomènes qu'on pourrait appeler pseudo-goutteux, développés sous l'influence d'une uricémie passagère, cette uricémie n'étant elle-même qu'une complication accidentelle, une conséquence directe du régime trop exclusivement et trop abondamment azoté auquel sont soumis d'ordinaire les diabétiques.

4° *Cas dans lesquels la goutte et le diabète coexistent dans la même famille, mais chez des individus différents.* — Charcot a surtout insisté sur ces combinaisons héréditaires des deux maladies, où l'on voit, par exemple, un père diabétique engendrer un fils goutteux, ou inversement la goutte chez le père aboutir au diabète chez le fils. Charcot cite la combinaison suivante : le père, diabétique, donne naissance à cinq fils et une fille ; quatre fils sont atteints à la fois de goutte et de diabète ; la fille est seulement goutteuse et la fille de celle-ci présente aussi des symptômes de goutte. Dix de nos malades présentaient des antécédents héréditaires goutteux et plusieurs ont donné naissance à des enfants à la fois goutteux et diabétiques. La malade de notre observation 18 appartenait à une famille de goutteux, le diabète se montra seul chez elle, mais son fils est atteint à la fois de goutte et de diabète. Parfois l'hérédité est double ; les deux maladies sont réunies chez les ascendants. La malade de l'observation 38 était fille d'une mère diabétique et petite-fille d'une grand'mère goutteuse ; elle eut d'abord des attaques de goutte dès l'âge de seize ans, et devint plus tard diabétique vers l'âge de trente-huit ans. De même dans l'observation 63, on trouve dans les antécédents un frère à la fois goutteux et diabétique ; la malade hérite seulement du diabète, mais transmet à son fils les deux maladies.

II. — ÉVOLUTION ET MODES DE TERMINAISONS DU DIABÈTE CHEZ LA FEMME

Comme chez l'homme on observe chez la femme les deux grandes variétés classiques du diabète, le diabète aigu et le diabète subaigu ou chronique. Mais ce dernier est incontestablement plus fréquent que le premier et constitue le véritable diabète de la femme ; il apparaît d'ordinaire à une des époques les plus intéressantes de la vie féminine et mérite à juste titre le nom de diabète de la ménopause. Le diabète aigu au contraire, beaucoup plus rare, est essentiellement un diabète jeune ; il se développe de préférence avant la puberté ; mais on l'observe encore, aussi bien d'ailleurs que la forme subaiguë, pendant la vie menstruelle.

A. *Période prodromique.* — Les prodromes du diabète chez la femme sont nombreux. Ils consistent surtout en névralgies de sièges divers, d'autres fois ce sont des dyspepsies, des douleurs rhumatismales.

Les manifestations prodromiques les plus fréquentes sont des troubles nerveux multiples. Les malades se plaignent alors que, souvent déjà diabétiques, on ne soupçonne nullement chez elles l'existence de la maladie. La céphalalgie sous toutes ses formes est de beaucoup la plus commune des névralgies qu'elles accusent.

Elle se manifeste le plus souvent sous forme d'hémicranie ou de migraine. Elle peut exister de longues années avant l'apparition du diabète. Dans une de nos observations, il s'agit d'une migraine qui avait persisté intense et fréquente pendant toute la vie de la malade. Cette migraine qui se manifestait deux fois le mois, accompagnée de vomissements, ne se dissipa qu'à l'apparition du diabète. Dans d'autres cas la céphalalgie prodomique n'est que l'indice d'un diabète confirmé. Ainsi dans une de nos observations, on voit une malade dont la santé laissait à désirer, bien qu'on ne fut pas édifié sur la nature de la maladie dont elle était atteinte, être prise d'une douleur à la nuque avec aphasie, et présenter en même temps des troubles de la vue. C'est à l'examen ophtalmoscopique qu'on soupçonna l'existence du diabète.

Seegen a, comme nous, observé de nombreux cas de migraine prodromiques du diabète.

Ces névralgies ne sont pas toujours localisées à la tête. Elles peuvent l'être sur les membres ; on peut alors avoir à constater l'existence d'une sciatique ou d'une névralgie des nerfs plantaires, comme dans une de nos observations. D'autres fois ce ne sont point des névralgies, mais des dou-

leurs rhumatismales, parfois même de véritables attaques
de goutte qui apparaissent comme manifestations plus ou
moins éloignées du diabète. Enfin, il peut y avoir une anesthésie plus ou moins marquée, comme dans les faits de
Laycock et dans quelques-unes de nos observations. Dans
bon nombre de cas, ce sont des éruptions cutanées, de
nature diverse, qui donnent l'éveil au médecin, et l'engagent
à rechercher l'existence d'une maladie jusque-là passée
inaperçue. Ces éruptions sont d'ordinaire eczémateuses,
parfois lichénoïdes. Elles se manifestent le plus souvent à
la vulve, parfois au cou et aux mains.

Il n'y a souvent d'autre manifestation qu'un prurit vulvaire
qui gêne beaucoup la malade, et par son siège et par son intensité. Dans certains cas, ce sont les furoncles qui apparaissent
sent comme première manifestation; mais le phénomène qui
frappe le plus fréquemment les malades, c'est l'amaigrissement, qui souvent constitue un des premiers indices du diabète, alors qu'on n'en soupçonnait pas jusque-là l'existence.
Souvent il n'y a ni manifestation cutanée, ni diminution
marquée d'embonpoint, mais la femme affectée du diabète a
présenté, pendant un temps plus ou moins long, des troubles
divers, portant sur le tube digestif, sur les voies respiratoires, parfois sur le foie, les reins et la matrice. Les plus
fréquents sont ceux qui se manifestent du côté des voies digestives. Les malades se plaignent longtemps, avant l'apparition du diabète, de gastralgie, de troubles dyspeptiques,
caractérisés tantôt par la lenteur de digestion, tantôt par
des alternatives de diarrhée et de constipation. Ces troubles
peuvent alterner avec d'autres manifestations, telles que la
sciatique, la migraine. Ce n'est qu'après plusieurs années
de ces troubles que se manifeste le diabète, ainsi que nous
l'avons constaté chez un grand nombre de nos malades. Dans
certains cas la malade ne se plaint que de faiblesse, qu'on

prend pour de l'anémie, et qui souvent s'accompagne de troubles nerveux.

Si, dans la forme aiguë du diabète, on a pu constater (Rosenstein, Lomnitz, Bartels, Forster) des modifications de température, un abaissement notable, le matin surtout, chez la plupart de nos malades, nous n'avons pas noté ces modifications de température, que rien, du reste, n'expliquerait ici. C'est en effet à l'énorme perte d'eau subie par les diabétiques qu'on a rapporté cet abaissement de la chaleur normale, et chez la femme, nous l'avons dit, la polyurie est d'ordinaire peu marquée.

Il y a plus; non seulement la calorification ne nous a paru nullement abaissée, mais nous avons pu constater qu'elle s'exagérait, comme chez tout autre individu, lorsqu'il survient une complication quelconque, bronchite, anthrax. Ce fait a d'ailleurs été relevé par d'autres auteurs. On trouve dans Redon une observation de Triboulet qui constata chez une petite fille diabétique, atteinte de broncho-pneumonie, une élévation de température de deux degrés. Seegen a rencontré des faits analogues. Dans ces cas, la fièvre revêt le caractère des fièvres symptomatiques, et se montre de préférence l'après-midi.

Dans certains cas, le diabète donne lieu à des accès de fièvre à allure spéciale, caractérisés par une certaine excitation, avec élévation de température, sans lésion organique appréciable, apparaissant le jour, le soir, ou dans la nuit, et que les malades qualifient de fièvre nerveuse. Nous avons observé plusieurs faits de ce genre et Seegen en a consigné un semblable. L'élévation de température n'a jamais, il est vrai, été considérable, mais elle était manifestement augmentée de cinq dixièmes à un degré. Ces accès fébriles sont difficiles à expliquer, et peuvent faire penser à une lésion; mais lorsqu'on les voit se manifester le matin, et ne laisser après eux aucun malaise, on peut se demander si l'on n'a pas affaire à des accès de fièvre essentielle.

La température ne baisse réellement qu'à une époque avancée, alors que la maladie a déterminé un état de cachexie.

B. *Période d'état.* — A la période d'état le doute n'est plus possible. C'est alors que se manifeste une soif plus ou moins vive. Parfois la malade ne se plaint que d'une sécheresse de la gorge, sécheresse qui varie avec l'intensité de la glycosurie et de la polyurie. L'appétit, s'il n'est exagéré, est d'ordinaire très prononcé. On le voit cependant fréquemment alterner avec des périodes d'anorexie. L'amaigrissement est alors manifeste et les malades accusent presque toujours une perte notable d'embonpoint. Les mictions sont parfois fréquentes et fatiguent beaucoup les malades, la nuit sourtout. C'est à cette période qu'on voit apparaître les différentes manifestations dont nous avons parlé.

La marche du diabète chronique ou subaigu arrivé à cette période est moins régulièrement progressive que celle du diabète aigu.

Elle est en somme compatible avec la vie, et des accidents graves ne surviennent qu'au bout d'un grand nombre d'années. Marchal cite des observations où le diabète ne dura pas moins de dix ans, de vingt ans. Nous avons pu suivre pendant plusieurs années des cas de ce genre.

Seize de nos malades étaient diabétiques depuis dix et quinze ans. Quatorze l'étaient depuis cinq ans et au-dessus, chez trente et un le diabète était de date plus récente, de un an et au-dessous.

Dans la majorité des cas, il datait de deux, trois, quatre ans. Frerichs parle de malades dont le diabète remontait à vingt ans. Chez une de nos malades, à l'en croire, le diabète

avait eu quarante et un ans d'existence (Obs.99); chez une
autre le diabète datait de vingt ans (Obs. 80).

Nous ne saurions donc admettre le pronostic constamment grave que portent sur la terminaison du diabète Senator, Seegen et Mayer. Pour ces auteurs, le diabète sucré
ne guérit jamais. Mais nous ne saurions pas davantage accepter l'opinion de Cantani qui, en prescrivant aux malades
atteints de diabète le régime carné, en aurait vu guérir 102.
Pour nous la vérité est entre ces extrêmes, et nous disons
avec Frerichs que le diabète sucré est susceptible de guérir.

Sur nos 114 cas, nous avons obtenu douze fois la guérison
et dans ces 12 cas la guérison se maintient depuis plusieurs
années. Dans 17 cas, il y eut disparition momentanée du
sucre, suivie au bout d'un temps plus ou moins long (trois
mois, six mois), parfois spontanément, le plus souvent à
la suite d'émotions, de chagrin, d'écarts de régime, du retour de la glycosurie.

Dans la plupart des autres cas, nous avons obtenu une
notable diminution du chiffre de sucre à l'aide de traitements
divers; mais la glycosurie n'a jamais complètement cessé,
bien qu'elle fût à peine marquée comme chez les malades
des observations 5, 16, 18, 35, 34, 39, 48, chez lesquelles
nous voyons le chiffre du sucre tomber de 40,50,100 grammes
par litre à 15 grammes, 13 grammes, 1 gramme, 1^{gr},50
0^{gr},50.

Bien distinct en cela de la forme aiguë, le diabète chronique
présente des temps d'arrêt, une amélioration passagère ou
durable, qui se maintient malgré le régime habituel, et la
suppression des alcalins. Il suffit, dans ces cas, pour éviter
toute rechute sérieuse, de revenir de temps à autre aux alcalins, aux opiacés, aux arsenicaux, lorsque l'analyse des
urines le réclame.

La maladie toutefois, qui peut disparaître complètement,

tantôt spontanément, tantôt et le plus souvent sous l'influence
d'une médication appropriée ou d'une cure hydro-minérale,
a de la tendance à reparaître au bout d'un certain temps, à
la suite d'une imprudence, d'un refroidissement, d'un écart
de régime, d'un chagrin, d'une attaque de goutte.

Il est des malades qui, sans imprudences, présentent
chaque année, et cela pendant trois et quatre ans, vers le
printemps, un retour de leur diabète, lequel cède à l'usage
des eaux, et peut finir par guérir complètement.

Nous avons été à même d'observer des cas de cette nature.
Ce n'est, parfois, qu'après diverses rechutes que la guérison
semble assurée, comme l'attestent plusieurs de nos observations. Seegen a, de son côté, observé de nombreux cas semblables. Ses observations 93 et 106 en sont des exemples
frappants. Dans l'observation 93, il est question d'un diabète
datant de deux ans, qui ne fut définitivement guéri qu'après
avoir, pendant trois ans, présenté chaque année une recrudescence manifeste qui cédait aux eaux de Carlsbad. Dans
l'observation 106, une dame âgée de soixante ans, diabétique depuis six ans, peut-être depuis quinze, ne fut guérie
qu'après avoir vu reparaître pendant deux ou trois ans du
sucre dans ses urines. Bien que la guérison n'ait pas été
complète, dans l'observation 62, les oscillations que présente
l'élimination du sucre n'en sont pas moins intéressantes à
connaître, au point de vue des poussées annuelles du diabète.

En 1864, arrivée de la malade à Carlsbad, avec 10 gr.
de sucre par litre, et une sécrétion urinaire de 1600 centimètres cubes par vingt-quatre heures. L'hiver on ne constate pas trace de sucre.

En mai 1865 :

Quantité des urines........................ 1125cc
Sucre.................................... 30,30 par litre.

En hiver toute trace de sucre a disparu.

Ces modifications purent être suivies jusqu'en 1869, sans qu'il y eût guérison complète.

La guérison peut être enfin définitive, mais il ne faut pas se dissimuler que les rechutes sont possibles. Le diabète, du reste, ne présente à ce point de vue rien de spécial. Il n'est pas en effet de maladie chronique qui n'ait de la tendance à reparaître, alors même qu'elle a complètement disparu depuis quelque temps. La rechute peut ne se faire qu'au bout d'un temps fort long. L'observation 39 de Seegen a trait à une femme qui, guérie à la suite d'une cure faite à Carlsbad, vit revenir au bout de six ans tous ces accidents; le sucre qui, lors de la première attaque, n'était que de 60 grammes par litre, monta à 70 grammes pour tomber de nouveau, à la suite d'une nouvelle cure.

Notre observation 67 présente quelque chose d'analogue, en ce sens, qu'après avoir été fortement diabétique en 1872, la malade ne présenta pendant six ans aucune trace de sucre. Ce n'est qu'en 1878, à la suite d'émotions, d'ennuis, que la glycosurie reparut; le chiffre du sucre s'éleva à 66 grammes environ dans l'urine du jour, à ce moment survinrent des complications pulmonaires et cardiaques. Nous en pourrions citer beaucoup d'autres.

S'il est permis d'espérer la guérison du diabète, il est actuellement difficile d'en préciser les conditions. Toutefois, l'on peut, d'une manière générale, dire que le diabète symptomatique se modifie plus facilement que le diabète essentiel; que le diabète héréditaire est plus tenace que le diabète acquis, et cependant, même dans ces cas, on peut encore espérer la guérison; l'observation 106 de Seegen nous fournit un exemple de diabète héréditaire guéri par les eaux de Carlsbad.

Il n'est, du reste, aucun des signes du diabète qui puisse

permettre, à première vue, d'espérer et encore moins d'affirmer la guérison. Tout ce qu'on peut dire, c'est que le diabète ne guérit pas chez les sujets jeunes; c'est qu'il ne guérit chez la femme que lorsqu'il revêt la forme subaiguë ou chronique; c'est qu'il a d'autant plus de chances de guérir que la polyurie est moins intense. Cette condition n'est cependant pas tout à fait indispensable, puisque notre malade de l'observation 67, à certains moments de sa maladie, a rendu jusqu'à six et sept litres par vingt-quatre heures.

La glycosurie ne saurait fournir des données plus utiles, attendu que, parmi les malades guéries, il en est qui rendaient jusqu'à 70 grammes de sucre par litre. Toutefois il y a lieu d'espérer la guérison, lorsque, à l'aide d'une médication peu énergique, on parvient facilement à faire baisser la glycosurie; lorsque la quantité de sucre renfermé dans l'urine de la nuit est nulle ou peu considérable, ce qui prouve que le foie n'utilise guère encore pour la formation de cet excès de sucre que la fécule et le glycogène contenus dans les aliments ingérés.

On a pensé que la réapparition de l'acide urique dans l'urine, et par suite son dépôt au fond du vase était un signe de guérison; mais cette particularité est loin d'avoir la signification qu'on a voulu lui prêter. D'abord, il est pour nous bien établi, et cette opinion résulte d'un nombre considérable d'analyses, que l'acide urique ne disparaît pas de l'urine des diabétiques, quelle que soit l'intensité ou l'âge de la maladie; que cet acide se trouve toujours dans l'urine diabétique, en proportion normale, et le plus souvent même supérieure; que, toujours, il se montre à l'état de liberté, sous forme de cristaux, et que son apparition, qui résulte d'un déplacement chimique, dû à la formation d'acide carbonique, est d'autant plus rapide que la quantité de sucre renfermé dans l'urine est plus considérable, et par suite que la fermentation a plus de chance de se produire en peu de temps.

Les variations que présente le chiffre de l'urée, dans le cours du diabète, ne nous semblent pas devoir fournir des déductions beaucoup plus utiles. Toutefois nous pensons que si ce chiffre est élevé, alors même que la glycosurie est très prononcée, on est en droit d'admettre des chances de guérison, attendu que cette élévation du chiffre de l'urée est l'indice à peu près certain qu'on se trouve en présence d'un diabète de date encore récente, et par conséquent apte à être modifié par une médication appropriée.

Peut-on juger de l'état du diabétique par le degré d'intensité de la glycosurie? Nous avons déjà dit qu'une forte proportion de sucre n'était pas un obstacle à la guérison. Il ne faut pas, d'autre part, se faire d'illusions au sujet de l'abaissement de la proportion du sucre contenu dans les urines. Pour que la diminution du sucre soit l'indice d'une amélioration du diabète, il est essentiel qu'elle s'accompagne de certains phénomènes parfaitement déterminés; dans toute autre condition cette diminution du sucre n'a pas la même valeur, elle peut même être le symptôme concomitant ou le signe précurseur d'accidents fort graves. C'est ce qui a fait dire et penser avec une apparence de raison qu'il était dangereux de guérir le diabète.

La diminution ou la disparition du sucre de l'urine d'un diabétique peut tenir, en effet, à de nombreuses conditions. Elle se produit sous l'influence d'un état fébrile passager. Ainsi dans l'espace de quelques jours nous avons vu le sucre tomber de 60 grammes à 6 grammes et même disparaître complètement, par le fait d'une affection intercurrente légère, d'une bronchite, d'un embarras gastrique fébrile. C'est le plus souvent, à la suite de complications organiques (néphrite, pneumonie), qu'on voit baisser ou disparaître le sucre. Parfois cette diminution ne se produit qu'à une époque avancée du diabète, alors que l'appétit a baissé, et que l'individu est réduit au dernier degré d'émaciation, alors que le sang ne contient plus d'éléments susceptibles de subir une transformation glycogénique. Dans d'autres cas enfin, différents des précédents, on voit baisser ou disparaître la glycosurie tantôt sous l'influence du traitement, tantôt spontanément, sans qu'on puisse se rendre bien nettement compte de la cause de cette modification, et dans ces derniers cas, il n'est pas rare de voir survenir des accidents, souvent rapidement graves. C'est dans ces conditions, en effet, que se produisent des troubles cérébraux de nature diverse et l'acétonémie.

La disparition ou la diminution du sucre urinaire n'a pas toujours, comme on le voit, la signification favorable qu'on serait, de prime abord, tenté de lui attribuer. La suppression de la glycosurie constitue plus souvent un mal qu'un bien ; mais le danger n'est pas toujours le même. Dans les cas de lésions organiques et d'épuisement général, le danger est dans la complication qui a produit la diminution du sucre ; quand la glycosurie disparaît sans cause appréciable, le danger semble venir de cette disparition même, c'est-à-dire très probablement de la rétention du sucre dans le sang. Aussi comprend-on, en présence de ces faits, qu'on soit très réservé lorsqu'il s'agit de combattre la glycosurie d'un diabétique, et que l'on redoute même de la voir disparaître.

Pour nous, nous avons pour principe de ne pas rechercher la suppression du sucre, et nous préférons de beaucoup voir persister dans l'urine de nos malades quelques grammes de sucre, plutôt que de constater trop rapidement la disparition de la glycosurie. Aussi, lorsque nous voyons le sucre tomber de 50, 60 grammes à 15, 20 grammes par litre, conseillons-nous aux malades de reprendre leur genre de vie habituel.

Du reste, ces guérisons apparentes n'avaient point échappé

à l'attention de nos devanciers, et s'ils n'en avaient pas compris le danger, ils en avaient signalé l'existence. Ils avaient constaté que, dans ces cas, l'urine ne recouvrait pas sa constitution normale, que l'urée restait en excès, et ils avaient donné à ces cas de diabète, succédant au diabète sucré ou alternant avec lui, le nom de diabète uréique.

Pour que la diminution ou la disparition du sucre ait une valeur pronostique favorable, il faut qu'elle se produise en dehors de toute complication, qu'elle coïncide avec un retour des forces, avec la réapparition de l'embonpoint. Il faut enfin que l'urine revienne à son état normal, et que la quantité n'en soit pas considérable.

Si la quantité plus ou moins grande du sucre et de l'urée éliminée ne fournit au point de vue du pronostic que des données assez incomplètes, il n'en est pas de même des modifications que subit le rythme éliminatoire de ces substances.

Lorsque le diabète est à sa période d'état, les urines rendues sont plus ou moins abondantes, mais sauf des cas rares, il y a toujours polyurie ; l'urée est en excès et surtout abondante dans l'urine de la nuit, le sucre se rencontre principalement et parfois ne se rencontre que dans l'urine de la digestion, c'est-à-dire dans l'urine émise par la malade deux à trois heures après l'ingestion des aliments. Le sucre peut faire défaut dans l'urine du matin et lorsqu'elle en contient, ce n'est qu'en petite quantité comparativement à celle que renferme l'urine du soir. Ce rythme éliminatoire que présente le sucre à la période d'état démontre qu'il se forme aux dépens des substances ingérées, puisque son apparition ou son excès correspond à l'époque du travail fonctionnel du foie. L'élimination du sucre est d'abord très vivement impressionnée par l'alimentation ; la suppression des féculents la fait disparaître. Elle n'est pas moins facilement influencée par l'exercice. Les contractions musculaires provoquées par l'escrime, la marche, la font également disparaître dans certains cas. Cette double influence, due à la suppression des féculents d'une part, l'exercice musculaire d'autre part, démontre que c'est d'abord à la formation exagérée du glycogène aux dépens des féculents qu'est dû le diabète; que les muscles, lorsqu'ils ont conservé leur intégrité, peuvent, en brûlant le sucre formé en excès dans le foie, en faire disparaître toute trace dans l'urine.

Lorsque l'élimination du sucre n'est plus que faiblement influencée par ces deux modificateurs, lorsqu'on constate la présence du sucre dans l'urine du matin; lorsque la glycosurie ne diminue que faiblement par la suppression des féculents, que les muscles deviennent impuissants à la faire baisser; lorsque le chiffre de l'urée tend à monter dans l'urine du jour et à égaler celui de l'urine de la nuit, on peut affirmer que le diabète a de la tendance à passer de la période d'état à la période de cachexie ou de terminaison.

C. *Période de cachexie.* — Quand le diabète a été abandonné à lui-même, ou que le traitement a été impuissant à en enrayer la marche, il conduit fatalement à la cachexie. C'est d'ordinaire à cette période cachectique que se produisent les complications graves, mais la mort peut survenir par le fait même de la cachexie, sans autre incident, dans un état d'épuisement progressif et de marasme extrême.

L'émaciation atteint alors ses dernières limites.

Les traits sont tirés, les pommettes saillantes, la peau est comme collée sur les os du visage. Il existe, dans certains cas, au niveau du nez et des joues, des varicosités qui paraissent d'autant plus étranges que le reste de la face est d'une teinte pâle et plus ou moins terreuse.

Les téguments sont décolorés, la peau sèche présente une

desquamation furfuracée, due à la chute de l'épiderme que n'entretient pas dans un état de conservation normale l'exhalation cutanée qui manque chez tout diabétique. Cet épiderme présente vers certains points du corps, aux extrémités principalement, une résistance plus grande, il s'épaissit, se fendille. Cet état de l'épiderme doit entrer pour beaucoup dans la production de l'anesthésie légère qu'on rencontre chez la plupart des diabétiques et qui, diminuant l'acuité du tact, les rend maladroits et incapables de saisir avec précision les petits objets. Beaucoup se plaignent d'avoir des crevasses au niveau des doigts, crevasses douloureuses qui ajoutent encore à la gêne des mouvements.

L'amaigrissement que nous avons constaté chez nos diabétiques arrivées à cette époque ne tient pas seulement à la disparition du tissu graisseux sous-cutané. Il est en grande partie dû à l'amoindrissement des masses musculaires qui sont flasques; les mollets ont disparu, les saillies fessières n'existent plus. Le système musculaire prend part à l'atrophie que provoquent les déperditions continuelles causées par le diabète.

Aussi n'est-il pas surprenant de voir ces malades épuisées à la moindre fatigue. La sensation de courbature existe même en dehors de toute action musculaire. Dès le matin et au sortir du lit, les malades accusent de la fatigue, la nuit ne les a nullement reposées et cette sensation de fatigue paraît, ainsi que nous l'avons dit, affecter un siège spécial. C'est à la partie antérieure des cuisses, à l'union du tiers inférieur et des deux tiers supérieurs qu'elle se manifeste de préférence. L'atonie du système musculaire explique aussi en grande partie le sentiment d'oppression dont se plaignent les malades et qu'exaspère le moindre mouvement. C'est à cette atonie musculaire qu'est également due la difficulté qu'elles éprouvent à se mouvoir, la moindre course devient impos-

sible, le moindre mouvement nécessite le repos. Cette faiblesse musculaire liée à la cachexie diabétique est d'autant
plus prononcée que la vacuité de l'estomac existe depuis plus
longtemps. Ainsi nous avons vu chez quelques-unes de nos
malades, qui ne pouvaient se traîner au sortir du lit, la faiblesse disparaître lorsqu'elles avaient ingéré quelques aliments, de telle sorte qu'elles étaient relativement plus fortes
dans l'après-midi que dans la matinée.

Ces troubles s'expliquent peut-être plus par l'anémie que
provoque le diabète que par la glycosurie. Ils n'existent point
en effet, ou plutôt ne sont pas aussi marqués, au début du
diabète, alors que la glycosurie est très prononcée, tandis
qu'ils se montrent au contraire dans toute leur intensité à
une période avancée, quand la glycosurie a diminué et alors
même qu'elle a presque complètement cessé.

Les malades se plaignent fréquemment en outre de vertiges. Nous avons vu des femmes qui, le matin, surtout au
sortir du lit, ne pouvaient se tenir debout ni changer de position sans être aussitôt prises d'étourdissements. Ces vertiges
ne sont pas assurément tous de même nature, il en est qui
sont liés aux troubles gastriques si fréquents chez les diabétiques, mais il en est d'autres qui relèvent très manifestement
de l'anémie causée par le diabète et qui sont assurément dus
à des troubles de circulation cérébrale.

Cette anémie des diabétiques n'est point hypothétique, et
chez nos femmes atteintes de cachexie, nous avons souvent
eu l'occasion de constater un abaissement très marqué
du chiffre des globules. Ainsi, dans l'observation 79, le chiffre
des globules rouges n'était que de 2 788 875, et dans l'observation 65, il était tombé à 2 150 000. Dans les cas, au contraire, où le diabète est récent, on trouve des chiffres à peu
près normaux 3 266 250 (Obs. 44). Dans l'observation 78,
où le diabète était peu avancé, à une période d'amé-

lioration, nous avons constaté 4 422 000 globules rouges.

Nous ne sauroins trop attirer l'attention sur les caractères que présente le sang chez les diabétiques, puisqu'ils sont pour nous la preuve que, si l'anémie existe dans le diabète, elle n'existe qu'à une période avancée de la maladie, alors que se produit la cachexie.

L'état normal du sang, au début du diabète, nous paraît être une nouvelle preuve qu'il n'est pas dû à un ralentissement de la nutrition, et que ce ralentissement ne se montre que tardivement comme une des conséquences fatales de la maladie qui, par les pertes énormes qu'elle a fait subir à l'économie, a épuisé la constitution. Il y a dans la cachexie diabétique un mode de production d'anémie qui rappelle celui de la cachexie goutteuse. Aussi n'est-il pas étonnant que la médication du diabète ressemble tant à la médication de la goutte, et ne sera-t-on pas surpris de nous voir diriger contre la cachexie du diabète et contre ses complications une médication analogue à celle que nous avons préconisée contre la cachexie goutteuse.

A cette anémie diabétique sont dus, en grande partie du moins, car il ne faut pas oublier qu'il existe des complications cardiaques chez les diabétiques, les palpitations et l'essoufflement dont se plaignent les malades.

Toutefois elle ne se traduit le plus souvent par aucun souffle vasculaire, elle a du reste cela de commun avec la plupart des anémies cachectiques. Les battements du cœur, bien que souvent précipités, sont faibles, les bruits sont peu marqués, ce qui tient à l'état du muscle cardiaque si souvent graisseux chez les diabétiques, et qui du reste participe, alors même qu'il n'est pas graisseux, à l'atonie musculaire généralisée chez ces malades.

Ces troubles circulatoires ne sont pas les seuls qu'on rencontre chez les individus atteints de cachexie diabétique.

Bien qu'il n'existe pas toujours de complications gastro-intestinales nettement caractérisées, le tube digestif participe à l'atonie des autres organes. L'appétit disparaît chez ces malades. Ils ont pour toute espèce d'aliment un dégoût invincible. Mais c'est surtout les aliments azotés qui leur répugnent. Ils n'ont ni soif ni faim. Ils se passeraient volontiers de manger, et lorsqu'ils se font violence, leur digestion est laborieuse et provoque la formation de gaz dans la cavité stomacale. Les selles sont irrégulières, conséquence forcée d'une élaboration imparfaite, la diarrhée est fréquente, souvent abondante, parfois incoercible ; et cependant le ventre est indolore.

Ces malades, même au repos, sont plus ou moins essouflées ; parfois survient une toux quinteuse que rien n'explique au premier abord, car on ne constate à l'auscultation l'existence, ni de localisations tuberculeuses, ni de râles bronchiques ; mais le plus souvent il existe à la base des deux poumons des râles d'œdème pulmonaire qui suffisent pour rendre compte et de l'essouflement et de la toux.

Cet œdème pulmonaire, dû à l'épuisement du malade, est lié parfois à un œdème de même nature, peu prononcé, apparaissant au niveau des malléoles et qui ne relève, ni d'une complication rénale, ni d'une complication cardiaque.

Le foie à cette période a diminué de volume et l'urine présente des caractères quelque peu dissemblables de ceux qu'elle présentait au début.

La polyurie, qui existe d'une façon à peu près constante à la période d'état, a généralement disparu ou du moins a beaucoup diminué.

L'élimination du sucre par les urines n'affecte plus avec l'ingestion des aliments que des rapports assez éloignés. Cette élimination est continue. La glycosurie apparaît presque aussi intense le matin que le soir. Ce n'est plus seulement aux dépens des substances ingérées qu'a lieu la formation du glycogène; c'est aux dépens de l'albumine fixe, des graisses de l'organisme.

Le chiffre de l'urée persiste élevé, bien que moins élevé qu'à la période d'état.

Le rythme éilminatoire se modifie comme celui du sucre. Ce n'est plus seulement dans l'urine de la nuit que l'on trouve de l'urée en excès. La quantité en est à peu près la même dans l'urine du jour.

La suppression des féculents fait à peine baisser la glycosurie, elle ne la supprime pas.

L'exercice musculaire dont nous aurons à nous occuper plus loin ne fait plus baisser le chiffre du sucre, parfois même il l'augmente.

La cachexie peut, en s'accentuant et sans s'accompagner d'aucune complication, constituer le dernier acte du processus, la malade meurt, dit-on, d'épuisement. Mais d'ordinaire, à une époque plus ou moins avancée de cette cachexie, on voit se produire les accidents de collapsus cardiaque ou d'intoxication acétonémique qui amènent le dénouement.

Lorsque la malade meurt de cachexie, on voit peu à peu s'aggraver les différents troubles dont nous avons parlé. Dans certains cas, nous avons observé des poussées fébriles qui se produisent sans raison et qui nous paraissent mériter le nom d'accès fébriles diabétiques. Le plus souvent ce sont les accidents nerveux qui s'accentuent.

Œdèmes et hémorragies. — L'anémie et l'amaigrissement constituent les deux principaux symptômes de la cachexie diabétique. Mais il peut s'y joindre dans certains cas des œdèmes et des hémorragies, qui ne reconnaissent pas d'ailleurs la même cause.

Nous avons vu que les lésions des orifices cardiaques

n'étaient pas absolument rares dans le diabète; en outre, il peut se produire des altérations graisseuses du myocarde amenant une débilitation du cœur dont les conséquences sont analogues à celles des lésions valvulaires. L'œdème des membres inférieurs chez les diabétiques peut donc reconnaître une origine cardiaque.

L'œdème d'origine rénale s'observe, dans d'autres cas, lorsque la néphrite parenchymateuse revêt la forme grave que nous avons observée à plusieurs reprises. Bien que parfois limité aux membres inférieurs, il diffère de l'œdème cardiaque, comme tous les œdèmes brightiques, par sa tendance à se généraliser, à envahir les membres supérieurs et la face.

Les lésions hépatiques dues au fonctionnement exagéré dont le foie est le siège, la cirrhose atrophique surtout, peuvent aussi déterminer une infiltration du tissu cellulaire sous-cutané. L'œdème, en pareil cas, s'accompagne d'ordinaire d'une ascite plus ou moins considérable.

Enfin, en dehors de toute lésion cardiaque, rénale ou hépatique, l'épuisement même de l'organisme par l'évolution prolongée du diabète provoque parfois l'œdème sous-cutané; c'est l'œdème proprement cachectique. Ordinairement peu étendu et limité au dos du pied, aux malléoles, à la face interne du tibia, il peut s'étendre à toute la partie inférieure du tronc. Son apparition dans ces cas coïncide parfois avec une diarrhée profuse qui, en aggravant encore la débilitation générale, exagère l'atonie du système circulatoire.

Les hémorragies relèvent de plusieurs causes. Les unes, comme les hémorragies cérébrales et les hémorragies rétiniennes, sont dues à des lésions vasculaires, endartérite et périartérite des petits vaisseaux, conséquences elles-mêmes de la dyscrasie glycémique. Les autres tiennent à des altérations viscérales, la tuberculose pulmonaire, la métrite interne, des corps fibreux utérins. Nous avons déjà suffisamment insisté sur ces diverses hémorragies pour n'y point revenir. Enfin, un troisième groupe d'hémorragies se rattache à l'altération même du sang vicié par la présence du sucre en excès ; telles sont les épistaxis, le purpura, certaines métrorragies. Nous avons dit que, dans la plupart des cas, quand on y regarde de près, les hémorragies utérines s'expliquent par quelque lésion matérielle de l'utérus, constatable à l'examen direct. Il existe cependant, bien que nous croyons le fait rare, des métrorragies qui paraissent être la conséquence immédiate du diabète. Ce sont le plus souvent des ménorragies, c'est-à-dire que l'hémorragie se produit au moment des époques, se traduisant par un écoulement sanguin d'une abondance et d'une durée anormales, parfois par de véritables pertes. Ces ménorragies sont plutôt un phénomène précoce et appartiennent aux premières périodes de la maladie, tandis que les autres variétés d'hémorragies se produisent d'ordinaire à une époque avancée et viennent compliquer la cachexie dont elles aggravent singulièrement le pronostic.

D. *Différents modes de terminaison.* — Si la guérison du diabète est possible, il faut bien reconnaître que la terminaison habituelle, après des péripéties plus ou moins variées et une durée plus ou moins prolongée, est la mort.

La mort peut être la conséquence :

1° De l'évolution même du diabète, et elle survient alors :

A. — Par cachexie.

B. — Par collapsus cardiaque.

C. — Par acétonémie.

2° D'une complication aiguë, inflammatoire ou gangréneuse, ou d'une lésion artérielle du cerveau. Ces complications peuvent être :

A. — Une pneumonie lobaire.

B. — Une gangrène pulmonaire.

C. — Une gangrène des membres, accompagnée de septi-cémie et de phénomènes adynamiques.

D. — Une hémorragie cérébrale ou méningée.

E. — Une thrombose cérébrale.

3° D'une affection viscérale chronique ; les plus habituelles sont par ordre de fréquence :

A. — La phtisie pulmonaire.

B. — La néphrite parenchymateuse.

C. — Une affection cardiaque.

La mort lente par cachexie diabétique proprement dite ou par phtisie tuberculeuse est le mode de terminaison le plus communément observé. La mort rapide par intoxication acé-tonémique vient ensuite. Les diverses autres causes de mort que nous venons d'énumérer se placent à peu près sur le même rang au point de vue de leur fréquence relative ; il faut toutefois mettre peut-être sur le premier plan la mort par néphrite parenchymateuse. Il n'est pas rare du reste de voir réunies chez le même malade plusieurs de ces complications fatalement mortelles.

Il est d'autres complications qui, sans gravité par elles-mêmes, comme les anthrax, peuvent se compliquer d'ac-cidents sérieux, de gangrène, de septicémie, ou qui laissent à leur suite, comme l'hémorragie ou la thrombose cérébrale, des infirmités incurables, une hémiplégie, ou tous les signes du ramollissement cérébral.

Chez trente-cinq de nos malades nous avons vu le diabète se terminer par la mort, et cette mort fut le résultat de com-plications diverses que nous résumons dans le tableau sui-vant :

Phtisie pulmonaire : 7 cas (Obs. 14, 26, 32, 57, 66, 67, 86).

Coma diabétique : 7 cas (Obs. 7, 37, 43, 73, 74, 78, 84).

Épuisement ou cachexie : 7 cas (Obs. 15, 44, 53, 60, 69, 71, 77).

Néphrite parenchymateuse : 4 cas (Obs. 19, 28, 58, 59).

Endocardite : 2 cas (Obs. 34, 75).

Hépatite : 2 cas (Obs. 68, 76).

Pneumonie : un cas (Obs. 85).

Érysipèle : un cas (Obs. 18).

Ramollissement cérébral : 2 cas (Obs. 21).

Hémorrhagie cérébrale : un cas (Obs. 63).

Gangrène : 2 cas (Obs. 8, 9).

En faisant le pourcentage de ces faits, il résulte de ce tableau que, 66 fois sur 100, la mort est due à la phtisie pulmonaire, au coma ou à la cachexie, et que chacune de ces causes de mort se rencontre à peu près avec la même fréquence, soit 22 fois sur 100. La néphrite parenchymateuse n'a amené la mort que 12 fois sur 100 ; l'endocardite et la gangrène seulement 6 fois.

Ces conclusions se rapprochent sensiblement des résultats fournis par le tableau suivant emprunté à Frerichs. Sur 120 cas de diabète terminés par la mort, Frerichs a noté que la terminaison fatale survint :

34 fois par la phtisie ;

25 fois par le coma diabétique ;

18 fois par la cachexie ;

10 fois par hémorragie cérébrale ;

8 fois par néphrite parenchymateuse ;

7 fois par anthrax ;

7 fois par pneumonie ;

6 fois par cancer ;

3 fois par méningite cérébro-spinale ;

2 fois par ramollissement cérébral.

La terminaison par phtisie pulmonaire appartient d'ordinaire aux diabètes de date relativement récente. Les autres complications, la cachexie et le coma en particulier, s'observent plutôt dans les diabètes à longue durée.

L'âge des malades ne paraît pas avoir d'influence bien marquée sur l'apparition de telle ou telle complication, pas plus que l'intensité de la glycosurie et de la polyurie. Toutefois la phtisie semble se développer de préférence chez les sujets encore jeunes.

MORT PAR PHTISIE PULMONAIRE

Observations.	Age de la malade.	Age du diabète.	Glycosurie. Sucre par 24 h.	Polyurie. Urine par 24 h.
14	60 ans.	3 ans.	20 grammes.	1500
26	31 —	1 —	90 —	3000
32	57 —	1 —	135 —	3000
57	53 —	4 —	72 —	2000
64	35 —	2 —	138 —	5000
66	11 —	2 —	138 —	5000
67	65 —	7 —	165 —	3000

MORT PAR COMA DIABÉTIQUE

Observations.	Age de la malade.	Age du diabète.	Glycosurie. Sucre par 24 h.	Polyurie. Urine par 24 h.
67	13 ans.	4 ans.	116.40	2500
37	45 —	6 mois.	250	5000
47	55 —	3 ans.	300	5000
73	54 —	10 —	300	5000
74	54 —	5 —		
78	50 —	2 —	180	3000
84	50			

MORT PAR CACHEXIE

Observations.	Age de la malade.	Age du diabète.	Glycosurie. Sucre par 24 h.	Polyurie. Urine par 24 h.
15	65 ans.	15 ans.		
44	53 —	6 mois.	204	4000
53	63 —	8 ans.	120	3000
60	50 —	4 —	180	3000
69	51 —	6 —	130	3000
71	61 —	4 —	62	2500
77	64 —	2 —	180	4000

MORT PAR NÉPHRITE PARENCHYMATEUSE

Observations.	Age de la malade.	Age du diabète.	Glycosurie. Sucre par 24 h.	Polyurie. Urine par 24 h.
19	50 ans.	14 ans.	30	2500
68	50 —	3 —	135	3000
58	58 —	12 —	256	4000
59	48 —	2 —	188	4700

DU DIABÈTE SUCRÉ CHEZ LA FEMME.

MORT PAR ENDOCARDITE

Observations.	Age de la malade.	Age du diabète.	Glycosurie. Sucre par 24 h.	Polyurie. Urine par 24 h.
34	45 ans.	5 ans.	48	2000
75	78 —	6 mois.		

MORT PAR HÉPATITE

76	42 ans.			
68	55 —	3 ans.	225	5000

MORT PAR HÉMORRAGIE CÉRÉBRALE

63	65 ans.	10 ans.	90	2000

MORT PAR RAMOLLISSEMENT CÉRÉBRAL

21	60 ans.	2 ans.	80	2000

MORT PAR GANGRÈNE DES EXTRÉMITÉS

8	61 ans.	15 ans.	240	4000
	43 —	8 —	105	3000

DE L'INTERVENTION CHIRURGICALE

Les résultats malheureux qu'ont donnés dans certains cas des opérations pratiquées chez des sujets diabétiques ont fait naître des appréhensions qui peut-être ont dépassé la mesure. Paget, en Angleterre, Verneuil, en France, ont certainement rendu un grand service à la chirurgie en attirant l'attention sur les états constitutionnels ou les lésions organiques, dont l'existence peut modifier l'évolution d'un traumatisme, ou aggraver le pronostic d'une opération jugée de prime abord inoffensive. Il ne faudrait pas cependant qu'une notion utile devînt entre les mains d'esprits timorés une arme nuisible et conduisît par une application trop rigoureuse à une abstention contraire au véritable but de la chirurgie. Il est bon que le chirurgien cherche à préciser les conditions de son diagnostic et de son pronostic; il est bon que, ne se restreignant pas à l'observation du traumatisme ou de l'affection locale, il veuille connaître le terrain sur lequel il est appelé à opérer. Mais il est bon aussi que la constatation du sucre, de l'albumine ou de l'acide urique dans les urines, ne lui inspire pas une terreur exagérée et ne le porte pas á un excès de prudence préjudiciable à l'intérêt de son malade.

Pour ne parler ici que du diabète, il nous semble qu'on a fait de la glycosurie un épouvantail bien capable d'éloigner à tout jamais des tissus du diabétique le bistouri d'un chirurgien prudent. Une pareille exagération nous paraît tenir à un défaut d'appréciation exacte des diverses formes du diabète sucré. Sans doute le diabète intense, le diabète aigu, constitue, suivant l'expression de Landouzy, un *noli tangere* pour le chirurgien; le danger d'une intervention en pareil cas, proclamé de tout temps, reste encore aujourd'hui une vérité que nous sommes les premiers à reconnaître. Mais à côté de cette forme grave, il existe d'autres variétés de diabète, bien plus fréquentes, diabètes légers ou moyens, à marche subaiguë ou chronique, qui ne doivent pas inspirer les mêmes appréhensions. Ces diabètes bénins, souvent latents, qui échappent fréquemment à l'attention et qui devaient autrefois passer bien plus souvent inaperçus, quand on n'avait pas pour règle d'examiner *a priori* l'urine de tout sujet soumis à une opération, n'empêchaient pas alors l'intervention chirurgicale. Et nous sommes convaincu, vu la fréquence de cette variété de diabète, que bien des opérations ont été pratiquées chez des sujets qui étaient glycosuriques à l'insu du chirurgien, sans que le résultat fût autre que chez un individu sain.

Pour notre part, nous avons souvent, en tenant compte de certaines règles, conseillé des opérations chez les diabétiques que nous avons observés depuis quelques années, sans avoir jamais eu d'accident à déplorer.

Le diabète de la femme nous paraît surtout éminemment tolérant pour les traumatismes chirurgicaux ou autres, ce qui tient sans doute à son caractère habituel de bénignité et de subacuité. Jamais nous n'avons vu survenir de complications à la suite de l'application de pointes de feu ou de vésicatoires, prescrits soit contre des douleurs névralgiques, soit contre des symptômes thoraciques. Une de nos malades eut une fracture du péroné et la guérison fut aussi régulière et aussi complète qu'en dehors de tout état diathésique (Obs. 53). Dans d'autres cas, diverses opérations, telles qu'une ponction abdominale (Obs. 68), une injection iodée dans un kyste de l'ovaire (Obs. 69), la désarticulation de deux doigts (Obs. 42), l'ouverture d'un phlegmon diffus de l'avant-bras (Obs. 42), l'incision d'anthrax de la région dorsale et abdominale (Obs. 2, 89), n'ont pas provoqué davantage l'éclosion d'accidents gangréneux ou septicémiques.

Malgré cet ensemble de résultats favorables, nous ne voulons pas dire cependant que l'intervention chirurgicale soit toujours exempte de périls chez le diabétique et qu'il soit permis dans tous les cas d'opérer en toute tranquillité d'esprit. Il convient de distinguer, et en première ligne, comme nous l'avons dit, la forme du diabète doit être la principale condition à envisager. Nous ne parlons pas évidemment des opérations d'urgence; celles-ci ne peuvent être discutées, et quel que soit le diabète, quand il y a nécessité, l'intervention ne peut être différée. Qu'un abcès ou un anthrax volumineux se développe, il faut inciser; qu'une ascite, symptomatique d'une cirrhose ou d'une lésion cardiaque, distende l'abdomen et entrave les mouvements respiratoires, qu'un kyste de l'ovaire prenne des proportions considérables, il faut ponctionner; qu'une hernie s'étrangle, il faut débrider. Aucune crainte ici ne saurait arrêter le chirurgien, et l'on n'a pas le loisir de chercher à modifier le diabète avant d'intervenir.

Mais il est d'autres conditions moins urgentes qui peuvent réclamer l'intervention du chirurgien, l'ablation d'une tumeur par exemple, d'un épithélioma du sein, comme dans notre observation 105. Doit-on agir en pareil cas? Doit-on s'abstenir? Doit-on retarder l'opération et tenter d'abord de diminuer la glycosurie? Nous pensons que pour répondre à ces questions, il est nécessaire d'étudier d'abord la forme du diabète, et en deuxième lieu d'apprécier exactement l'état du diabétique.

On peut d'abord fixer, en règle générale, que dans la forme grave du diabète, dans le diabète aigu, lorsque la glycosurie est intense, la polyurie considérable, il faut s'abstenir de toute opération; au contraire, dans les formes légères, dans le diabète à marche subaiguë ou chronique, de beaucoup le plus commun, l'opération est permise dans la généralité des cas.

Mais que le diabète soit aigu ou chronique, que la glycosurie soit intense ou légère, on doit rejeter toute idée d'intervention, quand on se trouve en présence d'un diabète compliqué d'une lésion organique profonde, telle que tuberculose pulmonaire, néphrite interstitielle ou parenchymateuse, affection cérébrale, entérite intense.

Il faut encore s'abstenir quand on a affaire à un diabète rebelle à toute médication, quand on ne peut faire baisser la glycosurie ni par un régime antidiabétique, ni par une médication appropriée.

Enfin toute opération est encore contre-indiquée lorsqu'on constate un abaissement considérable du chiffre de l'urée éliminée par le diabétique.

Les véritables indications d'une intervention rationnelle sont : l'absence de toute complication; une proportion peu élevée de sucre; la diminution facile de la glycosurie sous l'influence des médicaments ou du régime; enfin et surtout l existence de l'azoturie.

L'azoturie, chez les diabétiques, constitue en effet pour nous une des conditions importantes du succès de l'opération. Elle est la preuve que les forces du malade, quel que soit l'âge du diabète, n'ont pas baissé, que le fonctionnement cellulaire est satisfaisant, que la nutrition n'est pas atteinte. L'élimination de l'urée en excès indique pour nous une force de résistance qui est en raison directe de la quantité d'urée contenue dans les urines.

Or, lorsqu'on tente une opération chez un malade, qu'il soit atteint de diabète ou de toute autre affection, il ne suffit pas de connaître l'intensité même de sa maladie; il faut encore pouvoir apprécier la résistance qu'il est capable d'opposer à l'évolution de cette maladie, et par suite les chances qu'il a de fournir des éléments suffisants au processus réparateur nécessité par toute opération chirurgicale. L'azoturie est pour nous un des meilleurs signes et peut-être le seul qu'on puisse avoir pour juge de la résistance vitale. Nous appuyant sur cette donnée, nous n'avons pas hésité à conseiller maintes fois des opérations chez des diabétiques qui rendaient de fortes proportions d'urée et nous n'avons jamais eu à nous en repentir.

L'azoturie fait complètement défaut quand la constitution est épuisée par la longueur et l'intensité du diabète. En pareil cas, il est prudent de s'abstenir; opérer serait s'exposer aux plus graves mécomptes. L'économie d'une part ne peut suffire à la réparation, et, d'autre part, l'épuisement des malades les livre sans défense à deux des plus redoutables complications de l'intervention chirurgicale, au collapsus cardiaque et à l'acétonémie.

TRAITEMENT

Du jour où le diabète a été reconnu et décrit comme entité morbide, l'alimentation du diabétique a été l'objet, de la part des médecins, d'une attention spéciale. Les recherches physiologiques ont permis de donner à cette alimentation une règle plus scientifique. Il est un point sur lequel tout le monde est d'accord, c'est qu'il faut dans tous les cas diminuer la somme des féculents. Mais on ne se contente pas toujours de cette précaution. Tantôt on remplace les féculents par le gluten, ou par des substances graisseuses, tantôt on exagère les aliments carnés, tantôt on soumet les malades à l'usage exclusif du lait. De là des régimes diététiques divers, qu'on décrit sous les noms de diète au gluten, de diète graisseuse, de diète carnée, de diète lactée.

Le régime diététique ne doit avoir qu'un but : chercher à ne fournir au foie que des matières peu transformables en sucre, tout en respectant, autant que faire se peut, la fonction régulière de chacune des parties de l'organisme, en fournissant des éléments de combustion capables de remplacer ceux que donnent les matières féculentes. Le régime diététique ne saurait avoir la prétention de guérir le diabète, c'est-à-dire de modifier la tendance vicieuse qu'ont certains organes, et pour nous le foie, à faire du sucre en excès. Il ne peut que dissimuler l'existence du diabète, et la preuve, c'est que chez le malade diabétique soumis à l'un de ces régimes diététiques, si le sucre vient à diminuer sous l'influence de cette alimentation systématique, la diminution n'est que transitoire et, sitôt la sévérité de la diète interrompue, on voit de nouveau s'élever le chiffre du sucre, qui parfois même devient plus considérable qu'auparavant. Nous n'irons pas toutefois jusqu'à nier l'utilité de ces différents régimes ; ils ont au moins l'avantage, lorsque le malade peut les supporter, de diminuer momentanément la glycémie et de prévenir l'apparition des différentes manifestations dont nous avons parlé |et qui n'en sont que la conséquence. Nous admettrions même, tenant compte de certains cas de guérison de diabète par le fait seul du régime, cas beaucoup plus rares que ne l'admet Cantani, que le régime diététique peut parfois combattre avantageusement la tendance maladive qu'a le foie de former du sucre en excès, en ralentissant le travail de transformation par le fait seul de la privation des matériaux qui l'entretiennent. Mais malheureusement ces différents régimes diététiques ne peuvent être assez longtemps continués pour donner de tels résultats. Ils ne sont que difficilement supportés par le malade, et lorsqu'on les prolonge trop longtemps, ils provoquent des accidents qui, en épuisant l'économie, précipitent la marche de la maladie et hâtent sa terminaison fatale.

Il faut bien se rappeler que le diabète, comme toutes les maladies chroniques, a pour résultat d'épuiser les individus qui en sont atteints, et qu'on n'a de chance d'en enrayer la marche qu'en donnant à l'organisme une résistance vitale, qui faiblit rapidement si les fonctions digestives viennent à être troublées. Le diabétique n'a de chances de résister à son affection qu'à la condition de ne point voir baisser le chiffre des échanges moléculaires, et l'intensité de ces échanges est en rapport direct avec l'intensité de l'absorption gastro-intestinale. Sans revenir sur les détails que nous avons donnés dans notre *Traité du diabète*, une étude rapide des différents régimes diététiques conseillés au diabétique nous suffira pour démontrer que le régime ne saurait être exclusif.

A. *Diète au gluten.* — Nous avons rencontré des malades qui ont pu sans inconvénient, et même avec avantage, se soumettre pendant plusieurs années à l'usage du gluten pris sous forme de pain, de pâtes, dont ils faisaient des potages; mais le plus souvent ce régime longtemps continué provoque des accidents qu'on ne saurait trop éviter. Il n'est pas rare de voir, sous l'influence du gluten, se manifester des troubles gastro-intestinaux, parfois inquiétants, et qui, il ne faut pas l'oublier, peuvent être le prélude de manifestations graves, telle que l'acétonémie. Ajoutons à cela que le gluten, quelque bien préparé qu'il soit, renferme toujours une quantité assez notable de fécule. En en prenant avec excès, comme le font quelques malades, persuadés qu'il est tout à fait inoffensif, on s'éloigne du but que se propose le médecin, qui est de ne fournir au foie qu'une substance peu transformable en sucre.

Il est donc essentiel, lorsqu'on juge à propos de soumettre un diabétique à l'usage du gluten, de limiter les quantités qu'il en doit prendre chaque jour, et de préciser la durée de la diète.

B. *Diète graisseuse.* — Ce genre d'alimentation consiste à faire prendre au diabétique des aliments gras, tels que graisse de porc, huile de foie de morue, amandes. Bien que les graisses soient peu susceptibles de se transformer en sucre, on ne saurait, depuis les recherches physiologiques récentes, les regarder comme tout à fait impropres à la formation glycogénique. On ne peut donc les considérer comme formant exclusivement de l'urée et de l'acide carbonique.

D'autre part, ces aliments ne peuvent constituer une alimentation exclusive. Enfin, des substances telles que l'huile de foie de morue et la glycérine ne peuvent être conseillées pendant longtemps et d'une façon excessive à tous les diabétiques, sans causer le risque de provoquer des troubles gastro-intestinaux analogues à ceux qu'engendre l'usage prolongé du gluten. Ces réserves faites, on ne peut nier que les graisses ne soient parfois d'un utile emploi.

Déjà Rollo avait constaté leur utilité, lorsqu'il conseillait aux diabétiques l'usage de la graisse de porc.

Depuis, on a préconisé l'huile de foie de morue, les amandes, dont on a fait un pain spécial pour remplacer le pain de gluten.

Dans ces derniers temps, on a prescrit la glycérine, dont on se sert d'ordinaire pour sucrer le thé ou le café des diabétiques. Mais les avis sont partagés sur la valeur réelle de ce médicament. C'est Schultzen qui le premier eut l'idée d'employer la glycérine dans le traitement du diabète.

Partant de l'idée théorique que la glycérine n'est pas apte à se transformer en glycogène, qu'elle représente une des substances que forme le glycogène avant d'arriver à l'état de combustion complète, Schultzen conseille de substituer chez les diabétiques la glycérine à la graisse. Cette modification ne paraît pas devoir recevoir des recherches ultérieures à sa consécration. D'abord, il n'est rien moins que démontré que le sucre, avant d'être brûlé, passe à l'état de glycérine, et d'autre part les recherches physiologiques récentes paraissent avoir mis hors de doute la transformation possible de la glycérine en glycogène. La clinique enfin n'a pas toujours confirmé les résultats qu'avait constatés Schultzen. Jacobs[1] et Holst signalent bien, il est vrai, quelques modifications heu-

---

1. Jacobs, *Zur Behandlung des Diabetes mellitus mittels glycerin* in *Virchow's Arch.* t. XX, 4, 1875.

reuses survenues chez quatre diabétiques, soumis à l'usage de la glycérine[1]. Mais la généralité des auteurs qui ont eu l'occasion d'étudier l'action de la glycérine est plutôt défavorable que favorable à son emploi. Ainsi Senator, qui croit l'idée théorique de Schultzen tout à fait fausse, estime, comme Kulz, que cette substance est sans utilité pour le diabétique[2]. Tous deux pensent même qu'elle peut être dans certains cas dangereuse et ils lui préfèrent la graisse.

Cantani, Paolucci, un de ses élèves, et Ustimowitsh partagent tout à fait cette manière de voir. Pour Cantani, la glycérine augmente plutôt la glycosurie qu'elle ne la diminue. Ustimowitsh estime qu'elle ne saurait être employée sans danger, puisqu'elle diminue la sécrétion urinaire.

Cette opinion est à peu près celle qu'ont formulée MM. Dujardin-Beaumetz et Audigé[3].

Bien que, en présence d'opinions si diverses, il soit difficile de se prononcer, nous pensons que, si la glycérine ne nous semble pas appelée à remplacer la graisse dans le régime du diabétique, elle peut, dans certains cas, être utilement prescrite, à dose modérée, et concurremment avec d'autres régimes. Ainsi il nous est fréquemment arrivé de la conseiller à nos malades à la dose de 3 à 4 cuillerées à soupe par jour, et il nous a semblé que, prise à cette dose, elle avait l'avantage d'entretenir la liberté du ventre, de diminuer l'intensité de la glycosurie et d'empêcher le dépérissement. Aussi ne saurions-nous, à l'exemple de Senator, de Kulz, de Cantani, de Paoluci et d'Ustimowitch, la proscrire du traitement du diabète.

---

1. Holst, *Ueber Diabetes* in *Petersb. med.*, *Wochenschr.* V. 2, 4, 1880.
2. Kulz, *Erwiderung auf den Artikeln des Hrn*, Dr Valéry Jacobs, *Zur Behandlung des Diabetes mellitus mittels Glycerin* in *Virchow's Arch.*, t. XVII-I. 1876, p. 150-152.
3. Dujardin-Beaumetz et Audigé, *Sur les propriétés toxiques de la glycérine.* — *Bull. de thérapeutique*, t. CI, p. 51-66, 1876.

C. *Diète lactée.* — Les deux diètes spéciales dont il nous reste à parler sont plus exclusives encore que les précédentes. En soumettant le malade à la diète lactée, telle que l'a formulée Dongkin[1], on le prive de tout autre aliment.

C'est le lait écrémé qu'on doit prescrire; on en continue l'usage jusqu'à la cessation du diabète ou jusqu'à sa diminution. On commence à l'administrer à la dose de 4 à 6 pintes, qu'on élève peu à peu, suivant l'âge, le sexe et la force du malade. On en prescrit jusqu'à 12 pintes par jour.

Sept à huit pintes sont prises à l'état liquide, le reste à l'état caillé. On le donne légèrement tiède, à la température de 38° à 40° C.; on doit se garder de le chauffer jusqu'à 100°, attendu qu'à cette température la caséine perdrait une partie de son action.

Il est nécessaire pendant cette cure de surveiller l'intestin et de combattre la constipation qui en résulte souvent. Sous l'influence d'un pareil régime, on verrait au bout de deux à trois jours cesser l'amaigrissement, puis la faiblesse du malade. Le sucre baisserait d'abord dans l'urine, puis disparaîtrait, sauf toutefois dans les cas graves.

C'est vers le quatorzième ou quinzième jour que surviendrait cette disparition, que Dongkin a constatée dès le quatrième jour. En même temps que la glycosurie diminue, baisserait la pesanteur spécifique de l'urine, qui tombe rapidement à la normale et même au-dessous.

Si la cure a réussi, le malade continue encore l'usage du lait pendant quinze jours à six semaines.

Au bout de ce temps commence la seconde partie du traitement. On diminue alors peu à peu l'usage du lait et l'on ajoute au régime de la viande, des végétaux à l'un des repas, puis aux deux repas.

---

1. Dongkin, *On the relation between diabetes and food and application to the treatment of the disease*, p. 86, London, 1875.

Si la glycosurie reparaît sous l'influence de ce nouveau régime, il faut le supprimer et revenir à l'usage du lait. Il convient de prescrire simultanément des promenades, de l'exercice, etc.

Cette deuxième partie de la cure, qui consiste dans le retour du malade au régime habituel, est souvent fort longue et ne dure pas moins de deux mois. Elle nécessite, de la part du médecin, une série d'investigations presque continues.

Ce n'est qu'au bout de deux à trois mois qu'on arrive à prescrire au malade le régime ordinaire, et encore doit-on lui conseiller, dit Dongkin, d'être pendant bien longtemps sobre de féculents et d'éviter toutes les préoccupations.

La cure lactée, au dire même de l'auteur anglais, ne réussit pas dans tous les cas. Lorsque le diabète est avancé, on ne doit pas s'attendre à la guérison. Mais, même dans ces cas, la cure lactée serait encore utile; elle diminuerait la glycosurie, enrayerait momentanément la marche de la maladie et combattrait heureusement les complications thoraciques.

Il est peu de diabétiques, selon Dongkin, qui ne se trouvent bien de cette cure.

La diète lactée, ainsi comprise, aurait l'avantage de fournir au patient le sucre de lait et la caséine qu'il s'assimile, et de le priver par l'écrémage des substances graisseuses qui, au dire de Dongkin, augmenteraient l'élimination du sucre.

Ce traitement par la diète lactée se rapproche beaucoup du traitement par la diète carnée, mais il lui est, pour nous, manifestement inférieur. Il fournit bien au malade des aliments nécessaires aux dissociations azotées, mais il permet l'introduction de substances sucrées susceptibles de subir la transformation glycogénique, et, de plus, il prive le malade des matières grasses si utiles à l'entretien des forces et des différentes combustions dont l'organisme est le siège.

A un point de vue purement théorique, on ne peut donc que blâmer un tel régime. L'observation clinique ne nous semble pas devoir lui être plus favorable.

Kulz[1] a repris les expériences de Dongkin et ses résultats sont loin de confirmer les assertions de l'auteur anglais. Nous avons nous-même pu observer les résultats du traitement du diabète par le lait écrémé et, comme Kulz, nous n'avons pas observé un seul cas de guérison par le fait de ce régime. Chez la plupart des malades qui en avaient fait usage, comme chez la malade de notre observation 65, le diabète a bien paru s'amender momentanément ; mais il a repris aussitôt après la suspension du régime, et la glycosurie a reparu avec une intensité égale, sinon supérieure, à celle qui existait auparavant. Nous ne saurions donc accorder au traitement du diabète par le lait écrémé la confiance que lui accorde Dongkin.

D. *Diète carnée.* — C'est Cantani qui a formulé d'une façon précise les principes qui doivent présider à l'institution de la diète carnée. Cette diète est constituée par la suppression de toutes substances alimentaires autres que les substances albumineuses et graisseuses. Il y ajoute l'acide lactique, destiné à faciliter la digestion des substances azotées ; cet acide aurait en outre la propriété de pouvoir être utilisé par l'économie comme élément de combustion.

Dans l'esprit de Cantani, les graisses sont destinées à remplacer le sucre, c'est-à-dire à subvenir aux différents besoins de l'économie, à fournir aux combustions hydrocarburées dont elle est le siège. Les substances albuminoïdes ont pour but de faire face aux dépenses exagérées des dissociations azotées que crée le diabète.

La diète carnée doit être suivie avec la plus grande sévérité

1. Kulz, *Experimentelles über Diabetes* in *Deutsch. Zeitschr. f. prak. Med.* 1876.

et continuée pendant un temps assez long, un, deux mois et même plus. Ce n'est qu'au bout de ce temps, et lorsqu'on constate la disparition du sucre, qu'on peut revenir petit à petit au régime ordinaire. On conseillera au malade l'usage de quelques légumes, augmentant et diminuant suivant le besoin la quantité des choses permises.

Cantani pense que, sous l'influence de ce régime, le foie perdra l'habitude de cette surexcitation en vertu de laquelle il fait du glycogène en excès, l'hypersécrétion glycogénique devant arriver peu à peu à s'atténuer faute d'aliments.

C'est cette idée théorique qui a servi de base à l'institution de la diète carnée, telle que l'a formulée Cantani. Le régime est, comme on le voit, tout aussi exclusif que la diète lactée, et supprime complètement les fécules. Est-il sans danger? Les résultats en sont-ils satisfaisants?

Théoriquement, on doit reconnaître que la diète carnée est tout à fait rationnelle. Pratiquement, les résultats qu'elle nous a donnés chez quelques-unes de nos malades, bien que moins satisfaisants que ceux de Cantani, ne sont toutefois pas à dédaigner. Dans aucun de nos cas nous n'avons vu la diète carnée amener la guérison, mais chez la malade de notre observation 16, sous l'influence de cette diète, la polyurie et la glycosurie se sont notablement amoindries. La quantité d'urine est tombée de 6 litres à 2, et le chiffre du sucre éliminé par les urines n'a plus été que de 15 à 20 grammes par litre. Chez une autre (Obs. 66), la densité de l'urine baissa notablement, et la malade reprit momentanément de l'embonpoint (4 kilog.); mais la marche du diabète n'en fut pas moins continue et la malade succomba avec les signes d'un ramollissement pulmonaire. On ne ne saurait, en présence de faits analogues, hésiter à rejeter les assertions par trop optimistes de Cantani.

Il y a plus; nombre de médecins non seulement contestent

à la diète carnée l'efficacité que lui attribue Cantani, mais n'hésitent pas à la regarder comme dangereuse.

Jaenicke[1], Caplick[2], Bond[3] et Windle ont constaté que, sous l'influence de la diète carnée, on voit apparaître dans l'urine toutes les réactions que donne l'acétone. Aussi redoutent-ils que le régime par trop azoté ne devienne une cause de l'acétonémie.

Ebstein[4] incrimine d'autre part la diète carnée qui aurait pour fâcheux privilège la nécrose de l'épithélium rénal, nécrose qui, selon cet auteur, deviendrait le point de départ de l'acétonémie.

Enfin, d'après les recherches de Auerbach[5], un régime trop azoté augmente l'acidité des sucs organiques ou plutôt diminue leur alcalinité. De là dans les cas de diabète une cause d'exacerbation de la maladie. Cet auteur note en effet que, par suite d'une alimentation trop riche en substances azotées, il se forme dans l'économie de l'acide sulfurique ou de l'acide phosphorique en excès, qui se saturent aux dépens des bases organiques et sont éliminés par les urines à l'état de phosphates et de sulfates.

Nous croyons que ces griefs, formulés contre la diète carnée, n'ont peut-être pas toute la valeur que leur prêtent leurs auteurs ; mais ce que l'on ne peut contester, c'est la difficulté qu'on éprouve à continuer longtemps l'usage de ce régime. Sous l'influence de cette alimentation exclusive, on

1. Jaenicke, *Beiträge zur sogennanten Acetonämie bei Diabetes mellitus* in *D. Arch. f. klin Med.*, p. 108.
2. Caplick, *Uber Diabetes mellitus, Inaug.-Diss.*, Kiel, 1882.
3. Bond and Windle, *Diabetes terminating by coma* in *Dub. Journ.*, t. XXVI, p. 112, Aug. 1883.
4. Ebstein, *Weiteres über Diabetes mellitus insbesondere über die Complikation desselben mit Typhus abdominal* in *Arch. f. klin. Med.*, XXX, 1881. — *Ueber Drusenepithel nekrosen beim Diabetes mellitus mit besonder Berucksichtigung des diabetischen Koma* in *Deutsch. Arch. f. klin. Med.*, XXVIII, p. 143, 1881.
5. Auerbach, *Ueber die Saurewirkung des Fleischnahrung* in *Virchow's, Arch.* XCVIII, p. 512.

voit rapidement se produire des troubles gastro-intestinaux, une répugnance invincible qui force d'en suspendre l'emploi. Aussi n'hésitons-nous pas, en présence des résultats assez incomplets qu'elle donne, à blâmer la diète carnée, ou plutôt à en blâmer l'usage trop prolongé.

E. *Diète rationnelle non exclusive.* — Les régimes diététiques que nous venons de passer en revue ont un caractère commun, c'est leur exclusivisme. Ils n'ont qu'un but, empêcher l'entrée des fécules dans l'organisme, remplacer les substances alimentaires qui en contiennent par des substances capables de subvenir à leur place aux différents besoins de l'économie. Atteignent-ils ce but? Deux d'entre eux ne l'atteignent qu'incomplètement. Le gluten en effet, quelle qu'en soit la pureté, contient toujours, ainsi que nous l'avons dit, d'assez grandes proportions de fécules, et le lait, qu'il soit ou non écrémé, renferme du sucre de lait, substance éminemment transformable et l'analogue des matières féculentes. Les diètes carnée et graisseuse peuvent donc seules revendiquer le privilège de mettre l'organisme à l'abri de toute substance féculente; mais cette propriété n'a qu'une valeur, en somme, bien secondaire, depuis qu'il reste avéré que le foie des diabétiques est plus ou moins apte à transformer en glycogène toute substance alimentaire, qu'elle soit féculente, graisseuse ou azotée. On ne peut nier toutefois que, sous l'influence de l'un ou de l'autre de ces régimes, on ne voie diminuer l'intensité de la glycosurie, baisser le chiffre du sucre éliminé par les urines. Ce résultat n'est pas à dédaigner et parfois peut être utile, lorsqu'il s'agit de mettre l'individu à l'abri de la glycémie, lorsque la glycosurie est trop intense, lorsqu'il s'agit de tenter une opération. Ce bénéfice obtenu, les avantages que donne la continuation de tels régimes ne sauraient contrebalancer les inconvénients qui résultent pour un individu atteint de diabète de leur usage trop prolongé. En présence des accidents qu'ils peuvent provoquer, nous repoussons formellement l'emploi absolu et continu de ces régimes. Pour nous, nous le déclarons hautement, le régime diététique du diabétique doit être rationnel et non exclusif. Que dans certains cas on ait momentanément recours à l'un de ces régimes, surtout à la diète carnée ou à la diète au gluten, de manière à faire baisser la glycosurie, à reconnaître la nature du diabète, nous n'y contreviendrons pas. Mais ce genre d'alimentation ne doit être que de courte durée.

Le régime diététique qui nous paraît le mieux convenir au diabétique, celui que nous conseillons toujours, c'est le régime ordinaire mitigé, régime dont on exclura les fécules avec plus ou moins de sévérité, suivant la gravité de l'affection.

En se conformant à ce précepte, on ne modifiera que dans certaines mesures le régime alimentaire auquel le malade est habitué depuis longues années; on ne l'astreindra pas à un genre d'alimentation nouveau qui ne peut qu'entraver le fonctionnement régulier des différents organes, ou provoquer l'apparition d'accidents ou de complications plus ou moins graves.

Nous nous contentons le plus souvent de prescrire aux malades diabétiques l'usage de croûte de pain grillé. Nous les engageons à en peser la quantité, à la restreindre ou à l'augmenter suivant le besoin.

Nous supprimons, autant que faire se peut, les aliments féculents, les remplaçant par des légumes verts.

Nous conseillons les œufs, les viandes, les graisses, le poisson.

Nous recommandons, pour boisson, de vieux vins, coupés d'eau, le café, le thé.

Nous n'hésitons pas à permettre aux malades de prendre

de l'alcool, avec réserve toutefois; car il ne faut point oublier que le foie de tout diabétique est plus ou moins lésé et que, ainsi que nous l'avons démontré, la cirrhose atrophique est fréquente chez ces malades.

Si ce régime rationnel n'est point suffisant pour modérer l'intensité du diabète, nous conseillons de temps à autre, pendant une quinzaine de jours, trois semaines, l'usage du gluten, de la graisse en excès. Nous ne sommes même pas éloigné dans ces cas de soumettre momentanément nos malades à la diète carnée ou lactée.

II. — TRAITEMENT PHARMACEUTIQUE.

Nous n'avons pas l'intention de faire ici la revue complète de l'interminable série des médicaments préconisés contre le diabète. Ce travail, nous l'avons déjà fait dans notre *Traité général du diabète*, et il serait sans intérêt de le répéter à aussi courte échéance. Ce que nous voulons, c'est montrer, en nous appuyant surtout de notre expérience personnelle, la manière dont nous comprenons le traitement général de la maladie, tout en essayant, chemin faisant, de juger à leur juste valeur certaines médications plus spécialement vantées dans ces derniers temps.

A ce point de vue, nous admettrons deux grandes classes de médicaments : ceux que nous appellerons les *antidiabétiques complets*, et ceux que nous désignerons par opposition sous le nom d'*antidiabétiques incomplets*, ceux-ci pouvant être subdivisés en deux sous-variétés : les inutiles et les dangereux.

Les antidiabétiques *complets* doivent réunir les six propriétés suivantes :

1° Faire baisser le chiffre du sucre ;

2° Faire baisser le chiffre de l'urée ;

3° Diminuer la polyurie ;

4° Provoquer le retrait du foie ;

5° Arrêter l'amaigrissement ;

6° Faciliter le retour de l'embonpoint.

La réunion de cet ensemble d'effets thérapeutiques est nécessaire pour mériter au médicament le nom de complet ; s'il ne possède qu'une ou quelques-unes de ces six propriétés fondamentales, il entre dans la classe des antidiabétiques incomplets, et dès lors son emploi devient discutable et sujet à caution. Car il n'est pas indifférent chez un diabétique de faire baisser isolément le sucre ou la polyurie, ou d'agir d'une manière intempestive sur le foie ou sur l'embonpoint. Or, nous ne connaissons que peu de médicaments véritablement dignes de ce nom d'antidiabétiques complets : ce sont les alcalins, l'opium et l'arsenic, auxquels il faut joindre les eaux minérales qui doivent leur action à leurs bases alcalines.

Les antidiabétiques *incomplets* sont au contraire innombrables. Toute substance qui a paru capable de modifier d'une façon plus ou moins heureuse quelqu'un des symptômes cardinaux du diabète et en particulier la polyurie ou la glycosurie, a été recommandée et employée avec empressement dans le traitement de cette maladie. Pour certains, diminuer la quantité d'urine ou de sucre éliminé par les reins paraît être toute la question à résoudre ; on s'imagine avoir amélioré ou guéri le diabétique parce qu'on aura abaissé à 1500 ou 2000 cc. la proportion d'eau rendue ou qu'on aura supprimé la glycosurie. Sans doute cette diminution de la polyurie, cette disparition du sucre, sont les effets qu'on est en droit de chercher et d'attendre d'une médication bien dirigée. Mais encore faut-il tenir compte des conditions dans lesquelles on aura obtenu un pareil résultat. On ne fait pas attention que la polyurie et la glycosurie ne sont que les symptômes d'une perversion morbide, d'un trouble général de l'organisme, et que faire disparaître ces symptômes sans en modifier la cause première, c'est poursuivre un but à coup sûr illusoire et peut-être dangereux. On comprend à la rigueur qu'en présence d'une polyurie excessive et qui fatigue la malade, on cherche à en restreindre l'abondance; mais s'attacher uniquement à faire baisser la proportion d'urine pour diminuer la glycosurie, et surtout supprimer brusquement l'excrétion du sucre, c'est exposer le malade à des accidents graves, dont les antidiabétiques incomplets doivent être souvent et justement rendus responsables.

Il convient donc d'opposer en tous points cette deuxième classe de médicaments aux antidiabétiques complets. Non seulement ils n'ont pas l'action directe de ceux-ci sur l'évolution intime du processus diabétique, et par suite n'offrent aucune utilité réelle, mais encore ils peuvent par un emploi intempestif devenir la source de complications et d'accidents divers, sans compter ceux qui, comme le jaborandi par exemple ou la digitale, sont toujours et radicalement des moyens dangereux.

A. — *Antidiabétiques complets.*

I. *Alcalins.*—Les alcalins ont de tout temps été considérés comme les médicaments par excellence du diabète, contre lequel ils ont été presque tous prescrits avec succès. On a tour à tour préconisé les sels de soude, de potasse, de chaux, de magnésie et dans ces derniers temps ceux d'ammoniaque et de lithine.

1° *Sels de soude.* — Ceux que nous avons le plus volontiers ordonnés à nos malades sont les sels de soude, de préférence le bicarbonate de soude et dans certains cas le salicylate de soude.

a). — *Bicarbonate de soude*. — Le bicarbonate de soude nous paraît être le médicament par excellence du diabète et nous sommes étonné de voir que Frerichs lui dénie presque toute valeur thérapeutique.

Nous le donnons à la dose de 4 à 6 grammes par jour pendant quinze jours, un mois. Nous le faisons d'ordinaire prendre en deux ou trois fois, 2 grammes par exemple à chaque repas, dans un verre d'eau rougie.

Pris à cette dose, il agit sûrement, fait baisser dans d'énormes proportions le chiffre du sucre; il n'est pas rare de voir ce chiffre tomber de 60 à 40, 30 et même 20 grammes par litre en quinze jours. En même temps que baisse le chiffre du sucre et de l'urée, on voit diminuer la quantité des urines et s'arrêter l'amaigrissement.

Ce sel peut être, à cette dose, continué pendant assez longtemps chez des diabétiques déjà débilités, sans qu'on ait à redouter les accidents qui parfois se manifestent sous l'influence des eaux minérales, lesquelles sont d'autant plus actives, il ne faut pas l'oublier, qu'elles ne contiennent pas seulement le bicarbonate de soude comme élément minéralisateur.

Le bicarbonate de soude n'est pas seulement utile comme modificateur du diabète; il sert encore à apprécier l'intensité d'un diabète dont on ne connaît pas la gravité. Il doit toujours être administré lorsqu'on est consulté par une malade atteinte de cette affection. Son action sera d'autant plus active et plus intense que le diabète sera moins grave.

S'il reste sans effet, ou s'il ne produit que des effets insignifiants, c'est-à-dire s'il ne modifie que dans de faibles proportions la glycosurie, on peut être assuré que le diabète est grave, et il faut s'attendre à voir se manifester dans un avenir plus ou moins rapproché les différentes complications qui y affèrent; nous voulons parler de l'anémie et des diverses lésions organiques si fréquentes chez les diabétiques.

Bien que le bicarbonate soit pour nous le type du médicament antidiabétique complet, bien qu'il agisse, comme les autres médicaments de même nature, en ralentissant le travail des dissociations organiques, il ne possède pas cependant cette propriété au même degré que les eaux minérales. C'est pourquoi il doit de préférence à ces eaux être prescrit, lorsqu'on veut modifier l'état d'une diabétique déjà cachectisée; dans les cas où l'on veut obtenir une rapide diminution du sucre en prévision d'une opération jugée nécessaire; lorsqu'enfin l'état du malade est trop grave pour lui permettre de se rendre à des eaux dont il lui serait du reste dangereux de faire usage.

b). — *Salicylate de soude.* — Il est des cas toutefois où le bicarbonate de soude sera avantageusement remplacé par un autre sel de soude, le salicylate, par exemple. Le salicylate de soude est loin d'avoir fait ses preuves comme le bicarbonate. Son apparition dans la matière médicale est toute récente et sa réputation comme médicament date d'hier.

Ebstein[1] le premier chercha à utiliser l'acide salicylique dans le traitement du diabète; mais il n'eut à enregistrer que d'assez médiocres résultats.

Muller a vu chez deux malades de Bartels cesser momentanément tout symptôme diabétique à la suite de l'ingestion du salicylate. Les symptômes du diabète disparaitraient d'autant plus rapidement que les doses seraient plus élevées ou plus longtemps prolongées. Muller l'administrait à la dose de 8 à 16 grammes par jour. Il signale toutefois de nombreux troubles nerveux, portant sur la sensibilité, la motilité et l'intelligence, survenus sous l'influence de ce mé-

---

1. Ebstein, *Zur Therapie des Diabetes mellitus insbesondere mit die Anwendung des salicylsauren Natron bei demselben,* in *Berl. klin. Wochensch.,* XIII, 24, 1876.

dicament pris à dose aussi élevée ; mais ces troubles, dit-il, disparaissaient rapidement avec la cessation du médicament[1].

Ryba et Plummert[2] l'ont conseillé à dose moins forte, 5 à 8 grammes par jour, et ils auraient obtenu sur quatre malades de la clinique de Halle d'excellents résultats. Toutefois ils reconnaissent que ce médicament ne peut être prescrit avec chance de succès que dans les cas de diabète récent. Quand il s'agit de diabètes plus anciens, l'amélioration n'est que relative. Mais on voit toujours sous l'influence du salicylate baisser le chiffre du sucre. Lorsque le diabète est très ancien le résultat serait tout à fait nul.

Le salicylate ne limiterait pas seulement son action à la glycosurie ; il ferait également baisser le chiffre de l'urine dans les vingt-quatre heures et s'opposerait à l'amaigrissement.

Kamen[3] reprit ces expériences sur les diabétiques de la même clinique ; il chercha à préciser la dose nécessaire à l'action du médicament.

Il résulte de ses recherches que la même dose ne produit pas nécessairement chez tous les malades des symptômes d'intoxication ; que pour certains diabétiques le salicylate est toxique à la dose de 8 grammes, déterminant des troubles gastriques et des troubles nerveux divers. Kamen reconnaît que ce sel possède bien réellement les propriétés signalées par Muller, Ryba et Plummert. Il a été frappé de l'arrêt qu'il opposait à la marche de l'amaigrissement, même quand il ne modifiait que médiocrement la glycosurie.

Cruppi, donnant le salicylate à la dose de six grammes par jour à deux diabétiques, a obtenu la guérison, qui se main-

1. Muller, *Berl. klin. Wochensch.*, XIV, 3, 4, 1877.
2. Ryba et Plummert, *Zur Behandlung des Diabetes mellitus mit salicyls. Natron*, in *Prag. med. Wochench.*, II, 19, 20, 21, 1877.
3. Kamen, *Zur Behandlung des Diabetes mellitus mit salicylsauren Natron*, in *Prag. med. Wochensch.*, 17, 18, 1880.

tint chez l'un pendant six mois et chez l'autre pendant deux ans; mais il avoue que les résultats ne sont pas toujours aussi heureux, puisque chez cinq autres malades il n'y eut, à la suite de l'ingestion du salicylate de soude, aucune amé_lioration.

Ricklin, Furbringer [1] sont loin d'accorder à l'action du salicylate de soude dans le traitement du diabète une aussi grande valeur. Furbringer reconnaît néanmoins que, si son action sur la glycosurie n'est pas complète, on voit sous l'influence de ce médicament diminuer les pertes en urée et s'arrêter l'amaigrissement.

Les recherches plus récentes de Peters, de Renzi, de Capplick, ainsi que celle de Buzzard [2] et de Squire [3], confirment les faits avancés par Muller et consacrent l'action favorable du salicylate de soude dans la majorité des cas de diabète qu'ils ont observés. Frerichs partage tout à fait la manière de voir de ces auteurs.

Buzzard et Squire croient le salicylate surtout utile dans les cas de diabète symptomatique de névralgie. Nous le croyons, nous, surtout utile dans les cas de diabète lié à la diathèse goutteuse. Nous l'avons plusieurs fois employé, tantôt dans le diabète essentiel, tantôt dans le diabète goutteux. Il nous a rendu des services dans les deux cas; mais, dans le diabète essentiel nous lui préférons le bicarbonate de soude; il nous paraît devoir être réservé au traitement du diabète goutteux. Nous l'avons prescrit chez plusieurs de nos femmes atteintes de diabète, chez lesquelles il s'était antérieurement produit des manifestations articulaires goutteuses, ou chez lesquelles on pouvait, vu les antécédents, soupçonner la nature goutteuse du diabète, et

---

1. Ricklin, *De l'acide salicylique dans le trait. du diabète* in *Gaz. Paris*, 9, 1878.
2. Buzzard, *A case of. symmetrical sciatica in a diabetic patient, treatment by salicylate of soda* in *The Lancet*, 1, 8, p. 302, feb. 1882.
3. Squire, *The treatment of diabetes* in *Practitionner*, XXVIII, p. 346, 1882.

nous nous en sommes très bien trouvé. Son action est d'autant plus efficace dans ces cas que, tout en agissant comme alcalin par sa base, il peut être à juste titre considéré comme un des plus puissants éliminateurs de l'acide urique. Or, on ne doit point oublier le rôle important que joue dans l'apparition de toute manifestation goutteuse l'excès d'acide urique ; aussi n'est-il pas étonnant que cette variété de diabète, due peut-être à un excès d'acide urique, cède plus facilement à l'action du salicylate de soude qu'à l'action du bicarbonate.

Pour obtenir des résultats satisfaisants du salicylate de soude administré dans ces cas spéciaux, il faut le donner à petites doses, comme nous le prescrivons dans les cas de goutte chronique, de manière à pouvoir en prolonger l'usage pendant plusieurs semaines. C'est pour arriver à ce but que nous ne dépassons guère la dose quotidienne de $0^{gr},50$ à un ou 2 grammes par jour, pris aux repas pendant quinze à vingt jours.

c). — *Benzoate de soude.* — Le benzoate de soude a été étudié dans le traitement du diabète par Furbringer, Cruppi[1], Gæthgens[2]. Son action est à peu près la même que celle du salicylate, mais beaucoup moins marquée.

2°. *Sels de potasse.* — Les sels de potasse, bien que moins utiles à notre avis que les sels de soude, trouvent dans certains cas un emploi tout à fait légitime. Ceux qu'on prescrit le plus souvent sont le bromure de potassium et l'iodure de potassium.

a). — *Bromure de potassium.* — Le bromure de potassium, conseillé d'abord par Begbie, dont nous avons nous-même recommandé l'emploi dans notre *Traité du diabète* et sur

1. Cruppi, *Zur Therapie des Diab. mel. insbesondere über Wirksamkeit des salicyls. Natr. bei demselben. Inaug. Dis.* Gœtting., 1879.
2. Gæthgens, *Ueber den Stoffwechs. eines diabetikers verglichen mit dem eines Gesunden. Inaug. Diss.*, Dorpat, 1866.

lequel Furbringer, Friedreich, Cantani et Barr ont appelé l'attention, a eu une sorte de renouveau, grâce au travail de Felizet. Mais il est loin d'avoir tenu les promesses qu'on était en droit d'en attendre d'après les résultats en apparence si démonstratifs signalés par ce chirurgien.

Le bromure de potassium, comme les sels de soude, comme tous les autres alcalins, n'est pas sans modifier dans certains cas d'une façon très heureuse les symptômes du diabète. Nous avons plusieurs fois vu sous son influence baisser le chiffre du sucre, s'atténuer la polyurie. Nous avons parfois même constaté, comme avec le bicarbonate de soude, des guérisons passagères. Mais l'administration de ce sel présente de graves inconvénients qu'on n'a point à redouter avec le bicarbonate de soude. Il déprime trop fortement le système nerveux, et l'on sait combien est déjà naturellement grande la dépression des diabétiques. Nous avons vu de nombreuses malades chez lesquelles il avait même provoqué des accidents sérieux ; ainsi plusieurs de nos malades présentèrent des symptômes d'affaissement tellement marqués après l'usage de ce médicament, que l'une d'entre elles (Obs. 13) craignit de devenir idiote. Malgré ces inconvénients, on ne doit pas bannir absolument le bromure de potassium du traitement du diabète. Il trouve parfois son application, à la condition de ne pas l'employer à des doses excessives, comme on l'a fait dans ces dernières années, alors qu'on en prescrivait 8 et 10 grammes par jour. Pris à la dose de 2 à 4 grammes au plus, il combattra avantageusement le diabète des individus nerveux et impressionnables qui se rencontre fréquemment chez les femmes. Il agit à la fois dans ces cas comme sédatif et comme sel alcalin.

b). — *Iodure de potassium.* — Un autre sel de potasse qui peut trouver son indication dans le traitement du diabète est l'iodure de potassium, recommandé par Dickinson. Dickinson aurait vu sous l'influence de ce sel baisser le chiffre du sucre et diminuer la polyurie. Mais nous croyons qu'il faut en réserver l'emploi au traitement du diabète syphilitique ; il agirait dans ces cas contre la cause même du diabète, en faisant disparaître les lésions cérébrales de nature spécifique. Dans le traitement du diabète vulgaire, ce médicament nous paraît plus nuisible qu'utile, puisque, ainsi que le constate Dickinson, il augmente l'amaigrissement, ce qu'il faut éviter à tout prix.

3° *Sels ammoniacaux.* — Les sels ammoniacaux employés dans le traitement du diabète ont été récemment l'objet de recherches spéciales de la part de Guttmann. Les résultats que signale cet auteur, sans être merveilleux, ne sont pas tout à fait à dédaigner. Le carbonate d'ammoniaque, continué pendant trente jours à la dose de 20 grammes par jour, aurait fait baisser de 7/8 le chiffre du sucre, et cette amélioration se serait maintenue après la cessation du traitement. Elle se serait même plus nettement accusée après que pendant le traitement, preuve indéniable de l'action persistante qu'exercent sur la puissance de transformation des cellules organiques les alcalins alors que l'on vient à en suspendre l'usage. C'est du reste ce que nous avons avancé dans notre *Traité de la goutte*.

Malgré les résultats satisfaisants que donnerait le carbonate d'ammoniaque, nous préférons le bicarbonate de soude ; et la préférence que nous accordons à ce médicament, contrairement à l'opinion de Frerichs, se légitime à tous les points de vue. Il est des plus actifs, et il a sur les autres sels alcalins l'avantage de pouvoir être continué pendant un temps fort long, de pouvoir être repris fréquemment, sans exposer le malade aux accidents parfois légers, mais toujours regrettables, que provoquent ces sels. Il ne réclame pas comme le salicylate de soude l'intégrité absolue des reins ;

il ne déprime pas le système nerveux, comme le bromure de potassium; il ne provoque pas l'amaigrissement souvent rapide que détermine l'iodure de potassium; il n'a pas l'inconvénient des sels de lithine pour lesquels l'estomac devient si facilement intolérant; il ne donne pas lieu comme les sels de magnésie au catarrhe intestinal qui en restreint souvent l'emploi. Pour toutes ces raisons et sauf des indications spéciales à remplir, il nous paraît devoir être choisi comme le médicament par excellence du diabète.

Quel en est donc le mode d'action? Il est le même que celui de tous les autres sels alcalins, qui n'agissent sur le diabète qu'en raison de la propriété modératrice qu'ils possèdent de ralentir la puissance de dissociation des cellules organiques.

Nous nous sommes longuement étendu, dans notre *Traité de la goutte*, sur cette propriété des cellules organiques qui président à la nutrition en provoquant la dissociation des substances azotées, féculentes ou graisseuses. Nous avons établi que c'est à l'exagération de cette force de dissociation des substances azotées qu'est due la formation en excès de l'urée et de l'acide urique, caractéristique essentielle du processus goutteux.

Nous avons d'autre part démontré, à l'aide de recherches longues et minutieuses, que les alcalins n'ont pas d'autre propriété que de ralentir le pouvoir de dissociation que possèdent les cellules, et nous avons fait voir que sous l'influence de ces médicaments on voit baisser le chiffre de l'urée, de l'acide urique. Nous n'y reviendrons pas.

Dans le diabète, c'est sur les cellules hépatiques qui président à la dissociation des matières féculentes que porte le trouble nutritif. Leur force de dissociation exagérée atteint un tel degré que les matières graisseuses et azotées elles-mêmes finissent par subir la transformation glycogénique.

C'est comme agents modérateurs de ce trouble fonctionnel que les alcalins sont utilement prescrits ; leur mode d'action est le même dans le diabète que dans la goutte. Ils ralentissent le travail de transformation dont l'exagération constitue la caractéristique du diabète. Ce qui prouve bien que tel est leur mode d'action, c'est que, si l'on dépasse la mesure, si on les emploie pendant trop longtemps, on verra leur action se faire sentir sur les cellules qui président à la dissociation des matières azotées : d'où cet amaigrissement rapide qui survient parfois à la suite d'une cure d'eau trop énergique, cette anémie grave, prélude à peu près certain de complications organiques, que nous avons eu si souvent l'occasion de constater au retour de saisons faites à Vichy ou Carlsbad. Ce qui prouve bien que les alcalins, chez les diabétiques comme chez les goutteux, n'agissent qu'en raison de leur action modératrice, et non point, ainsi que le voulait Mialhe, comme agents comburants, c'est que sous leur influence et alors que s'atténue le diabète, alors que baisse la glycosurie, on ne voit point augmenter le chiffre des combustions, ni l'acide carbonique se former en excès.

II. *Opiacés (Extrait thébaïque, morphine, codéine).* — L'opium, que nous avons déjà tout particulièrement recommandé, dans notre *Traité du diabète*, peut à juste titre être considéré comme un des meilleurs médicaments antidiabétiques. A l'égal des sels alcalins, il peut être classé parmi les médicaments antidiabétiques complets, il retarde l'amaigrissement, diminue l'intensité de la polyurie, fait baisser le chiffre du sucre. Aussi n'est-il point étonnant qu'il ait toujours occupé une place importante dans la matière médicale ressortissant au traitement du diabète.

Il a dans ces derniers temps été spécialement étudié à ce point de vue par Rossbach, Senator, Dickinson, dont nous avons cité les recherches dans notre *Traité du diabète*, et récemment encore par Furbringer[1], Pepper[2], Cantani[3], Caplick et enfin par Frerichs[4].

C'est l'opium en nature ou l'extrait thébaïque qui nous a donné les meilleurs résultats. Il nous semble bien préférable à la morphine et à la codéine. Toutefois nous n'avons pas, comme Frerichs, vu survenir d'accidents par le fait de l'usage de la morphine.

La morphine avait même, dans six cas sur sept, donné d'excellents résultats à Caplick[5]. Son action fut parfois si énergique que, en quelques jours, la glycosurie avait cessé. Cet auteur préconise surtout les injections sous-cutanées.

La codéine, au dire de certains auteurs, Squire[6], A. Smith[7], Shingleton, ne serait pas moins efficace. Mais Lindsay[8] et Frerichs contestent les propriétés de cet alcaloïde qui pour eux serait sans efficacité contre le diabète.

Nous prescrivons l'extrait thébaïque à la dose de 5 centigrammes par jour, nous dépassons rarement cette dose, nous le donnons sous forme de pilules de $0^{mm},025$, matin et soir. Nous l'associons généralement soit aux alcalins, soit à l'arsenic ; nous le conseillons rarement seul ; rarement aussi nous en prolongeons l'emploi. Nous le donnons pendant quinze à vingt jours, puis nous le suspendons, quitte à y revenir, si nous le jugeons à propos au bout d'un certain temps.

Nous le prescrivons dans toutes les formes du diabète, et

1. Furbringer, *Deutsch. Arch. f. klin. Med.*, XXI, 5 à 6, p. 409, 1878.
2. Pepper, *Saccharine Diabetes, New-York, Med. Record*, XVII, 2, 39, july 1880.
3. Cantani, *Loc. cit.*
4. Frerichs, *Loc. cit.*
5. Caplick, *Uber Diabetes mellitus. Inaug. Diss.*, Kiel, 1882.
6. Squire, *The treatm. of diabetes. Practitionner*, XXVIII, 5, p. 346, may 1882.
7. A. Smith, *Remarks on codein in the treatm. of diabetes. Brit. Med. Journ.*, juin 24, 1882, p. 933.
8. Lindsay, *Diabetic coma with some remarks on the pathology and treatment of diabetes. Dublin Journ.* XXXVI, p. 112, n. 142, p. 257, 1883.

n'avons jamais vu se manifester les accidents dont parle Dickinson, qui limite l'emploi de l'opium aux formes légères du diabète. Toutefois, il faut éviter de le donner d'une façon continue et surtout à haute dose à une période avancée, alors que s'est manifestée la cachexie diabétique, alors qu'il existe des complications graves, bien que certaines de ces complications, comme la diarrhée, paraissent en légitimer l'emploi. En le prescrivant dans ces conditions, on s'exposerait à voir survenir des accidents nerveux qui rappellent tout à fait les symptômes du collapsus cardiaque dont nous avons parlé plus haut, sinon ceux de l'acétonémie.

En dehors de son action toute spéciale sur les différents symptômes caractéristiques du diabète, et par conséquent de son influence heureuse sur la cause pathogénique du diabète, l'opium a l'avantage de modérer certains phénomènes d'excitation, de faire cesser l'insomnie si fréquente chez les diabétiques. Il est nécessaire, il est vrai, de combattre parfois l'influence fâcheuse qu'il exerce sur l'intestin en exagérant la tendance à la constipation habituelle chez ces malades. Aussi est-il bon, quand on administre l'opium, d'avoir recours à quelques purgatifs légers pris le matin (Eau de Pulna, de Birmenstorf, d'Hunyadi...) ou des lavements simples ou purgatifs.

Le mode d'action de l'opium est certainement de même ordre que celui des alcalins. Il agit sur les cellules organiques chargées de transformer en glycogène les matières féculentes, il en diminue la puissance d'action. C'est ainsi qu'il guérit l'hypersécrétion glycogénique. C'est en atténuant cette hypersécrétion, c'est en la faisant disparaître qu'il empêche l'amaigrissement, qu'il fait cesser la glycosurie et par suite la polyurie qui n'en est qu'une conséquence.

III. *Arsenic* (A. arsénieux, arséniate de soude, bromure d'arsenic). — La notoriété de l'arsenic comme médicament

antidiabétique est de date moins ancienne que celle des
alcalins et de l'opium. Nous ne reviendrons pas sur les
travaux dont il a été l'objet et que nous avons longuement
relatés dans notre *Traité du diabète*. Nous dirons seulement
que depuis lors nous l'avons fréquemment prescrit avec
succès. Il a été également employé par Furbringer, Heubner, Cantani, par Quinquaud, Clemens[1], Gilliford[2], Turner[3]
et Frerichs, mais avec des résultats fort dissemblables.

Tandis que Furbringer et Turner lui refusent toute action
antidiabétique, que Heubner et Cantani la lui contestent
d'une façon à peu près complète, rapportant aux troubles
digestifs qu'il provoque la diminution de la glycosurie qui
suit son ingestion, Quinquaud[4], Clémens, Gillifort le regardent
comme un médicament très utile dans le traitement du diabète. Notre pratique personnelle nous rapproche de ces derniers auteurs; il est peu des malades dont nous rapportons
plus haut les observations, qui n'aient été plus ou moins
longtemps, et à plusieurs reprises, soumises à l'action de
l'arsenic, et ce, avec le plus grand bénéfice. Dans tous ces
cas, nous avons vu l'arsenic agir dans le sens de l'opium
et des alcalins, c'est-à-dire comme un médicament antidiabétique complet, comme un médicament retardant l'amaigrissement, combattant avantageusement la glycosurie et la
polyurie.

Furbringer conseille l'arsenic sous forme d'acide arsé-

---

1. Clemens, *Bromarsenck, ein machtiges Heilmittel des Diabetes sowie d. Sogen. Zuckerkrankheit in allen ihren Formen. Allgem med. cent. Ztg.*, t. 1er, 4, 1882. — *Memoranda zur Pathologie u. Therapie d. Zuckerharnruhr*, Das 62.

2. Gilliford, *The arsenite of bromen and its use in the treatm. of diabetes mellitus*, New-York, *Med. Record*, XXIII, june 1883, p. 620.

3. Turner, *Diabetes mellitus peculiar development, Philad. med. und surg. Reports*, XLIX, II, sep. 1883, p. 287.

4. Quinquaud, *Act. des agents stéatogènes sur le diabète artificiel et le diabète spontané. C. r. de la Soc. de biologie*, p. 485, 1882. — *Bullet. Thérap.*, CIII, p. 241, sept. 30, 1881.

nieux à la dose de 0^{gr},004 à 0^{gr},015 par jour. Clemens, Gilliford et Turner donnent de préférence le bromure d'arsenic à la dose de 3 à 9 et même 12 gouttes par jour. Ce n'est qu'au bout de quinze jours qu'on voit se manifester les symptômes d'amélioration. Lorsqu'ils apparaissent, c'est-à-dire lorsque baisse la glycosurie, lorsque la polyurie devient moins intense ou disparaît, on diminue progressivement le chiffre des gouttes prises par le malade, avant de cesser tout à fait l'usage du médicament. C'est la liqueur de Fowler que nous prescrivons de préférence; c'est également la liqueur de Fowler que conseille Frerichs et dont se servent Heubner et Cantani.

Nous la conseillons à la dose de 15 à 20 gouttes par jour, rarement plus, et pour prévenir l'action parfois fâcheuse de l'arséniate de soude sur le tube digestif, pour prévenir la diarrhée, nous adjoignons volontiers à ces gouttes de Fowler 2 à 3 gouttes noires anglaises ou 4 à 5 gouttes de laudanum de Sydenham. C'est d'ordinaire avant le repas que nous faisons prendre ces gouttes. Le malade en continue l'usage pendant un temps plus ou moins long, qui varie suivant l'intensité du diabète, d'ordinaire pendant trois semaines au moins.

En même temps que l'arsenic nous conseillons fréquemment une des eaux minérales dont nous allons parler.

Au bout de ce temps nous cessons toute espèce de traitement, sauf indication spéciale, puis après un repos de durée variable, nous revenons, s'il en est besoin, à l'usage de la liqueur de Fowler. Bon nombre de nos malades ont fait dans le cours de la même année trois à quatre cures arsenicales. Dans certains cas, quand nous ne voyons pas le diabète s'amender d'une façon suffisante, nous suspendons momentanément l'usage de la solution de Fowler pour prescrire les sels alcalins.

Le mode d'action de l'arsenic est le même que celui de l'opium : ce médicament diminue l'intensité de l'hypersécrétion glycogénique; il enraye l'excès d'activité que possèdent les cellules qui président à la transformation des matières féculentes, c'est-à-dire les cellules hépatiques.

Les travaux que Quinquaud a entrepris sur les animaux pour démontrer l'exactitude de cette assertion ne laissent aucun doute à cet égard.

B. — Antidiabétiques incomplets.

C'est aux médicaments antidiabétiques incomplets que Frerichs donne à tort, à notre avis, le nom de médicaments antizymotiques. On ne saurait leur reconnaître à tous la propriété de s'opposer à la formation du sucre dans l'économie. Que certains, comme l'acide phénique, l'acide salicylique et l'iode jouissent de cette propriété, ce qui ne peut être accepté sans conteste, il en est d'autres, comme la valériane et le jaborandi, qui ne sauraient à aucun titre, être gratifiés d'un tel pouvoir. Aussi n'acceptons-nous pas la classification proposée par Frerichs.

Pour nous, les médicaments antidiabétiques incomplets sont caractérisés par la propriété réelle ou supposée qu'ils possèdent soit d'atténuer ou de faire disparaître l'un quelconque des symptômes caractéristiques du diabète, la soif, la polyurie, soit de favoriser l'élimination du sucre par l'un des nombreux émonctoires de l'économie, tels que les glandes cutanées ou gastro-intestinales.

Ces médicaments, bien que ne constituant pas de véritables médicaments antidiabétiques tels que nous les comprenons, sont utiles à connaître et rendent parfois d'éminents services.

On peut les diviser en deux grandes classes :

Ceux qui agissent sur la glycosurie ;

Ceux qui agissent sur la polyurie.

Les médicaments de la première classe peuvent être ainsi subdivisés :

1° Ceux qui agissent sur la glycosurie en empêchant la formation du sucre ;

2° Ceux qui agissent sur la glycosurie en favorisant l'élimination du sucre par d'autres voies que le rein ;

3° Ceux qui agissent sur la glycosurie en favorisant la combustion du sucre.

Les médicaments de la deuxième classe comprennent deux variétés :

1° Ceux qui diminuent la polyurie;

2° Ceux qui augmentent la sécrétion urinaire.

Première classe. — Modificateurs de la glycosurie. — 1° Médicaments qui agissent sur la glycosurie en empêchant la formation du sucre. — Ces médicaments, auxquels on pourrait conserver le nom d'*antizymotiques*, auraient la propriété de s'opposer au processus fermentescible qui préside à la formation du glycogène hépatique. Leur action porterait sur les matières féculentes, mais ne modifierait en rien le trouble fonctionnel du foie en vertu duquel s'exagère la transformation glycogénique. En les supprimant, on voit de suite reparaître l'hypersécrétion glycogénique, aussi intense et peut-être même plus intense qu'avant leur ingestion. On pourrait espérer toutefois qu'en prolongeant leur action on arriverait à modifier ce trouble fonctionnel, en le mettant dans l'impossibilité de se produire pendant un temps plus ou moins long. Malheureusement ces médicaments ne sont pas de ceux dont l'organisme tolère un usage longtemps prolongé.

Les principaux sont les acides phénique, salicylique, la teinture d'iode.

Les acides phénique et salicylique ont été dans ces dernières années l'objet d'études suivies de la part de Jany[1], Cruppi[2], Furbringer[3], Leber[4], Fischer[5], Ebstein[6], Peters[7], de Renzi[8], Caplick[9].

L'acide salicylique a plus généralement été prescrit à l'état de salicylate. Nous en avons étudié l'action plus haut et nous avons cherché à démontrer que, sous cette forme, c'est plutôt comme sel de soude qu'il agit. Nous avons cherché à en spécialiser l'emploi. Quelques médecins, comme Ebstein, l'ont prescrit à l'état d'acide, à la dose de 0,30 à 0,50, et l'on peut se convaincre, d'après les recherches de ces médecins, que le mode d'action de cet acide est le même que celui de l'acide phénique.

Sous l'influence de l'acide phénique, au bout de deux à trois jours, on voit diminuer et parfois cesser la glycosurie. C'est à la dose de 0,30 à 1,50 par jour que le conseille Furbringer. Cette disparition du sucre dans l'urine persisterait tant que durerait l'usage de ce médicament. Mais on ne peut en continuer longtemps l'ingestion, car il est mal supporté par l'estomac. Frerichs croit même que c'est à cette fâcheuse influence de l'acide phénique sur l'estomac qu'il faudrait rapporter la disparition du sucre. En excitant la muqueuse,

1. Jany, *Beiträge zur Casuistik des diabetischen Erkrankungen des Auges*, in *Berl. klin. Wochensch.*, XV, 4, 1878.

2. Cruppi, *Zur Therapie des Diabetes mellitus insbesondere über die Wirksamkeit des Salicyl. nat. Inaug. Diss.*, Göttingen, 1879.

3. Furbringer, *Deutsches Arch. f. kl. Med.* XXI, 5 et 6, p. 469, 1878.

4. Leber, *Ueber die Erkrankungen des Auges bei Diabetes mellitus*, in *Arch. f. Ophth.* XXI, 3, 1875, 206-207.

5. Fischer, *Ueber den Nutzen der Carbolsaure behandlung zur Ermoglichung operationen Eingreffe bei Diab.* in *Deutsch. med. Wochensch.*, 14, 1876.

6. Ebstein, *Zur Therapie des Diabetes mellitus insbesondere über die Anwendung der salycils. Natron*, in *Berl. klin. Wochensch.*, XIII, p. 24, 1876.

7. Peters, *Uber Natron salycilisaure beim Diab. mellitus. Inaug. Diss.*, Kiel, 1880.

8. De Renzi, *Studi di clinica medica completi durante l'anno scolastico, 1879-1880. Glucosuria e Diabete* in *Ann. unniv.* vol. 251, p. 174, 1881.

9. Caplick, *Ueber Diabetes mellitus.* Kiel, 1882.

cet acide provoquerait l'apparition d'un catarrhe gastrique,
et ce catarrhe, en diminuant l'absorption, ferait baisser l'apport au foie des substances destinées à la transformation
glycogénique. Nous n'irons pas jusqu'à nier toute action de
l'acide phénique sur la transformation glycogénique, comme
le fait Frerichs. Nous pensons même que ce médicament
peut être utilisé, ainsi que nous l'avons fait, à propos d'une
opération, comme le propose Fischer, lorsqu'il s'agit de faire
baisser rapidement le chiffre du sucre ; mais nous nous gar-
derons bien d'en prolonger longtemps l'usage. L'acide phénique est un médicament dangereux, puisqu'il trouble les
fonctions de l'estomac. Du reste, ce n'est point un médicament antidiabétique vrai, car il ne possède aucune des propriétés de ces médicaments et il suffit de le suspendre
pour voir dès le lendemain reparaître la glycosurie aussi
intense, plus intense même qu'avant son administration.

Nous en dirons autant de l'iode, soit sous forme de teinture, soit comme on l'a dans ces derniers temps prescrit, à
l'état d'iodoforme.

Il résulte des recherches de Moleschott[1] et de Posz[2], qui
ont surtout étudié les effets de l'iodoforme à la dose de 0,20
à 0,40 par jour, sous forme de pilules, que, si la glycosurie
paraît baisser sous l'influence de ce médicament, elle reparaît bientôt lorsqu'on vient à en suspendre l'usage. Posz
conseille d'en cesser l'emploi au bout de une à deux semaines,
de manière à éviter les accidents qu'il aurait vus se développer
sous l'influence de ce médicament trop longtemps prolongé
(anémie, salivation, diarrhée, tremblement, parésie). Frerichs a obtenu les mêmes résultats. Maragliano[3] est moins

1. Moleschott, *Iodoform gegen Diabetes mellitus*, in *Wien. med. Wochensch.*,
XXXII, 17, 18, 19, 1882.
2. P. Posz, *Iodoform in Diabetes* (*Arch. of med. New-York*, p. 116, 1884).
3. Maragliano, *Sulla terapia del diabete*, in *La Salute*, 43, 1882.

bienveillant encore que ces deux auteurs et il blâme l'emploi
de l'iode chez les diabétiques; il en regarde l'emploi comme
tout à fait inutile et souvent dangereux.

2° *Médicaments qui agissent sur la glycosurie en favorisant
l'élimination du sucre par d'autres voies que le rein. —
Pilocarpine et jaborandi.* — La pilocarpine a été expéri-
mentée dans le traitement du diabète, en injections sous-
cutanées, par différents auteurs, parmi lesquels nous citerons
Glax[1], Hoffer[2], Furbringer[3]. Pepper[4] et Wendelschmidt[5] ont
de préférence employé le jaborandi.

Les résultats obtenus sont des plus contradictoires. Pendant que V. Hoffer vante l'action merveilleuse de la pilocarpine, qui ferait baisser les chiffres du sucre et de l'urée, la
quantité des urines, tout en favorisant le retour de l'embonpoint, ce qui ferait de ce médicament un médicament antidiabétique complet, d'autres, comme Furbringer, lui dénient
toutes ces qualités. Pour Furbringer, la pilocarpine n'a qu'une
action des plus faibles sur la glycosurie. Elle provoque de la
diarrhée et diminue l'abondance des urines.

V. Hoffer s'explique difficilement des résultats aussi dissemblables. Il croit que Furbringer a employé des doses
trop élevées ou trop fréquemment répétées de pilocarpine.

Nous avons, comme ces auteurs, eu recours à la pilocarpine
en injection sous-cutanée dans le traitement de quelques-unes
de nos diabétiques; nous n'avons obtenu que des résultats
insignifiants. Ce médicament fait, il est vrai, presque toujours

1. Glax, *Ueber den Einfluss methodischen Trinkens heissen Wassers auf
den Verlauf des Diabetes mellitus. Zitz. Ber. d. K. Akad. d. Wiss. zu Wien.*,
1877.

2. Hoffer, *Ein therapeutischer Versuch uber d. Anwendung d. Pilocarpin
bei Diabetes Sep. Abdr. u. d. Mittheil. d. ver. d. Aerzte in Steurmark*, 1880.

3. Furbringer, *Deutsches Arch. f. klin. Med. XXI, 5 et 6,* p. 469, 1878.

4. Pepper, *Saccharine Diabetes*, in *New-York med. Record*, XVIII, 2, p. 51,
1880.

5. Wendelschmidt, *Allg. med. Centr. Zeitung*, 1880.

baisser la quantité des urines. Mais cette action de la pilocarpine ou du jaborandi sur le rein nous paraît ne plaider
que bien médiocrement en leur faveur. Il résulte des recherches récentes de V. Hoffer que la sueur ne contient pas
de sucre. Furbringer a constaté que la salive n'en renferme
pas davantage, et que la sueur n'en contenait que des traces
chez le malade qu'il a examiné. Il est donc dangereux d'employer chez un diabétique des médicaments qui suppriment
ou diminuent la sécrétion d'un organe chargé de débarrasser l'économie d'une substance devenue nocive par sa
trop grande abondance, pour la remplacer par une autre
sécrétion qui ne peut éliminer que de faibles proportions de
sucre, si tant est qu'elle en contienne jamais d'une façon régulière.

3° *Médicaments qui agissent sur la glycosurie en favorisant la combustion du sucre.* — Tout être vivant fabrique du
sucre, qui sert avec la graisse à entretenir la chaleur ani-
male en formant de l'eau, de l'acide carbonique et de l'acide
lactique; si le sucre ne se montre pas dans l'urine, ou s'il ne
s'y montre qu'en minime proportion (Seegen), c'est qu'il est
complètement ou à peu près complètement brûlé. Il n'est donc
pas surprenant qu'on ait pensé à combattre le diabète en
cherchant à exagérer chez l'individu qui en est atteint les
combustions. C'est dans ce but qu'on a conseillé les inhalations d'oxygène, les bains d'air comprimé, les préparations
de permanganate et de chlorate de potasse. Mais tous ces
moyens vantés par certains auteurs ne donnent aucun résultat satisfaisant. Nous les avons bien souvent employés,
jamais nous n'avons pu exagérer les combustions; jamais
nous n'avons vu baisser le chiffre du sucre sous l'influence
des inhalations d'oxygène. Si dans certains cas les bains d'air
comprimé ont donné quelques résultats favorables, ce n'est
point en fournissant au sucre une plus grande quantité

d'oxygène. Leur mode d'action est tout autre, ainsi que nous le verrons. Ce n'est qu'indirectement qu'ils peuvent agir sur la combustion du sucre.

On sait, du reste, et nous nous sommes longtemps étendu sur ce sujet dans notre *Traité de la goutte*, qu'on ne peut faire à volonté pénétrer de l'oxygène dans le sang. Nous avons démontré que, si parfois il y a chez l'être vivant sursaturation du sang par l'oxygène, cette sursaturation n'est que la conséquence de dissociations exagérées des matières azotées, féculentes ou sucrées. L'oxygène répond à l'appel que lui fait l'économie, et cet appel n'a lieu qu'en raison directe des dissociations qui se produisent. L'oxygène participe à la formation des éléments nouveaux, résultant de ces dissociations; mais il ne saurait les provoquer. Quelle que soit la quantité d'oxygène inhalé, on ne voit dans aucun cas augmenter la quantité d'eau, d'acide carbonique ou d'acide lactique.

Ces dissociations n'ont pas toutes le même siège organique. Si celles qui donnent lieu à l'urée résultent de l'action exercée sur les matières azotées par les cellules des différents organes; si l'acide urique paraît provenir de l'action des cellules hépatiques sur ces mêmes substances, la dissociation des matières sucrées qui donnent lieu à la formation de l'eau, de l'acide carbonique et de l'acide lactique, est intimement liée à la contraction musculaire. C'est sous l'influence de l'inertie musculaire qu'on voit parfois se manifester certaines glycosuries passagères, le sucre, bien que formé en proportion normale dans ces cas, ne se brûlant plus qu'incomplètement.

Il faut donc, si l'on veut augmenter les dissociations des matières sucrées, c'est-à-dire augmenter la combustion du sucre, conseiller au diabétique des exercices qui, sous des formes diverses (gymnastique, escrime, marche forcée), nécessitent des contractions musculaires plus énergiques et plus étendues et par suite un appel exagéré d'oxygène. C'est au même titre qu'on peut, dans certains cas, conseiller le massage qui, bien que ne provoquant que des contractions musculaires passives, n'en augmente pas moins la dissociation des matières féculentes. Les expériences de Gæhtgens et de Voit ne laissent à cet égard subsister aucun doute.

L'utilité de l'exercice à certaine époque du diabète n'est du reste plus à démontrer. Tous les médecins ont été à même de constater la diminution ou même la disparition de la glycosurie par le fait seul d'un exercice exagéré. Zimmer en rapporte des observations qui sont d'autant plus intéressantes que quelques-unes ont trait à des femmes diabétiques. Il nous a semblé utile de citer brièvement ici les suivantes :

OBSERVATION 1. — FEMME DE CINQUANTE-SIX ANS.

			Densité.	Sucre.
12 mai. Deux heures après déjeuner.	Repos.........	1022	28
13 — — —	Promenade....	1010	Traces.
15 — — —	—	1015	0

OBSERVATION 4. — FEMME DE CINQUANTE-NEUF ANS

5 mai. Deux heures après déjeuner. Pain.	Repos.......	1035	40
6 — —	— Promenade..	1022	Traces.
9 — —	— Repos.......	1025	19
11 — —	— Promenade..	1011	0
15 — —	— Repos.......	1020	Traces.

OBSERVATION 5. — FEMME DE CINQUANTE ANS

5 mai. Deux heures après déjeuner. 3 pains.	Repos.........	1036	72
6 — — —	— Promenade...	1024	9
7 — — —	— Repos.........	1027	29
8 — — —	— Promenade...	1018	0
10 — — —	— Repos.........	1021	11
11 — — —	— Promenade...	1016	0
13 — — —	— Repos.........	1012	Traces
14 — — —	— Promenade....	1018	0
15 — — —	2 pains. Repos.........	1017	4
17 — — —	— Promenade...	1010	0
19 — — —	3 pains. Repos.......	1018	Traces
20 — — —	4 pains. Longue prom.	1021	0

OBSERVATION 9. — FEMME DE CINQUANTE-DEUX ANS

12 mai. 2 heures après déjeuner. 2 pains. Repos............	1031	33
13 — — — Promenade......	1023	Traces.

OBSERVATION 11. — FEMME DE SOIXANTE ANS

27 mai. 3 heures après déjeuner. 2 pains. Repos............	1016	19
30 — — — —	1019	19
1er juin. 2 heures après déjeuner. — Promenade.....	1022	5
2 — — — —	1018	Traces.
4 — 3 heures après déjeuner. — —	1017	0
9 — — — —	1013	0
16 — — — —	1020	0

Mais l'exercice exagéré ne peut être conseillé à tous les
diabétiques. Il n'est pas toujours utile et parfois il n'est pas
sans danger. Qu'on en juge d'après ces observations que
nous empruntons encore au travail de Zimmer. Kulz avait
déjà fait cette remarque, dont nous avons été bien souvent à
même de constater la justesse.

HOMME DE TRENTE-CINQ ANS

19 mai. 2 heures après déjeuner. 1 pain. Repos........	1035	66
20 — — — Promenade...	1033	57
21 — — Pas de pain. —	1036	60
22 — — — —	1041	71
24 — — 1 pain. Repos........	1041	77
25 — — — —	1040	72
26 — — — —	1031	62
29 — — Pas de pain. —	1031	62
30 — — — —	1032	62
4 juin — — —	1022	59

HOMME DE TRENTE ANS

8 juillet. 2 heures après déjeuner. Pain. Repos........	1031	35
9 — — — —	1030	31
15 — — — —	1028	33
16 — — Pas de pain. —	1021	14
17 — — — Promenade...	1020	13
19 — — — —	1022	15
21 — — — Repos........	1019	11
22 — — — Promenade...	1022	19
26 — — — —	1023	16
30 — — — —	1025	20
1er août. — — Repos......	1016	10
2 — — Pain. —	1020	13
3 — — Pas de pain. —	1019	13

Les effets de l'exercice sont dans la première de ces deux

observations tout à fait nuls. La glycosurie reste la même. Ils sont préjudiciables dans la deuxième, puisqu'on voit, sous l'influence de l'exercice, augmenter le chiffre de sucre rendu par les urines.

La quantité d'urine rendue par les malades était restée la même ; elle n'avait point été modifiée par l'état de repos ou d'exercice des malades.

Pour expliquer cette action différente de l'exercice sur la glycosurie chez les diabétiques, certains auteurs, comme Zimmer, admettent qu'il existe deux espèces de diabète, un diabète hépatique et un diabète musculaire. Pour justifier cette division, ils se basent sur diverses expériences physiologiques, qui semblent démontrer qu'en état de santé le glycogène peut se former dans le foie aux dépens du sucre, dans les muscles aux dépens des matières azotées. Si l'on sacrifie un animal nourri de matières féculentes et en pleine digestion, c'est-à-dire deux ou trois heures après le repas, on constate que le foie est saturé de glycogène, que les muscles n'en contiennent que de faibles quantités. Cette saturation est d'assez courte durée ; au bout de quelques heures, elle diminue peu à peu ; le glycogène hépatique est entraîné par le sang pour satisfaire aux différents besoins de l'économie ou pour passer dans l'urine, si la formation en est excessive. C'est à cette formation excessive de glycogène aux dépens des féculents que serait dû le diabète hépatique, et la caractéristique du diabète hépatique serait l'apparition du sucre dans l'urine, dans les deux ou trois heures qui suivent l'ingestion des aliments. C'est dans les cas de diabète hépatique que l'on doit conseiller l'exercice exagéré. Dans ces cas, la contraction musculaire peut arriver à faire disparaître l'excès de sucre, en exagérant les combustions, et par suite la transformation du glycose en acide lactique, en eau et en acide carbonique.

Lorsqu'au lieu de soumettre les animaux à un régime exclusivement ou presque exclusivement féculent, on les condamne à une alimentation exclusivement azotée, lorsqu'on les nourrit de substances fibrineuses, on ne rencontre plus dans le foie que de petites quantités de glycogène, tandis que les muscles en renferment de fortes proportions. On en conclut que, si le foie a la propriété de former du glycogène aux dépens des féculents, il n'en fait que peu ou très peu à l'aide des substances azotées, lesquelles sont utilisées par les muscles pour cette formation glycogénique. De là, lorsque cette fabrication est excessive, une seconde variété de diabète. Ce diabète serait caractérisé par sa persistance même après suppression de tout aliment féculent. L'intensité plus grande de la glycosurie ne coïnciderait plus, comme dans le diabète hépatique, avec l'ingestion des aliments ; elle pourrait se montrer la nuit, et même le matin au réveil ; l'exercice dans ces cas, loin de la faire baisser, pourrait parfois l'exagérer. C'est à cette variété de diabète qu'on donne le nom de diabète musculaire.

Ces deux espèces de diabète nous paraissent assez difficiles à admettre ; le plus souvent, pour ne pas dire toujours, elles succèdent l'une à l'autre. Ce n'est qu'exceptionnellement et dans les cas graves qu'on voit la glycosurie rester indifférente au régime ; ce n'est qu'exceptionnellement qu'on voit dès le début d'un diabète l'intensité de la glycosurie nocturne égaler et même surpasser celle de la glycosurie diurne. Et même lorsqu'il en est ainsi, on peut toujours se demander si le diabète, avant de présenter ce caractère d'intensité, ne s'est pas montré sous la forme de diabète hépatique, car nous n'avons jamais vu le diabète présenter dès le début et d'une façon indiscutable les caractères qu'on prête au diabète musculaire. On serait donc, par ce fait seul, en droit de rejeter l'existence du diabète musculaire en tant qu'entité morbide primitive.

C'est le plus souvent après avoir persisté pendant un temps plus ou moins long avec les caractères de la forme légère ou hépatique, qu'on voit le diabète revêtir la forme grave ou musculaire de Zimmer ; c'est-à-dire qu'on voit s'accentuer la glycosurie, qui d'abord cédait à l'action du régime et de l'exercice ; qu'on la voit devenir plus intense et tout à fait indifférente à l'action de ces deux modificateurs.

Avec l'hypothèse de deux variétés distinctes de diabète, il faudrait admettre que le diabète hépatique s'est compliqué de diabète musculaire, ce qui nous paraît peu soutenable.

Les partisans du diabète musculaire se basent en outre sur le peu d'aptitude que possède le foie, à l'état physiologique, à transformer en glycogène les matières azotées. A cette objection, nous répondrons que cette aptitude, il la possède, si limitée qu'on la suppose (Jacob) ; et il ne nous répugne nullement d'admettre qu'elle augmente sous l'influence de l'excitation, cause du diabète. Il nous paraît au contraire irrationnel de regarder comme de provenance musculaire cette formation exagérée de glycogène, alors que le muscle est atrophié, souvent graisseux, alors que le malade ne peut que difficilement se mouvoir ; car il ne faut pas l'oublier, ce n'est que dans les cas graves et à une période avancée du diabète qu'on rencontre tous les symptômes du soi-disant diabète musculaire.

Il faudrait, pour qu'il en fût ainsi, que des deux propriétés que possède le muscle, de former du glycogène et de le brûler, l'une s'exagérât, alors que l'autre s'atténuerait, par le fait seul de son état organique ; ce qui nous semble inadmissible.

Pour nous, il n'y a qu'une seule espèce de diabète : c'est le diabète hépatique. Le glycogène se forme d'abord aux dépens des matières féculentes ; plus tard, à une époque avancée, le foie utilise pour cette formation les matières graisseuses ou azotées.

Pour que le foie en arrive là, il ne nous paraît pas nécessaire qu'il y ait, comme le voudrait Zimmer, une exagération de volume. Il ne nous répugne nullement d'admettre que ce trouble fonctionnel coïncide avec un commencement d'altération organique. Du reste, au moment où la glycosurie devient pour ainsi dire continue, elle perd le plus souvent de son intensité. Cette modification dans l'allure de la glycosurie n'est souvent que le prélude de sa disparition, si fréquente aux époques avancées de la vie des diabétiques.

Si au début du diabète l'exercice exagéré, sous forme de promenade, de gymnastique ou d'escrime, peut être utilement conseillé, si l'on peut à l'aide de ces exercices faire baisser ou disparaître la glycosurie, c'est que les muscles ont conservé toute leur intégrité et qu'ils peuvent suffire aux combustions. Plus tard, ces exercices deviennent inutiles, parce que les muscles altérés ou affaiblis ne se contractent plus que faiblement; parfois même, ils deviennent dangereux, c'est que ces contractions, bien qu'amoindries, activent la circulation au moment où elles ont lieu, et augmentent ainsi indirectement la formation du glycogène hépatique qu'ils sont impuissants à brûler, vu leur peu d'intensité.

Pour nous résumer, nous dirons que l'exercice peut être et doit être prescrit au début de tout diabète grave, et dans les formes légères, alors que la glycosurie est en rapport surtout avec l'ingestion des aliments féculents, alors que sa plus grande intensité se manifeste deux à trois heures après les repas. Il faut se garder de le conseiller dans les cas avancés de diabète, quand le sucre rendu par les urines est plutôt de provenance azotée que de provenance féculente.

L'exercice auquel on soumet les malades ne s'oppose point à la marche du diabète, mais lorsque cet exercice est indiqué par la période du diabète et l'état du malade, il entraîne la combustion d'une quantité plus ou moins considérable de sucre et prévient ainsi l'apparition de la glycémie et les manifestations diverses qui en sont la conséquence.

Deuxième classe. — Modificateurs de la polyurie. — 1° Médicaments qui diminuent la polyurie. — Seigle ergoté. — Hasse a conseillé le seigle ergoté dans deux cas de diabète, à la dose de 0^{gr},50, et il aurait vu sous l'influence de ce médicament diminuer la quantité et baisser le poids spécifique des urines rendues, en même temps que s'amendaient tous les autres symptômes du diabète[1].

Barr et Pepper ont obtenu des résultats analogues en administrant de l'ergotine à leurs malades; ils ont même vu ces malades reprendre un peu de leur embonpoint[2].

Tiedmann croit également à l'action favorable de l'ergotine dans le traitement du diabète[3].

Nous ne dénions pas à l'ergotine la possibilité d'exercer parfois une action favorable sur quelques-uns des symptômes du diabète, mais nous ne saurions faire de ce médicament l'égal des alcalins, de l'opium ou de l'arsenic; c'est-à-dire que nous ne saurions le considérer comme un véritable médicament antidiabétique. Il est difficile du reste, en se tenant à quelques-unes des recherches précédentes, d'apprécier sa véritable action curative, puisque souvent elle était administrée concurremment avec d'autres médicaments (Tiedmann). Toutefois, si l'on considère les résultats curatifs qu'elle a fournis, lorsqu'elle était employée seule, on constate qu'à l'aide de ce médicament on n'arrive qu'à faire baisser la quantité des urines et le poids spécifique.

---

1. Hasse, *Zur Therapie des Diab. mell.*, Thuringe, *Arz. Corr. bl.*, 1875.
2. Barr, *Notes of case of diabetes mell.*, *Glasgow Med. Journ.*, 1877. — Pepper, *Saccharine diabetes. New-York Med. Record*, 1880.
3. Tiedmann, *The action of ergot in a case of diab. mell. Med. News*, 1882.

Un seul des auteurs cités plus haut constate, sous l'influence de ce médicament, une tendance au retour de l'embonpoint.

Nous n'avons pas obtenu, en prescrivant l'ergotine, de résultats plus complets, ni plus satisfaisants. On voit qu'ils sont loin de pouvoir être comparés à ceux que donnent les médicaments antidiabétiques complets. Ajoutons qu'on ne saurait prolonger longtemps sans préjudice pour l'estomac l'usage de l'ergot de seigle ou l'ergotine; que par ce fait seul, ces médicaments sont incapables de modifier une maladie aussi tenace que le diabète, et concluons que l'ergotine, le seigle ergoté, sont tout au plus capables de diminuer dans certains cas l'abondance des urines, et qu'on ne saurait les employer que contre un des symptômes du diabète, contre la polyurie.

Valériane. — La valériane ne constitue pas un médicament antidiabétique vrai, en ce sens qu'elle n'agit pas toujours sur la polyurie et l'azoturie; mais elle se recommande par l'action favorable qu'elle exerce sur la glycosurie, qu'elle fait généralement baisser par suite sans doute d'une action directe sur le foie, ainsi que nous l'avons maintes fois constaté. Nous la prescrivons sous forme d'extrait, à la dose de 30 à 60 centigrammes par jour, en pilules de 10 centigrammes, prises matin et soir.

On devra surtout avoir recours à la valériane dans les cas où le diabète s'accompagne de troubles nerveux.

2° Médicaments qui augmentent la sécrétion urinaire. — *Digitale.* — Furbringer ayant expérimenté la digitale sur des diabétiques a cru pouvoir conclure de ses recherches que ce médicament était utile dans le traitement du diabète. Nous ne partageons pas cette manière de voir et nous estimons que la digitale est non seulement inutile mais dangereuse chez les diabétiques.

Furbringer a constaté que si, à petite dose, la digitale

a pour effet de faire monter les chiffres du sucre et de l'urée,
à forte dose elle les fait baisser, et il en conclut que ce médicament est un médicament antidiabétique, puisqu'il agit
sur les symptômes caractéristiques du diabète. Mais cette
manière de voir repose sur une fausse interprétation de l'action de la digitale; il suffit de faire remarquer que l'état
général des malades soumis à l'action de la digitale ne
s'améliore pas, en raison des modifications que présentent
l'azoturie et la glycosurie, comme il s'améliore sous l'influence des véritables médicaments antidiabétiques, où l'on
voit s'arrêter l'amaigrissement, reparaître l'embonpoint, en
même temps que baissent les chiffres du sucre et de l'urée.

Les modifications survenues sous l'influence de la digitale
ne tiennent donc pas à son action sur les cellules organiques
qui président à la transformation des matières féculentes
et azotées. Elles s'expliquent par les troubles gastriques que
provoque l'usage de ce médicament à dose élevée. L'appétit
se perd, l'absorption gastro-intestinale est plus ou moins
troublée. La conséquence est l'abaissement des quantités
de sucre et d'urée éliminées par les urines. Les matières
absorbées étant en moins grande quantité, le résultat de ces
transformations doit être moins important. De là l'explication toute naturelle des effets de la digitale sur la glycosurie et l'excrétion de l'urée.

L'action de la digitale sur le diabète serait-elle directe et
réelle, que nous n'en regarderions pas moins ce médicament
comme un médicament dangereux. La digitale en effet exerce
une action spéciale sur le cœur dont elle augmente momentanément l'énergie. On a vu l'état graisseux que présente le
cœur chez les diabétiques; il y aurait à redouter, comme une
des conséquences de l'emploi de la digitale, l'apparition
d'accidents sérieux analogues à ceux qui se rencontrent dans
le collapsus cardiaque.

La digitale ne nous paraît utile à prescrire aux diabétiques que lorsqu'il se manifeste, ainsi que nous l'avons rencontré dans quelques cas, de l'anurie; que lorsque, cette anurie persistant, on peut avoir à craindre des accidents cérébraux, conséquence de la glycémie consécutive à cette anurie.

On la prescrira encore avec avantage dans les cas de diabète où la sécrétion urinaire est normale ou au-dessous de la moyenne, comme dans les cas que nous avons observés et que nous avons rapportés plus haut. Elle devient enfin indispensable dans tous les cas où le diabète se complique de lésions cardiaques, qui diminuent constamment l'abondance de la sécrétion urinaire.

C. — MÉDICAMENTS ADJUVANTS DU DIABÈTE

Si l'on cherchait la caractéristique du diabète, on pourrait dire qu'elle gît toute entière dans la propriété maladive qu'acquiert le foie de transformer en sucre toute substance alimentaire, quelle qu'en soit la nature, azotée, féculente ou graisseuse. Cette puissance de transformation, qui d'abord ne s'exerce qu'aux dépens des substances alimentaires ingérées, étend bientôt son action, lorsque dure le diabète et surtout lorsqu'il s'aggrave, sur les éléments constitutifs de l'économie. De là une double cause d'épuisement pour l'individu qui, n'assimilant plus, ne répare plus les éléments de son organisme. Bientôt ces éléments eux-mêmes se détériorent. De là l'amaigrissement du début, et finalement la cachexie qu'entraîne fatalement cette affection. Aussi, tout en conseillant, dans les limites du possible, les alcalins, l'opium et l'arsenic, destinés à diminuer la puissance de transformation que possède le foie, est-il urgent de se préoccuper des moyens destinés à combattre la déchéance qu'entraîne la maladie. C'est à cet effet qu'il est bon de recourir dès le début, mais surtout à une période avancée, aux préparations ferrugineuses et toniques qui constituent les principaux médicaments adjuvants du diabète.

Fer. — Nous ne ferons que rappeler ici l'action stimulante des préparations ferrugineuses, qui a été de notre part l'objet d'études spéciales consignées dans notre *Traité de la goutte.* Nous n'avons à cet égard aucune préférence et nous conseillons toute préparation ferrugineuse, qu'elle qu'en soit la nature. Celles que nous prescrivons le plus fréquemment sont les pilules de Vallet, de Blancart, de Rabuteau, les pilules hématiques de Duroy, les solutions de phosphate de fer de Leroy, l'albuminate de fer de Laprade, le sirop au tartrate de fer. Parfois nous conseillons le fer à l'état de sous-carbonate, mélangé à la rhubarbe sous forme de poudre, parfois à la rhubarbe et à l'extrait de quinquina, sous forme de pilules.

Nous administrons le fer à toute période du diabète, le faisant fréquemment alterner avec les préparations alcalines, parfois le donnant concurremment avec elles; mais c'est surtout lorsque le diabète tend à la chronicité, lorsque les forces du malade commencent à baisser, que nous le prescrivons; lorsqu'on constate à l'examen de l'urine que l'azoturie par hypernutrition a de la tendance à baisser; lorsque s'accentue l'azoturie par dénutrition; lorsque la constitution de l'urine indique que le glycogène vient de la transformation des substances azotées, c'est-à-dire lorsque la glycosurie devient permanente; lorsque la quantité de sucre éliminé est aussi grande dans l'urine du jeûne que dans l'urine de la digestion.

Quinquina. — Le quinquina doit être, comme le fer, et dans les mêmes conditions, prescrit aux diabétiques. Nous ne croyons pas que ce médicament possède une action spéciale contre le processus diabétique, pas plus que le fer, du reste, et en cela nous partageons l'opinion de Cantani, de Furbringer et de Barr. Mais nous pensons qu'à l'égal du fer, pris sous une forme ou sous l'autre, il stimule l'action nutritive des organes, il augmente la masse des dissociations. Sous l'influence heureuse de ces médicaments, on voit la fibre musculaire reprendre ses propriétés normales. La contractilité en devient plus énergique, moins laborieuse. Par le fait de cette exagération de contractilité diminue la glycosurie, puisque, on le sait, les muscles brûlent d'autant plus de sucre qu'ils sont doués d'une plus grande énergie. On ne saurait donc, en présence de ces faits, et tout en refusant au fer et au quinquina une action directe sur le processus diabétique, leur dénier une action indirecte qui aboutit en somme à la diminution de la glycosurie.

C'est sous forme d'extrait mou, à la dose de un ou deux grammes par jour, que nous prescrivons le quinquina, ordinairement à l'heure des repas, soit libre, soit associé au fer.

D'autres fois, le sulfate de quinine pris à la dose de 0^{gr},30 à 0^{gr},50 par jour, et continué pendant huit à quinze jours, nous a permis de constater une diminution de la glycosurie, le chiffre du sucre tombant, sous son influence, de 50, 60 grammes par litre, à 30 ou 35 grammes. Bien que nous n'ayions guère employé le sulfate de quinine que dans les cas où le diabète s'était compliqué accidentellement de quelques manifestations névralgiques, les résultats heureux que nous a donnés dans ces circonstances son administration nous porte à penser qu'on ne peut que retirer bénéfice en le prescrivant dans le cours d'un diabète, en dehors même de toute complication nerveuse.

Nous donnons également le quinquina sous forme de vin, à la dose de un ou deux verres à bordeaux par jour. Parfois nous ajoutons à chaque verre quelques gouttes de perchlorure de fer et, bien que ce mélange donne lieu à une préparation insoluble, nous en avons obtenu d'excellents résultats.

Amers. — C'est à titre de stimulants que les amers seront prescrits avec avantage, et dans les mêmes conditions que le quinquina; nous conseillons fréquemment les teintures de Baumé, de Colombo, le vin de gentiane, la macération de quassia amara, la noix vomique.

Quelques auteurs ont même préconisé dans ces derniers temps la strychnine et le curare. La strychnine paraît, si l'on en juge d'après ces travaux, avoir donné quelques résultats avantageux.

Dickinson, qui en a recommandé l'usage, reconnaît implicitement que ce médicament agit plutôt contre la cachexie diabétique que contre le diabète lui-même, puisqu'il avoue qu'il est sans action contre la glycosurie. La strychnine combat l'état de faiblesse causé par le diabète; on l'emploiera, dit-il, avantageusement avec l'huile de foie de morue et le fer à une période avancée du diabète, pour remonter les forces du malade et faire cesser la constipation dont il est parfois atteint.

Frerichs ne lui accorde aucune valeur curative.

Bien que nous n'ayons pas eu occasion de l'employer chez nos malades, la strychnine, à notre avis, ne saurait, à aucun titre, être regardée comme un médicament antidiabétique; mais elle peut être utilisée, surtout dans le traitement de quelques-unes des complications du diabète. Nous pensons qu'on la prescrira avec avantage contre certains troubles dyspeptiques, si communs dans le diabète arrivé à la période de cachexie, lorsque surtout ces troubles se compliquent de dilatation stomacale.

C'est à titre de médicaments adjuvants que nous paraissent pouvoir être conseillés aux diabétiques la vie au grand air, le séjour aux bords de la mer, les bains et les douches d'air comprimé et peut-être l'électricité.

Nous nous sommes le plus souvent très bien trouvé de prescrire à nos malades le séjour à la mer. Nous avons souvent constaté au retour une diminution de la polyurie et de la glycosurie, une augmentation des forces. Cette existence aux bords de la mer a pour action de stimuler l'organisme et par suite d'augmenter les combustions. Sous l'influence de l'air de la mer et même des bains de mer, lorsque l'état du malade le permet, les différentes fonctions de l'économie s'exécutent avec plus d'énergie, les muscles reprennent de leur force, les contractions en deviennent plus actives. Et l'on sait que c'est à l'énergie du système musculaire qu'est due la dissociation la plus étendue des matières sucrées, d'où la diminution de la glycosurie.

L'air comprimé, qu'il soit administré en douches ou en bains, n'a pas d'autre action ; car ainsi que nous l'avons démontré dans notre *Traité de la goutte*, il y aurait illusion à croire que, pour brûler plus de sucre et de matière grasse, il suffit de faire absorber à un malade une plus grande quantité d'oxygène. L'oxygène ne commande pas aux dissociations, il n'est utilisé par l'économie et n'est absorbé qu'en raison de l'intensité de ces dissociations.

Nous sommes tout à fait de l'avis de Campardon, qui conseille aux diabétiques l'usage des douches d'air comprimé susceptibles de diminuer la glycosurie, la polyurie et d'améliorer l'état général[1].

Il pense que l'amélioration qu'on observe dans ces cas est due à une excitation des nerfs périphériques. Il croit que ces douches agissent comme le massage. De cette excitation qui s'étend à d'autres nerfs résulterait la diminution de la

1. Campardon, *Sur l'usage des douches d'air comprimé dans le traitement du diabète. Bulletin et Mém. de la Société de thérapeutique*, n° 8, p. 38, 1884.

soif et de la polyurie, une élévation de l'appétit, une augmentation de la force musculaire.

C'est au même titre, à titre de reconstituant, qu'on se trouve bien parfois d'avoir recours à l'hydrothérapie.

Quant à l'électricité, nous devons dire que nous l'avons souvent employée sous forme de courants continus ou intermittents, et que jamais nous n'en avons obtenu de résultats satisfaisants.

III. — TRAITEMENT HYDRO-MINÉRAL

Les eaux minérales dont nos diabétiques ont fait usage sont : en France, les eaux de Vichy, de Vals, de Royat, de la Bourboule, de Pougues, de Contrexeville, de Vittel, de Capvern, de Bourbonne-les-Bains, de Néris, de Forges ; à l'étranger, de Carlsbad, de Marienbad, en Autriche ; de Neunahr, de Bilin, d'Ems, de Hombourg en Allemagne ; de Saint-Moritz en Suisse ; de Spa en Belgique. En nous basant sur les résultats que nous avons été à même de constater, nous pouvons dire que, données à propos, elles peuvent être utilement conseillées.

Les eaux susceptibles d'être utilisées dans le traitement du diabète peuvent, en raison de leur mode d'action sur l'économie, être divisées en deux groupes très distincts. Dans le premier groupe se trouvent les eaux enrayant le travail de dissociation organique. Elles sont les unes à base de soude, les autres à base de chaux. Ce sont les bicarbonatées sodiques fortes de Vichy, de Vals ; les bicarbonatées sodiques faibles de Royat et de la Bourboule, de Neunahr, de Bilin, d'Ems, de Wildungen, les sulfatées sodiques magnésiennes de Carlsbad, de Marienbad.

Les bicarbonatées ou sulfatées calcaires sont celles de Pougues, de Contrexeville, de Vittel.

Le deuxième groupe comprend les eaux qui activent ou augmentent le travail de dissociation. Elles sont chlorurées sodiques ou ferrugineuses. Ce sont les eaux de Hombourg, de Kissingen, de Forges, de Spa, de Saint-Moritz, de Franzensbad.

La réputation des eaux alcalines dans le traitement du diabète n'est plus à faire. Leur valeur médicale a été consacrée par les travaux de tous les médecins qui se sont occupés du diabète.

Les effets thérapeutiques de ces eaux rappellent en tous points ceux que nous regardons comme caractéristiques des médicaments antidiabétiques complets.

Lorsqu'on les prescrit avec discernement dans les cas qui réclament leur intervention; lorsque cette intervention est en tout point légitimée par l'intensité et l'âge du diabète, par la vigueur de l'individu, par l'état de ses différents organes, on voit rapidement se produire, sous leur influence, une diminution et même une disparition de la glycosurie, une diminution de la polyurie, en même temps qu'on constate un arrêt de l'amaigrissement, parfois un retour à un état d'embonpoint relatif et enfin un retrait du foie. Ce retrait du foie, en rapport avec l'amélioration des différents symptômes du diabète, est d'autant plus prononcé que l'amélioration est plus tranchée. On peut, pour ainsi dire, dans la généralité des cas, mesurer l'action de la cure thermale au retrait plus ou moins rapide du foie, qui finit par ne plus dépasser le rebord des fausses côtes, alors qu'avant l'usage des eaux, la matité hépatique se sentait à trois ou quatre travers de doigt au-dessous.

Les résultats que donne l'usage des eaux alcalines sont plus ou moins complets et plus ou moins durables.

Tous les médecins ont constaté, et bon nombre de nos malades en fournissent des exemples, que fréquemment, à la suite d'une saison faite à l'une de ces eaux, toute trace de sucre a disparu, qu'il n'existe plus de polyurie, alors qu'avant la cure thermale l'urine contenait parfois 50, 60, 80 grammes de sucre par litre et que la quantité d'urine rendue variait de trois à cinq ou six litres par jour.

L'amélioration n'est point, il est vrai, toujours persistante, et les cas de guérison absolue, il faut bien l'avouer, sont rares. Au bout d'un temps plus ou moins long, on voit reparaître tous les symptômes du diabète, le plus souvent, il est vrai, atténués. Il est d'habitude nécessaire, pour obtenir des résultats plus complets, de faire l'année suivante une cure nouvelle, soit à la même station, soit à une autre station quand l'état du malade le réclame. Car il faut bien se pénétrer de cette idée que, tout en restant diabétique, le malade peut, l'année suivante, ne plus être apte à bénéficier de la même eau. Les forces de résistance peuvent avoir changé; il peut être survenu des complications qui réclament un choix différent. C'est au médecin qu'il appartient de se prononcer sur l'opportunité qu'il y a de se rendre à une autre station.

En continuant aveuglément l'usage de la même eau, on s'expose à n'en pas retirer le même bénéfice que la première fois; c'est-à-dire que la glycosurie n'est qu'atténuée; que d'autres fois elle augmente, ou, ce qui est plus grave encore, on voit surgir des complications souvent sérieuses. Il nous est arrivé maintes fois de constater, chez des malades qui n'avaient pas cru devoir s'entourer de ces précautions, l'existence de localisations cérébrales ou pulmonaires, qui ne reconnaissaient pas d'autre cause que l'usage intempestif d'eaux minérales.

De toutes les complications que peut provoquer le traitement hydro-minéral lorsqu'on l'emploie d'une façon intempestive, lorsqu'on conseille des eaux trop fortes, qui ne sont point en rapport avec la résistance vitale de l'individu, la plus redoutable, celle qui se montre le plus rapidement, c'est l'anémie. Ces eaux n'agissent en effet contre le diabète qu'à la manière des médicaments alcalins. Comme ces sels, elles ont pour propriété de diminuer la puissance de dissociation des cellules hépatiques qui président à la transformation des matières féculentes en glycogène. Si l'action des eaux devient trop énergique, si les eaux sont trop fortes, elles ne se borneront pas à agir sur les cellules hépatiques; elles agiront bientôt sur les cellules organiques qui commandent à la dissociation des substances ternaires et quaternaires, elles ralentiront le travail de nutrition de l'économie toute entière, et fatalement, elles provoqueront dans un avenir plus ou moins rapproché l'apparition de l'anémie; loin de s'opposer à l'amaigrissement, elles en favoriseront le développement, et par suite hâteront l'apparition des complications. Si, en effet, au début du diabète, l'économie peut supporter sans inconvénient et même avec avantage l'action restrictive que les alcalins opposent à la puissance de dissociation des cellules organiques, quand ces dissociations sont exagérées, ainsi que l'atteste le chiffre élevé de l'urée, il n'en est plus de même à une époque avancée du diabète, alors que par le fait seul de l'action prolongée de la maladie et des pertes qu'elle entraîne, cette puissance de dissociation a baissé, et que le chiffre de l'urée est tombé parfois au-dessous de la normale. C'est alors que devient dangereuse l'action restrictive des alcalins, qui ne peut qu'augmenter l'atonie des cellules organiques. De là tous les dangers dont nous venons de parler : l'augmentation possible de la glycosurie, l'anémie et toutes ses complications.

Nous avons été à même d'observer tout récemment (août 1885) deux faits qui viennent à l'appui de ceux que déjà nous avons signalés dans le cours de ce travail et qui serviront à faire ressortir la valeur de notre assertion relative au mode d'action des alcalins.

Dans l'un de ces faits, il s'agit d'une femme de quarante ans, atteinte d'un diabète ancien, mais peu intense. Le chiffre du sucre n'a jamais dépassé 30 grammes par litre avec 3000 cc. d'urine par vingt-quatre heures. Malgré le peu d'intensité de son diabète, cette malade est profondément débilitée et très amaigrie. Soignée chez elle, elle avait vu le sucre tomber à 19 grammes par litre. Elle se décida à se rendre à Vichy; mais sous l'influence de ces eaux, la glycosurie augmenta, le chiffre du sucre s'éleva à 35, 40 grammes par litre.

Sa faiblesse devint plus prononcée. Elle se hâta de quitter Vichy, et quand nous la vîmes, nous constatâmes que la quantité d'urée était insignifiante, que le chiffre était au-dessous de la normale, que sa respiration était gênée. Cette malade exhalait une forte odeur d'acétone, l'urine en renfermait des traces et tout pouvait faire craindre le développement de l'acétonémie aiguë.

Notre autre malade est une femme de soixante et un ans, dont le diabète remonte à plusieurs années. Il y a trois ans, elle se rendit à Vichy avec 60 grammes de sucre par litre. A son départ de Vichy, l'urine n'en contenait plus trace. Au bout de quelques mois, réapparition du sucre, occasionnée peut-être par des chagrins, retour à Vichy. L'urine contenait encore 60 grammes de sucre. Elle subit un traitement analogue à celui de l'année précédente; mais le sucre ne disparut pas complètement; elle quitta Vichy (1884) avec 40 grammes de sucre par litre. Cette année (1885), elle se disposait à retourner à Vichy, nous l'en détournâmes, bien que l'urine contînt encore d'assez grandes quantités de sucre; mais la densité de l'urine était faible, le chiffre de l'urée n'était que de 7 grammes par litre avec 3 litres d'urine par vingt-quatre heures. Tout dénotait chez elle une profonde anémie. Elle était pâle, amaigrie, se fatiguant au moindre mouvement. Elle présentait des symptômes évidents d'anémie cérébrale (vertiges, étourdissements...). Nous l'avons dissuadée de sa cure d'eau, convaincu que les eaux de Vichy n'auraient pu qu'aggraver sa glycosurie, comme dans le cas précédent, et provoquer l'apparition d'accidents cachectiques ou de complications dont elle est menacée.

C'est seulement lorsque l'indication des eaux minérales alcalines est nettement formulée qu'on peut espérer la guérison d'un diabète par l'usage de ce traitement; mais on ne doit pas oublier que, pour obtenir cet heureux résultat, il faut se résigner à faire au moins deux ou trois cures successives, soit à la même station, soit à des stations similaires. Il faut bien se persuader d'autre part que les eaux minérales, lors même qu'elles ne conduisent pas à la guérison complète, amènent toujours, dans le cours de la maladie, un moment de répit plus ou moins accentué qui permet au diabétique de récupérer ses forces et par conséquent le met à même de résister avec plus d'avantage à des accidents toujours menaçants. N'auraient-elles enfin que l'avantage de débarrasser momentanément d'une façon plus ou moins complète le sang du sucre qu'il contient, qu'elles n'en seraient pas moins précieuses à conseiller, puisqu'elles préviennent ainsi ou plutôt retardent l'apparition de complications fâcheuses.

Toutefois les eaux alcalines qui toujours, lorsqu'elles sont judicieusement choisies, modifient heureusement le diabète, qui parfois le guérissent, ne sauraient en aucun cas en prévenir l'apparition. Bon nombre de nos observations sont à cet égard tout à fait significatives, puisque le diabète s'est manifesté chez quelques-unes de nos malades qui s'étaient rendues peu de temps avant à des stations thermales pour y subir un traitement alcalin que réclamaient des manifestations relevant de la diathèse goutteuse dont elles étaient atteintes.

Bien qu'on doive tenir grand compte, pour le choix d'une eau minérale, de l'intensité de la glycosurie, ce n'est certainement pas le symptôme qui prime la situation et qui puisse fournir au clinicien la principale des indications thérapeutiques à remplir. Il est des cas de diabète caractérisés par une perte énorme de sucre et qui se trouveraient très mal d'un traitement par les eaux minérales fortes, telles que les eaux de Vichy, de Vals ou de Carlsbad. Il en est d'autres, au contraire, qui, bien que d'une intensité moins grande, seront avantageusement traités par ces mêmes eaux. Ce qu'il faut surtout consulter lorsqu'il s'agit du choix d'une eau minérale, c'est l'intensité de l'azoturie. L'azoturie pour nous est toujours en rapport avec la force du malade atteint de diabète. Aussi ne doit-on pas hésiter à prescrire les eaux alcalines fortes, lorsque le malade rend de grandes proportions d'urée, quel que soit du reste le chiffre du sucre contenu dans les urines. Il va de soi que l'indication sera encore plus nette quand l'azoturie s'accompagnera d'une glycosurie intense. Si donc on a affaire à un diabète caractérisé par une perte considérable de sucre et d'urée, on ordonnera Vichy, Vals ou Carlsbad; on fera de même si le diabète est léger, mais compliqué d'une azoturie excessive.

Dans tous les cas, au contraire, où l'azoturie est peu marquée, quelle que soit l'intensité de la glycosurie, il faudra se garder d'y avoir recours et se contenter de prescrire les bicarbonatées sodiques faibles, comme celles de Royat, de la Bourboule, d'Ems, ou de préférence les eaux bicarbonatées calcaires et les sulfatées calcaires. Conseiller dans ces conditions l'usage des eaux de Vichy, de Vals ou de Carlsbad serait s'exposer à dépasser la mesure et à voir se produire différentes complications, et en particulier l'anémie.

Or, l'azoturie n'existe guère avec un certain degré d'intensité qu'au début du diabète et chez les individus encore jeunes; on peut donc poser en principe que les diabètes de date récente, se montrant chez des individus jeunes, sont les seuls qui relèvent de ces eaux; que le diabète ancien, ou se montrant chez des sujets déjà avancés en âge, ne doit être traité que par les eaux bicarbonatées sodiques faibles ou par les eaux bicarbonatées ou sulfatées calcaires.

Cette distinction capitale établie, il resterait à préciser celles de ces eaux qui conviennent plus spécialement dans un cas que dans l'autre. Pour remplir cette indication, il faut s'aider des particularités que peut dans ces cas présenter le diabète. Ainsi le diabétique en état de supporter l'action des eaux sodiques fortes sera de préférence envoyé à Carlsbad, s'il présente des troubles dyspeptiques liés à un catarrhe gastro-intestinal. Vichy et Vals seront au contraire préférables si ces troubles font défaut. S'agit-il au contraire de diabétiques qui ne sont justiciables que des eaux sodiques faibles ou des eaux calcaires, on conseillera la Bourboule et Ems lorsqu'il existe des symptômes bronchiques; Vittel et Contrexeville lorsque le diabète est de nature goutteuse; Pougues lorsque le malade se plaint de troubles digestifs.

Il est enfin des cas de diabète pour le traitement desquels les eaux minérales alcalines, fortes ou faibles, sodiques ou calcaires, sont tout à fait contre-indiquées. Nous voulons parler des cas où il existe une anémie des plus manifestes, où l'amaigrissement est considérable; de ces cas où il existe une complication grave, thoracique, cérébrale ou cardiaque, de la gangrène. S'abstenir dans ces cas de prescrire l'usage des eaux minérales, quelle que soit l'intensité de la glycosurie, c'est observer la règle que nous avons posée plus haut; car dans tous ces cas l'azoturie n'existe plus ou est à peine marquée.

Si les eaux minérales alcalines doivent être ordonnées à tout individu dont l'azoturie est prononcée, dont la glycosurie présente avec l'ingestion des aliments des rapports plus ou moins intimes, c'est-à-dire à tout diabétique dont l'urine n'est le matin que peu ou pas chargée de sucre, on devra les proscrire d'une façon complète ou à peu près complète lorsqu'on ne constate plus qu'une azoturie assez faible, lorsque la glycosurie est permanente, ne présentant plus de maximum en rapport avec l'alimentation, lorsque l'urine du matin est à peu près aussi chargée de sucre que celle qui suit le repas, lorsque la sévérité du régime ne modifie que faiblement l'intensité de la glycosurie, lorsque l'urine du jour acquiert une densité presque égale ou supérieure à celle de la nuit.

A ces caractères, on reconnaîtra que la formation du glycogène hépatique est alimentée par les éléments constitutifs de l'économie, graisses, matières azotées, et que l'organisme fait du sucre à ses dépens. Aussi ne devra-t-on pas hésiter à bannir alors du traitement des médicaments aussi actifs que les eaux minérales alcalines, puisque tout en agissant heureusement sur le foie, ces eaux n'en ont pas moins une action funeste sur le reste de l'organisme dont elles ralentissent les échanges moléculaires déjà diminués ; elles favorisent ainsi le développement de cet épuisement qui résulte du travail exagéré et longtemps prolongé du foie, c'est-à-dire de l'hypersécrétion glycogénique.

Comme nous l'avons dit, c'est en les prescrivant à cette période du diabète qu'on les voit provoquer l'apparition de manifestations qui relèvent peut-être plus de la cachexie causée par le diabète que du diabète lui-même.

C'est à ce mode d'action des eaux alcalines, conseillées d'une façon intempestive, qu'il faut attribuer ces complications si diverses, thoraciques, cérébrales, gastro-intestinales qu'on voit survenir parfois dans le cours ou à la suite d'une cure d'eau minérale.

Mais si les eaux alcalines ou calcaires sont contre-indiquées à la période de cachexie, il en est d'autres qui, à ce moment, sont d'une utilité incontestable. Ce sont les eaux qui ont pour propriété d'augmenter le travail des dissociations, d'activer les échanges organiques, de stimuler toutes les forces vives de l'individu. Ce sont celles que nous avons réunies dans notre deuxième groupe, les chlorurées, les ferrugineuses et même les sulfureuses.

Les eaux chlorurées que nous avons le plus habituellement employées sont celles de Hombourg, de Kissingen, de Bourbonne; les eaux ferrugineuses sont celles de Forges, de Spa, de Saint-Moritz et de Fransenbad. Les eaux sulfureuses que nous avons eu l'occasion de prescrire avec avantage, plutôt contre certaines des manifestations du diabète que contre le diabète lui-même, sont celles des Pyrénées (Eaux-Bonnes, Cauterets), celles d'Enghien.

Lorsque l'état cachectique existe seul, nous conseillons Forges, Spa, Saint-Moritz.

Lorsque, avec cet état cachectique, il y a localisation gastro-intestinale, nous prescrivons plus volontiers Kissengen et surtout Hombourg, qui possède des sources chlorurées légèrement ferrugineuses.

Dans certains cas de cachexie diabétique avec appréhension d'accidents pulmonaires, nous avons conseillé avec succès les eaux chlorurées de Baden, de Bourbonne-les-Bains. Dans des conditions analogues, nous avons aussi recours aux eaux sulfureuses des Pyrénées (Eaux-Bonnes, Cauterets). Elles nous ont parfois donné des résultats inespérés. Nous avons même en pareil cas prescrit Enghien avec avantage.

Il n'est pas rare de voir sous l'influence de ces eaux augmenter les forces du malade, diminuer l'intensité de la glycosurie, s'amender les complications. C'est d'ordinaire l'appétit qui s'exagère d'abord, de là une nutrition plus active. Bientôt le système musculaire participe du bénéfice de ces eaux, les forces du malade reparaissent, la sensation de courbature s'affaiblit. C'est au retour de l'action musculaire qu'est due en grande partie la diminution de la glycosurie. Les muscles constituent, ainsi que nous l'avons dit, un des agents les plus énergiques de la combustion du sucre. Lorsque la cachexie se développe, la fibre musculaire n'existe pour ainsi dire plus; son action est à peu près nulle. Qu'elle reprenne de son énergie sous l'influence du traitement hydrominéral, et l'on verra son action sur la combustion du sucre se traduire par une diminution de la glycosurie.

IV. TRAITEMENT DES MANIFESTATIONS DIVERSES DU DIABÈTE

a. *Manifestations pulmonaires.* — Chez les malades atteintes de tuberculose, nous avons eu recours à la médication ordinaire : huile de foie de morue, créosote, etc.

Lorsque la tuberculose s'est compliquée d'hémoptysie, ce que nous avons fréquemment observé, nous avons prescrit les astringents, l'ergotine en potion ou en injection. De tous les faits que nous avons observés il résulte que, s'il survient parfois des accidents chez les diabétiques à la suite d'incisions, d'applications de vésicatoires, ces accidents se rencontrent plutôt dans le cours de la forme aiguë, et l'on peut conclure qu'il ne faut point hésiter à combattre les complications qui peuvent se montrer dans le cours du diabète par des moyens analogues à ceux qu'on dirige contre les inflammations communes. C'est donc par des vésicatoires et des emplâtres que nous avons d'ordinaire traité la bronchite simple ou symptomatique, si fréquente chez les diabétiques.

LÉCORCHÉ. — Diabète.   25

Mais il est juste de faire remarquer, une fois pour toutes, que, tout en prescrivant les différents médicaments que réclame telle ou telle manifestation, il est essentiel de continuer le régime antidiabétique, régime dont la sévérité variera suivant l'intensité du diabète même. En manquant à cette règle de conduite, on serait à peu près assuré de voir échouer toute médication.

Les eaux minérales constituent contre les manifestations thoraciques d'utiles médicaments, auxquels nous avons eu recours fréquemment, et le plus souvent avec avantage. Dans les cas de bronchites simples, de bronchites suspectes, de tuberculose avérée, nous avons conseillé tantôt les bicarbonatées arsenicales de la Bourboule, du Mont-Dore, tantôt les chlorurées sodiques, comme celles d'Ems, de Bourbonne, de Baden-Baden; d'autres fois les eaux sulfureuses chaudes de Cauterets, d'Eaux-Bonnes, les eaux sulfureuses froides d'Enghien, de Saint-Honoré et d'Allevard.

b. *Manifestations cardiaques.* — Lorsque surviennent des lésions cardiaques, on devra, sans se préoccuper du diabète, avoir recours aux médicaments qu'on emploie en pareille occurence, à la digitale, à la caféine, au muguet, car, ainsi que nous l'avons déjà dit dans notre travail sur l'endocardite diabétique [1], ces lésions, en diminuant l'abondance des urines, ont une tendance naturelle à augmenter la glycémie et à provoquer l'apparition de complications multiples.

c. *Manifestations gastro-intestinales et hépatiques.* — Si le foie volumineux devient douloureux, si même en dehors de toute augmentation de volume il survient de la douleur au niveau de la région hépatique avec teinte subictérique, on combattra cet état congestif à l'aide de révulsifs, tels que

---

1. Lecorché. — *De l'endocardite diabétique. Arch. méd.*, av. 1882.

badigeonnages avec la teinture d'iode. On se trouvera bien de donner dans ces cas quelques doses de calomel, d'appliquer en permanence au niveau du foie des cataplasmes laudanisés.

Le catarrhe gastro-intestinal est commun dans le diabète. Qu'il soit le fait du régime spécial auquel on soumet les malades, ou qu'il soit dû à la maladie elle-même, à un écart, à un excès passager, il réclame un traitement spécial. S'il est peu prononcé, s'il se traduit seulement par de l'anorexie, on se contente de faire prendre aux malades quelques amers, de légers purgatifs. Si malgré cette médication l'anorexie se prolonge, il faudra surveiller l'alimentation, car rien n'est plus désavantageux pour un diabétique que la diète, ne fût-elle que de quelques jours. C'est dans ces conditions que nous prescrivons l'usage de potage à la purée de viande, 50 à 60 grammes par potage, deux à trois potages par jour, ou la viande crue pendant quelque temps, jusqu'au retour de l'appétit.

Si le catarrhe est plus prononcé, s'accompagnant de vomissements, de diarrhée, on a recours aux médicaments prescrits en pareille occurrence, aux préparations opiacées, au bismuth, donnés par la bouche ou en lavements. Les astringents, gaïac, ratanhia, nous ont paru préférables dans certains cas. Ces diarrhées et ces vomissements sont parfois considérables et font courir aux malades un réel danger. On en a vu qui ont succombé à la seule intensité de ces évacuations, aussi ne saurait-on agir avec trop d'énergie pour y mettre un terme.

d. *Manifestations cutanées.* — Les complications cutanées sont, on le sait, multiples; elles sont parfois douloureuses et fatigantes. Aussi ne croyons-nous pas qu'on doive, tout en combattant la glycémie cause de ces complications, s'abstenir toujours d'une intervention locale et rejeter, par exemple, l'incision d'un anthrax, lorsque cet anthrax est douloureux et devient une cause de fièvre. De toutes ces complications, les plus pénibles pour les malades sont le prurit de la vulve et l'eczéma parfois compliqué de vaginite. On conseillera tout d'abord, dans ces cas, des bains alcalins, des lotions alcalines, puis si les symptômes ne cèdent pas, on prescrira des lotions avec une solution de sublimé qu'on associera, s'il y a de la vaginite, à des injections astringentes (tannin, alun), tout en donnant à la malade des préparations arsenicales.

Le prurit qui peut être généralisé cède parfois, lorsqu'il a résisté à un traitement alcalin, à l'usage du bromure de potassium, à la dose de 3 à 4 grammes par jour. On pourrait aussi essayer d'une pommade au chlorhydrate de cocaïne.

e. *Manifestations rénales*. — La néphrite parenchymateuse constitue une des complications graves du diabète. Nous l'avons vue apparaître comme manifestation terminale. Elle n'a pas toutefois, il faut le reconnaître, toujours ce caractère de gravité. Il n'en est ainsi que lorsqu'elle est intense. Elle n'a pas eu de suite fâcheuse dans bon nombre de nos observations, où elle ne s'est montrée qu'accidentellement. Lorsqu'elle est peu prononcée, elle cède le plus souvent au traitement antidiabétique. Elle paraît liée à l'intensité de la glycosurie, et diminue lorsque celle-ci vient à baisser. Lorsqu'elle est plus prononcée, elle réclame une médication spéciale, et comme on ne peut avoir recours au régime lacté, nous conseillons les astringents et le tartrate de fer, et localement des révulsifs au niveau de la région lombaire.

Au lieu de se porter sur les reins, l'inflammation peut se localiser à la vessie ; mais elle n'est jamais très prononcée. Elle consiste le plus souvent en fréquents besoins d'uriner, en sensations de pesanteur au niveau du pubis. Elle cède d'ordinaire facilement et ne réclame pas de traitement autre que le traitement diabétique qui, en modifiant la constitution de l'urine, diminue les causes d'irritation qu'elle apporte à cet organe.

f. *Manifestations nerveuses.* — Les malades sont souvent prises de vertiges, parfois elles présentent des accès fébriles évidents. Ces manifestations symptomatiques fournissent autant d'indications thérapeutiques nouvelles à remplir.

Contre le vertige, qui nous paraît souvent être de nature anémique, on se trouvera bien de prescrire les préparations ferrugineuses. Toutefois il ne faut point oublier que, dans certains cas, le vertige est lié à une altération vasculaire, à une dégénérescence athéromateuse des artères, et qu'il peut être le prélude d'une rupture vasculaire. Il tient alors à un trouble circulatoire, tantôt de nature anémique, et tantôt de nature congestive. C'est dans ces cas qu'il faut, de préférence, conseiller les préparations arsenicales.

Les troubles nerveux dus au diabète sont parfois plus graves, ils peuvent être liés à des hémorrhagies cérébrales, à du ramollissement, à de l'acétonémie. Nous avons combattu l'acétonémie par des purgatifs, des frictions cutanées, des diurétiques, et finalement par des inhalations d'oxygène. Lorsque l'acétonémie n'était pas très prononcée, nous avons vu les accidents se dissiper sous l'influence de cette médication. Dans bien des cas nous n'avons pu que retarder l'issue fatale; nous ne nous sommes pas senti le courage de conseiller les injections alcalines, n'étant nullement convaincu de l'efficacité de ces injections, après les insuccès de F. Taylor et Kussmaul; nous avons vainement essayé la transfusion.

g. *Fièvre.* — Les accès fébriles sont de nature diverse. Tantôt ils ne sont que l'expression d'une affection intercurrente, d'un état congestif du poumon, d'une pneumonie ou bien d'un catarrhe gastro-intestinal; d'autres fois ils apparaissent sans lésions appréciables et semblent être idiopathiques. Dans les deux cas, ils cèdent généralement à l'usage de la quinine ; mais lorsqu'on est en droit de soupçonner l'existence d'une lésion organique, il faut en même temps diriger contre cette lésion une médication locale (teinture d'iode en badigeonnages, vésicatoires).

h. *Hémorrhagies.* — Le diabète, par sa tendance à provoquer des hémorrhagies, peut, lorsqu'il se manifeste chez la femme avant la cessation des époques menstruelles, devenir une cause de métrorrhagies souvent inquiétantes. Dans quelques-unes de nos observations, les époques menstruelles prirent la proportion de véritables métrorrhagies avec douleurs, expulsion de caillots. Il ne faut pas dans ces cas hésiter à combattre ces hémorrhagies par tous les moyens employés en pareil cas. A l'intérieur perchlorure de fer, extrait de ratanhia, eau de Léchelle ; à l'extérieur application de glace sur le ventre, injection d'ergotine. Il faut en outre prescrire le repos absolu, le décubitus dorsal, la tête un peu basse. Nous nous sommes enfin bien trouvé d'avoir recours à des injections astringentes contenant du tannin, de l'alun ou du perchlorure de fer.

De tout autre nature que ces hémorrhagies, qui paraissent n'être dues qu'à l'altération du sang par la présence du sucre, sont celles qui se manifestent dans le cours du diabète vers d'autres organes, vers les yeux, le cerveau. Elles semblent liées à des altérations vasculaires. Contre ces hémorrhagies, on ne peut guère prescrire que des révulsifs et des dérivatifs (purgatifs, applications de ventouses, sinapismes).

V. — MARCHE A SUIVRE DANS LE TRAITEMENT DU DIABÈTE

Le traitement auquel nous avons soumis les malades dont nous donnons l'observation a été tout à la fois diététique et pharmaceutique. Ces traitements ont souvent été conseillés en même temps. Parfois la malade y a été soumise successivement. Les indications ne sont pas en effet toujours les mêmes. Si elles varient avec l'âge de la malade, elles varient également avec l'âge, la nature et l'intensité de la maladie.

Le traitement diététique a consisté dans l'observation plus ou moins stricte, et plus ou moins prolongée, d'un régime approprié, dans l'usage de bains médicamenteux, de frictions, d'exercices divers.

Le traitement pharmaceutique d'ordinaire si varié qu'on dirige contre le diabète a été réduit, chez nos malades, à l'emploi des médicaments qui, pour nous, ont fait leur preuve dans le traitement de cette maladie, et qu'on peut employer sans danger pour le malade. Nous voulons parler des alcalins, des opiacés, de l'arsenic, du fer et du quinquina. Nous avons pour principe que, pour combattre cette maladie, le plus souvent de longue durée, il faut n'avoir recours qu'à des médicaments qui, tout en faisant baisser l'élimination du sucre, ne sauraient porter une atteinte grave à la constitution. Car il faut bien se persuader qu'il ne suffit pas pour guérir le diabète de faire disparaître le sucre des urines, il faut que cette disparition soit persistante. Or, le plus souvent, ces médicaments dont on vante l'efficacité dans le traitement du diabète, ces médicaments si complets n'ont qu'un effet passager, attendu qu'il devient souvent dangereux de continuer l'usage d'un médicament qui peut porter atteinte à l'intégrité de certains organes.

Et si l'on vient à le cesser, on voit aussitôt reparaître ou augmenter, dans les urines, le sucre qui n'avait diminué ou qui n'avait cessé de s'y montrer qu'en raison d'un trouble sécréteur passager du foie, ou d'une combustion momentanément exagérée.

On ne saurait donc voir, dans le fait seul de la diminution

ou de la disparition du sucre de l'urine, un signe de guérison
du diabète. Pour qu'il en soit ainsi, il faut que ce résultat
soit permanent; or nous croyons qu'on ne peut l'obtenir
qu'à l'aide des médicaments dont nous conseillons l'emploi,
c'est-à-dire à l'aide de médicaments dont on peut prolonger
l'usage, et auxquels on peut souvent revenir sans préjudice
pour le malade. Il y a plus, c'est que, ainsi que nous le
disions, il semble résulter de nos recherches qu'il y a souvent danger pour le malade à obtenir une disparition ou une
diminution trop rapide du sucre de l'urine. C'est, en effet,
souvent dans ces conditions qu'on voit survenir des accidents cérébraux, de l'acétonémie, etc. Aussi, tout en recherchant la guérison du diabète, manœuvrons-nous de telle
sorte que nous ne visons pas, dans l'intérêt de la malade, à
une disparition trop rapide du sucre, et lorsque nous en
avons obtenu une notable diminution, lui conseillons-nous
de se relâcher un peu de la sévérité de son régime, quitte à y
revenir de temps à autre, suivant les indications que peut
présenter la maladie. Car le diabète est une maladie chronique dont on ne peut avoir raison qu'en l'attaquant par
des moyens qui, tout en enrayant la maladie, respectent
l'intégrité des forces de la malade. C'est en ne prolongeant
pas outre mesure l'usage des alcalins que nous évitons
l'épuisement des forces qui en est une conséquence naturelle.
C'est en ne soumettant pas les malades à une privation trop
exclusive des féculents, en ne les condamnant pas à l'usage
trop prolongé du gluten ou des amandes que nous évitons
le catarrhe stomacal et ses conséquences que nous avons vus
si souvent naître dans ces circonstances.

C'est en nous assujettissant à ces règles que nous avons
dirigé le traitement de nos malades. Pour instituer le traitement rationnel du diabète, il faut avant tout connaître son
intensité; aussi est-il de règle de soumettre dès l'abord les

malades à un régime sévère et à un traitement antidiabétique
pendant huit à quinze jours (privation de féculents, alcalins,
opiacés). Si, sous l'influence de ce régime et de ce traitement, on voit se modifier les symptômes du diabète, si l'on
voit baisser le chiffre du sucre, si le sucre dont on constatait
l'existence dans l'urine du jour et de la nuit ne se montre
plus que dans l'urine du jour, on peut être assuré que l'on a
affaire à un diabète malléable, susceptible d'être modifié. On
pourra alors se départir de la sévérité du régime institué,
permettant, par exemple, à la malade, l'usage de quelques
féculents, du pain à faible dose, diminuant la quantité des
alcalins, sauf à revenir à un traitement plus énergique dans
un court espace de temps.

Si le traitement institué n'a donné que de faibles résultats,
si la glycosurie persiste à peu près aussi intense, si elle ne
disparaît pas la nuit, il sera bon de prolonger l'usage des
alcalins, des opiacés, et de continuer à proscrire les féculents, en tenant compte toutefois des forces des malades.
Nous ne connaissons pas de meilleur moyen pour être fixé
sur la résistance que peut présenter la malade que de suivre
les oscillations qu'offre le chiffre de l'urée contenue dans
l'urine. Si le chiffre de l'urée est élevé, on pourra prolonger
le traitement alcalin. Lorsque, au contraire, le chiffre de
l'urée est moins considérable, on devra agir avec prudence,
et bien que la glycosurie n'ait que peu baissé, diminuer un
peu la dose des alcalins vrais, les remplacer par des préparations arsenicales. C'est dans ces cas de diabète avec diminution relative de l'urée, qu'on devra avoir recours de temps à
autre aux préparations ferrugineuses et au quinquina, qu'on
donnera concurremment avec les alcalins, ou qu'on fera
alterner avec eux.

Les alcalins peuvent être donnés sous forme d'eaux minérales ou de préparations pharmaceutiques. Nous les pres-

crivons généralement en même temps sous ces deux formes, lorsque nous désirons obtenir un résultat rapide. Nous donnons, par exemple, le bicarbonate de soude, à la dose de 6 à 10 grammes par jour, en trois fois, à prendre avant chaque repas, concurremment avec les eaux de Vichy, Vals, Pougues, Contrexeville, Vittel. Lorsque nous prescrivons des eaux alcalines, nous les prescrivons à la dose de une bouteille par jour, prises aux repas ou en dehors des repas. Il est rare que nous ne conseillions pas en même temps l'extrait thébaïque à la dose de $0^{gr},10$ par jour. Ce médicament qui agit si nettement sur le foie et sur les reins pour en modérer l'action, dont la réputation dans le traitement du diabète a été consacrée par tous les auteurs qui se sont occupés de cette maladie, vient prêter un utile appui à l'action des alcalins, pour modérer l'intensité du diabète. Il est toutefois une précaution qu'il ne faut point négliger, lorsqu'on soumet une diabétique à l'usage de ces médicaments, c'est de lui administrer de temps à autre un purgatif léger. Cette précaution est d'autant plus utile que le diabète a par lui-même une certaine tendance à provoquer la constipation.

En même temps que nous soumettons la malade à l'usage de ces médicaments, nous lui prescrivons un régime sévère. Nous diminuons la somme des fécules, nous supprimons le sucre et les acides. Nous lui conseillons momentanément le pain de gluten ou d'amandes ; les boissons doivent être en général les boissons alcoolisées, le thé, le café. La boisson habituelle doit consister en vin, légèrement coupé d'eau, d'un certain âge, et par conséquent dépourvu de toute acidité. Il est en outre avantageux de prescrire à la malade l'usage de l'eau-de-vie, qu'elle prendra dans la journée mêlée à de l'eau ou à son café, et dont elle fera usage de préférence à toute autre boisson, s'il se montre de la polydipsie.

Nous lui conseillons en outre les frictions, le massage, les bains alcalins et l'exercice, autant, du moins, que ses forces le lui permettent.

Il est rare qu'on n'obtienne pas, au bout de trois semaines, un mois, de ce traitement, des résultats satisfaisants. En tout cas, il est bon de ne pas prolonger ce traitement, sans le modifier, tout en en conservant l'esprit. C'est l'intensité de la glycosurie qui doit alors servir de guide pour les modifications qu'il est nécessaire de lui faire subir.

Si le diabète est récent, encore peu prononcé, sous l'influence de ce traitement, la glycosurie diminue, le sucre disparaît de l'urine de la nuit, ou si on l'y rencontre, on ne l'y rencontre plus qu'à l'état de traces. Les symptômes du diabète s'amendent. Tout en continuant les alcalins à faible dose, nous prescrivons l'usage des ferrugineux, nous réservant de revenir à la médication alcaline, si l'état des urines le réclame et si les forces des malades le permettent.

Il est bon dans ces cas de faire, de temps à autre, l'analyse de l'urine pour se rendre un compte exact de l'état de la maladie. Au bout d'un certain temps cette analyse devient, il est vrai, presque inutile, attendu que soucieuses de leur santé et grandes observatrices de leurs différentes sensations, elles constatent, à l'aide de certaines d'entre elles, le retour du sucre en excès. Ainsi elles accuseront un peu de sécheresse de la bouche, la courbature spéciale, limitée aux cuisses, et se manifestant dès le matin, dont nous avons parlé, le retour du besoin d'uriner la nuit, des démangeaisons.

Avec de tels malaises se produisant chez une diabétique, l'analyse de l'urine devient presque inutile, et l'on peut être assuré, lorsqu'ils se montrent, que la glycosurie est plus intense. Aussi ne doit-on pas hésiter à revenir aux alcalins dont on prolongera l'usage suivant le besoin. Cette cure reprise de temps à autre, dans le cours de l'année, est de toute nécessité; car, s'il est dangereux de faire disparaître complètement le sucre de l'urine par un traitement intempestif et exagéré, il est indispensable, si l'on veut éviter les diverses complications dont nous avons parlé, de ne pas permettre à la glycosurie de prendre un trop grand degré d'intensité.

La médication ne doit pas, à nos yeux, avoir d'autre but. Aussi, lorsque nous sommes arrivé à voir le chiffre du sucre tomber de 50 ou 60 grammes par litre à 12, 15, ou 18 grammes, nous contentons-nous de ce résultat, laissant de côté momentanément les alcalins, et ne prescrivant que les toniques et les ferrugineux.

En procédant de cette manière, il est rare de voir le chiffre du sucre remonter à 50 ou 60 grammes; mais il est assez fréquent, sous l'influence d'imprudences, d'émotions, de le voir à 40 ou 45 grammes; c'est alors qu'il faut de nouveau intervenir. Il peut se faire qu'après quelques retours offensifs, le diabète, s'atténuant peu à peu, cède à la médication.

Si la glycosurie persiste aussi prononcée qu'avant le traitement, et c'est ce qui arrive souvent lorsque le diabète est intense et déjà de date ancienne, il faut continuer le régime antidiabétique, sans y rien changer, et le traitement alcalin, autant, du moins, que les forces du malade le permettent. Si elles s'y opposent, l'on a à redouter d'exagérer une débilité déjà trop nettement accusée. Il faut alors diminuer la dose des alcalins, et conseiller à la malade l'usage des arsenicaux. De tous les arsenicaux, celui que nous préférons est la liqueur de Fowler, prise avant chaque repas, à dose lentement progressive, et ne dépassant pas 12 à 15 gouttes par jour, comme dose maxima.

En même temps que nous diminuons les alcalins et que nous prescrivons les préparations arsenicales, nous maintenons, autant que faire se peut, la suppression des féculents; toutefois, lorsque l'estomac donne des signes d'intolérance, la crainte de voir se produire, par le fait de l'usage exclusif du pain de gluten, des symptômes de dyspepsie, nous fait de bonne heure permettre à la malade de prendre à chacun de ses repas un peu de pain ordinaire à la dose de 100 à 125 grammes par jour.

C'est pour ces cas, dont on ne saurait se dissimuler la gravité, qu'il faut se montrer d'une sévérité plus grande pour le régime, et qu'il faut prescrire en même temps que les alcalins, le massage, les frictions, l'exercice modéré, les bains, les inhalations oxygénées. C'est dans ces cas surtout que les cures thermales faites sur place deviennent indispensables; mais on devra, pour en faire le choix, agir avec la plus grande prudence, s'aider de toutes les données que nous avons signalées plus haut. On devra bien se pénétrer de cette idée sur laquelle nous sommes revenu à plusieurs reprises dans le cours de ce travail, c'est que l'usage d'une eau contre-indiquée peut être le point de départ des accidents les plus graves, tandis que l'usage d'une eau appropriée à l'état du malade, à l'intensité de sa maladie, peut amener une notable amélioration et même la guérison du diabète.

FIN

TABLE DES MATIÈRES

MANIFESTATIONS SYMPTOMATIQUES DU DIABÈTE
SUR LES DIFFÉRENTS ORGANES

LECORCHÉ. — Diabète.   26

BOURLOTON. — Imprimeries réunies, B.